# 丛书编委会

Orthopaedic
Nursing
Rounds

# 骨科
# 护理查房

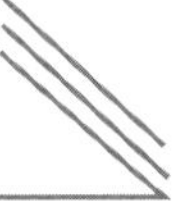

周阳　彭伶丽　主编

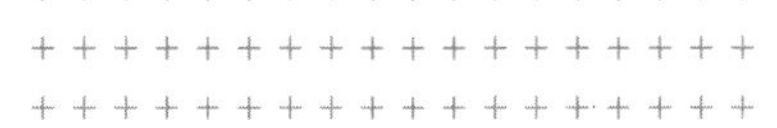

化学工业出版社
·北京·

本书突出临床查房实践中的重点知识和思维逻辑，结合病例，以临床需要为内容取舍标准，对骨科典型个案的护理原理、护理措施和技能操作充分阐述，同时对骨科疾病诊治的最新研究进展和循证医学证据作了适当介绍。本书图文并茂，融入基础知识，贴近临床实际，适合各级护士阅读、参考。

**图书在版编目（CIP）数据**

骨科护理查房/周阳，彭伶丽主编. —北京：化学工业出版社，2019.11（2024.4 重印）

ISBN 978-7-122-35106-7

Ⅰ.①骨… Ⅱ.①周…②彭… Ⅲ.①骨科学-护理学 Ⅳ.①R473.6

中国版本图书馆 CIP 数据核字（2019）第 188284 号

---

责任编辑：戴小玲　　　　装帧设计：史利平

责任校对：张雨彤

---

出版发行：化学工业出版社（北京市东城区青年湖南街 13 号　邮政编码 100011）

印　　刷：北京云浩印刷有限责任公司

装　　订：三河市振勇印装有限公司

850mm×1168mm　1/32　印张 13¾　字数 356 千字

2024 年 4 月北京第 1 版第 5 次印刷

---

购书咨询：010-64518888　　售后服务：010-64518899

网　　址：http://www.cip.com.cn

凡购买本书，如有缺损质量问题，本社销售中心负责调换。

---

**定　　价：55.00 元**　

# 本分册编写人员名单

主　　编　周　阳　彭伶丽

副 主 编　谭晓菊　成湘红　李小燕

编　　者　王　金　王　玲　王文丽　王卫星

王娅平　申　婷　成湘红　许景灿

朱江丽　陈　娴　李小燕　李艳容

吴丽丹　杨　驰　杨佳琪　张文秀

邹晓慧　金　惠　林　丹　罗　宏

罗艳娥　胡志辉　赵兴娥　周　阳

唐玲玲　彭　珊　彭伶丽　彭芳敏

谭晓菊

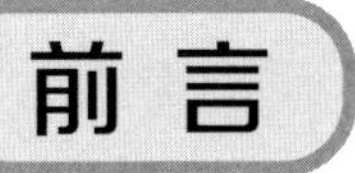

# 前言

近年来，随着优质护理服务的推进和护理重点专科建设的加强，护理人力在大幅度提升，专科护士人才培养日显重要。如何加强低年资护士培训和专科护士人才培养是当今护理人才培养面临的重要问题。基于临床护士的培训需求，我们组织具有丰富临床经验的护理专家和资深护理骨干编写本书，希望为广大的骨科护士提供一个学习和交流的平台，尤其是对新入临床的骨科护士、进修护士、实习护士进行指导，使其能更快地掌握专科相关理论知识和操作技能，为患者提供优质、满意的护理服务。

本书共九章，参阅相关教材和相关骨科专著，结合专科护理最新理论，从“病例汇报、护士长提问、护理查房总结”三个模块着手，以问答的方式由浅入深，介绍了46种骨科常见疾病的定义、流行病学、临床表现、术前术后的护理问题、护理措施、功能锻炼指导、出院指导等相关知识。护士长提问已涉及骨科常见疾病的相关内容，能解决临床护理服务中系统的健康教育问题，且图文并茂、通俗易懂，在对专科护士起到护理工作指引作用的同时，亦适用于专科患者了解疾病相关知识。

本书在编写过程中得到了中南大学湘雅医院护理部、科室主任及其他医生的悉心指导与帮助，在此一并向他们表示由衷的感谢。由于水平有限，敬请各位专家和读者朋友批评指正。

编 者

2019年6月

# 目录

# 问题目录

# 第一章　上肢骨、关节损伤

## 病例 1 • 锁骨骨折

### 【病历汇报】

**病情**　患者女性，21 岁，因“摔伤致右肩部疼痛伴活动受限 1 天”轮椅推送入院，受伤后无昏迷及呕吐。既往无传染病及家族遗传病史，无药物、食物过敏史，无手术史、输血史。

**护理体查**　体温（T）36.5℃，脉搏（P）84 次/分，呼吸（R）20 次/分，血压（BP）120/70mmHg。神志清楚，自主体位，疼痛面容。患侧肩下垂，向前向内倾斜，头偏向患侧；右肩锁部畸形，畸形处可触及移位的骨折断端；局部肿胀，可见少许淤血、瘀斑。右上肢末梢血运、感觉正常；右肩锁部压痛明显；右上肢外展及上举受限，被动活动时疼痛；其他体查无异常。

**辅助检查**　右肩 X 线正位片（图 1-1）示右锁骨远段骨折。

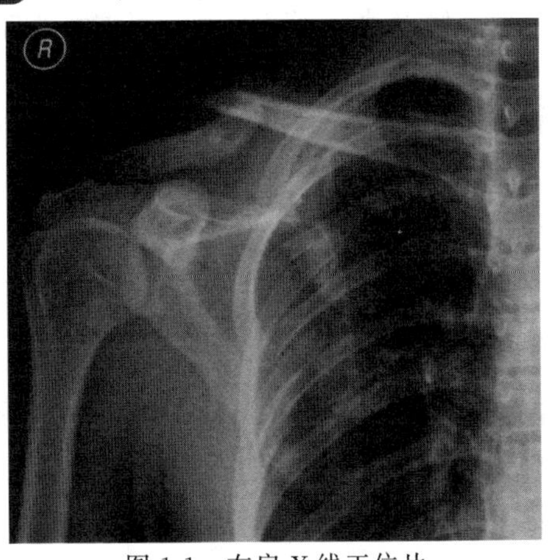


图 1-1　右肩 X 线正位片

血常规、凝血功能、电解质、血沉、肝肾功能等均正常。

**入院诊断** 右锁骨远段骨折。

**主要的护理问题** 疼痛、肢体血液循环障碍。

**目前主要的治疗措施** 入院后予以右上肢前臂吊带悬吊，制动、镇痛；完善相关术前检查；无手术禁忌证，择期在颈丛＋臂丛麻醉下行右锁骨远段骨折开放复位＋钢板内固定术。

## 护士长提问

### 什么是锁骨骨折？

答：锁骨为1个S形长骨，横形位于胸部前上方，有2个弯曲，内侧2/3呈三棱棒形，向前突起，外侧1/3扁平，突向后方，其内侧端与胸骨柄构成胸锁关节，外侧端与肩峰形成肩锁关节，从而成为联系上肢与躯干的桥梁。锁骨很容易受伤骨折，占上肢骨折的17.02％，约占全身骨折5.98％。直接或间接暴力作用于锁骨造成锁骨的完整性和连续性中断，即为锁骨骨折。临床表现为锁骨疼痛、肿胀、畸形。多数情况下的锁骨骨折为间接暴力所致，常见的情形为跌倒后肩部外侧着地；有时手或肘部撑地，外力上传冲击锁骨也可形成骨折。骨折大多发生在锁骨中1/3或外1/3交界处，多见于青壮年及儿童。骨折后局部疼痛、肿胀明显，锁骨上、下窝变浅消失，骨折处异常隆起，功能障碍，患肩下垂并向前内侧倾斜。如幼儿活动上肢及穿衣袖时哭闹，提示有锁骨骨折的可能。成人多为短斜形骨折；儿童多为青枝骨折；而直接暴力如打击、撞击等，多造成横断或粉碎性骨折。

### 术前准备中除了做三大常规、肝肾功能、心电图外，还须做哪些辅助检查？这些辅助检查有什么意义？

答：还须做X线片。X线片是骨科患者最基本、最重要的检查项目之一，为骨折的分型和选择治疗方法提供依据。常规X线片有正位、侧位、斜位 3 个位，如有需要会加拍特殊位；必要时，应拍摄特殊位置或健侧对应部位以进行比较。锁骨骨折患者须多次进行 X 线检查，术前摄片主要用于明确诊断，了解骨折类型和移位情况，术后主要用于观察和确定手术效果。

## 该患者诊断为锁骨骨折的依据是什么？

答：主要诊断依据为以下三点。

① 外伤史。

② 主要症状和体征：右肩锁部疼痛、畸形，畸形处可触及移位的骨折断端；局部肿胀，可见少许淤血、瘀斑；右上肢外展及上举受限。

③ 影像学资料：右肩 X 线示右锁骨远段骨折。

## 锁骨骨折的临床表现有哪些？

答：(1) 一般表现

① 疼痛：除有自发疼痛外，活动患肢时疼痛更加明显。

② 局部肿胀，皮下淤血。

③ 肢体功能障碍：患者肩部下垂，右上肢外展及上举受限，常用健手托扶患肘。幼儿青枝骨折畸形多不明显，常不能自诉疼痛部位，但其头多向患侧偏斜，下颌转向健侧。

(2) 特有体征（畸形）　畸形处可触及移位的骨折断端。如骨折移位并有重叠，与健侧相比，患侧肩峰与胸骨柄中线间的距离变短。

## 锁骨骨折有哪些分型？

答：锁骨骨折按解剖部位可分为以下 3 型。

(1) Ⅰ型　锁骨内 1/3 骨折，胸锁乳突肌锁骨部止点外侧至锁骨胸骨端。

(2) Ⅱ型　锁骨中 1/3 骨折，胸锁乳突肌锁骨部止点外侧至斜方肌止点内侧。

(3) Ⅲ型　锁骨外 1/3 骨折，斜方肌止点内侧至锁骨肩峰端。

## 如何治疗锁骨骨折？

答：根据患者的年龄及骨折类型选择不同的治疗方法。

（1）非手术治疗

① 无移位骨折：可用前臂吊带悬吊患肢 3 周，定期复查 X 线片。

② 有移位骨折：可用“8”字绷带或锁骨带固定，但多适用于Ⅰ型、Ⅲ型骨折。

③ 儿童青枝骨折：儿童青枝骨折或不全骨折常采用“8”字绷带固定，疼痛消失后开始功能锻炼，固定 2～3 周，即可痊愈。

（2）手术治疗

① 克氏针（或加钢丝）内固定术：多用于Ⅰ型、Ⅱ型骨折，于骨折近端前下行穿入克氏针后再复位。

② 钢板内固定：重建钢板内固定用于Ⅰ型、Ⅱ型、Ⅲ型锁骨骨折，锁骨钩钢板用于Ⅲ型（图 1-2）。

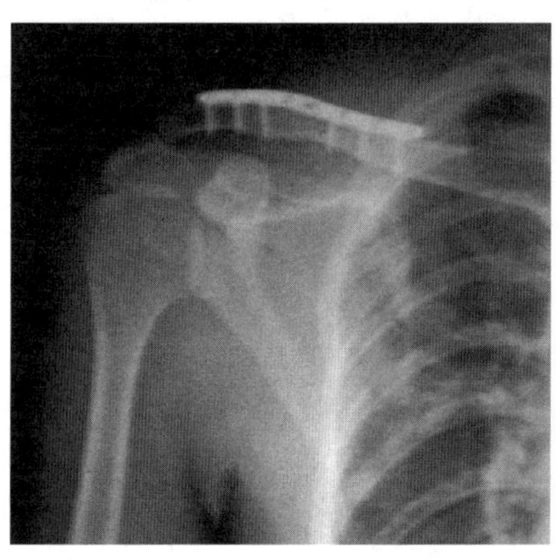

图 1-2　锁骨骨折内固定 X 线片

手术治疗的适应证

a. 开放性骨折或多发性骨折者，合并血管神经损伤者。

b. 内侧骨折端移位穿入斜方肌等引起骨折端软组织嵌入者。

c. 锁骨外侧端Ⅱ型不稳定骨折者。

d. 骨折不愈合或畸形愈合影响功能者。

## “8”字绷带固定的注意事项有哪些?

答：(1)“8”字绷带的松紧要适度，过紧会影响上肢血运、损伤神经及发生压力性损伤（压疮，褥疮)；过松则不能起到固定制动和矫正肩部的效果。

(2) 注意观察患侧肢体的末梢血运、感觉、桡动脉搏动情况。如皮肤颜色发白、青紫，肢体麻木，桡动脉搏动减弱或消失，表示有腋部神经血管受压，应立即报告医师；同时指导患者双手叉腰，使双肩尽量外展、后伸，并调整绷带的松紧度。

(3)“8”字绷带固定后患侧上肢要用前臂吊带悬吊（图 1-3)，以避免患侧上肢的重力和活动造成伤处疼痛。

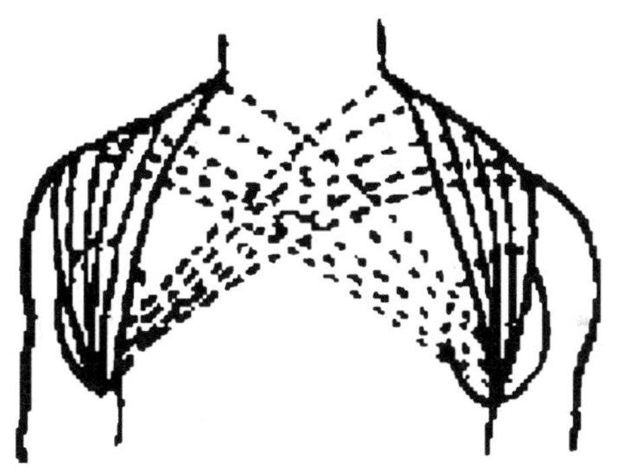

图 1-3 “8”字绷带固定

## 手术前应采取哪些护理措施?

答：(1) 体位　坐位或行走时用前臂吊带悬吊（图 1-4)；睡觉时取舒适卧位，患肢下垫软枕；翻身时固定好患侧肩部，避免患侧卧位。

(2) 病情观察　观察患肢末梢血运、感觉、颜色以及患肢的肿

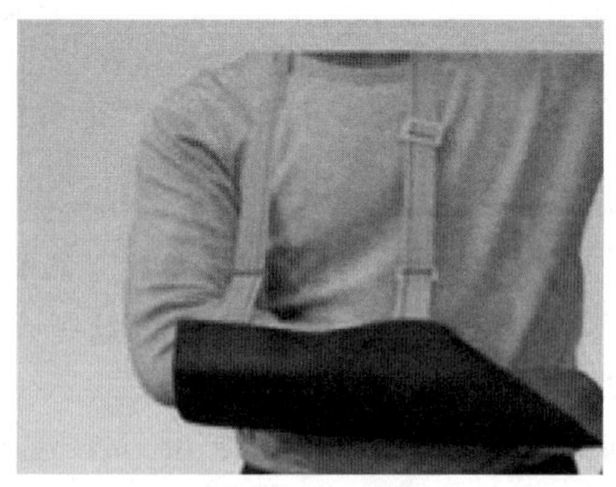

图 1-4　前臂吊带

胀程度。如患肢疼痛剧烈，应积极予以对症处理。

（3）心理护理　加强沟通，做好疾病和手术的相关介绍，消除患者的紧张情绪，并向患者介绍成功病例，帮助其树立信心。

（4）术前准备　术前 6h 禁食，2h 后禁饮，手术区域上下 15cm 剃除毛发，必要时患侧腋窝部备皮。

**锁骨骨折钢板内固定术后的一般护理措施有哪些？针对主要的护理问题，应采取哪些护理措施？**

答：（1）一般护理措施

① 术后去枕平卧 6h（臂丛麻醉除外）；监测生命体征，遵医嘱吸氧及行心电监护，嘱禁饮禁食 6h。

② 引流管护理：如有引流装置，应保持引流通畅，观察引流管有无受压、扭曲、折叠以及引流液的量、颜色、性状，如有异常，立即处理。

③ 饮食护理：进食高蛋白、高热量、高维生素、粗纤维的食物，如鸡蛋、肉汤、水果、蔬菜等，多饮水。

④ 心理护理：重视患者主诉，及时予以心理安慰。

（2）体位　取舒适体位。平卧时肘关节下垫一软枕使患侧肩关节外展后伸，防止患侧肢体下垂，保持上臂及肘部与胸部平行。

（3）病情观察　观察患肢末梢血运、感觉、活动、颜色，以及患肢肿胀情况。重视患者的主诉，有不适立即报告医师并处理。

（4）主要的护理问题及护理措施

① 疼痛：与手术创伤及周围软组织损伤有关。

护理措施如下。

a. 保持环境安静，予以心理疏导。

b. 体位：平卧时取舒适的体位，患侧肢体垫软枕以促进静脉血液回流，减轻疼痛及肿胀；翻身时固定好右肩部，避免患侧卧位。坐或行走时，用前臂吊带悬吊，患侧上肢屈肘成 90°直角（掌心向内，拇指向上）。

c. 采用放松疗法转移患者注意力，如听音乐、看报纸、家属陪伴聊天等。

d. 配合物理治疗：微波、中频或低频理疗。

e. 定时使用镇痛药物：外用膏药、口服药、静脉用药。

② 肢体血液循环障碍：与骨折及肢体活动受限有关。

护理措施如下。

a. 注意观察患肢末梢血运、感觉、运动等情况，如患肢肿胀，疼痛明显，报告医师对症处理。

b. 遵医嘱使用活血的药物，配合物理治疗（微波、中频或低频理疗）。

## 锁骨骨折术后如何进行功能锻炼？

答：（1）术后 1～3 天　可在前臂吊带保护下，做患肢手指、腕关节、肘关节屈伸练习，握拳练习，前臂旋前、旋后练习，每天 3～4 次，每次 10～15min。

（2）术后 4～7 天　在床上做肩关节外展、内收练习，患者取平卧位，患肢外展与肩成一直线，屈肘 90°，前臂上下移动，速度缓慢均匀，每天 3 次，每次 10～15min。

（3）术后 1～3 周　如无明显肿胀、疼痛，开始进行钟摆运动，患者站立弯腰，患肢在前臂吊带的保护下或一手托住患肢，将患肢向前、向后、向左、向右摆动，使肩关节完成内收、外展、后伸运动。每天 3 次，每次 10～15min。

（4）术后4周至2个月　指导患者做患肢爬墙运动，让患者面对墙壁，患肢向前伸直，手指向上爬行；患肢外展伸直，手指向上爬行，每天2～3次，每次10～15min。

（5）术后3个月　练习肩关节负重，让患者弯腰，手提沙袋进行钟摆运动。每天3次，每次10～15min。

## 锁骨骨折术后有哪些常见并发症?

答：（1）锁骨下神经损伤　手术时沿锁骨表面做斜形切口时易切断此神经，造成肩部或锁骨下区麻木，感觉减退。预防措施：在切开皮下组织时，先用血管钳进行钝性分离，找到锁骨下神经加以保护，切不可直接切开皮下组织，以免损伤神经。

（2）克氏针弯曲、松动、断裂　术中掌握固定技巧，术后前臂吊带保护3～6周，避免克氏针移位。若骨已达到临床愈合后滑移，可尽早取出克氏针；若未愈合则要更换或改用更坚强的内固定，并制动处理。

（3）钢板断裂　多见于骨折不愈合患者，一旦发生断裂须取出重新固定。

## 如何对该患者进行出院指导?

答：（1）为预防创伤性肩周炎，适当进行肩关节上举、外展、后伸活动，每天2～3次，每次10～15min，活动不宜频繁。

（2）患肢前臂吊带悬吊3～6周，睡觉时最好取平卧位，避免患侧卧位而使患肢受压。

（3）患肢避免剧烈运动，避免过早负重。

（4）定期复查，时间为术后1个月、3个月、6个月，如受伤部位出现疼痛加剧、肿胀加重、活动受限、患肢麻木，应及时就诊。

## 【护理查房总结】

锁骨骨折好发于儿童和青壮年。近年来随着内固定技术和骨科材料的发展，对该类骨折采用切开复位内固定术已取得很好的疗效。为使肩关节恢复正常的活动，手术后要积极做好疼痛护理并指导患者进行正确的、科学的功能锻炼。

查房笔记

# 病例 2 • 肩胛骨骨折

## 【病历汇报】

**病情** 患者男性，49 岁，因“摔伤致左肩背部疼痛伴活动受限 1 天”，家属扶助入院，受伤后无昏迷及呕吐。既往无传染病及家族遗传病史，无药物、食物过敏史，无手术史、输血史。

**护理体查** T 36.9℃，P 87 次/分，R 20 次/分，BP 128/75mmHg。神志清楚，自主体位，疼痛面容。左肩背部压痛，以左肩背外侧缘明显；左肩轻度肿胀，左肩关节外展、后伸受限；左肩及左上肢感觉正常；左手肌力正常；其他体查无异常。

**辅助检查** 左肩 CT 三维重建（图 1-5）示左肩胛骨骨折。血常规、凝血功能、电解质、血沉、肝肾功能等均正常。

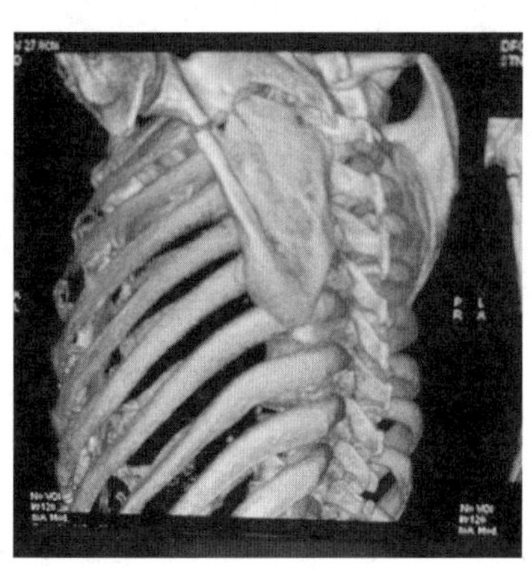

图 1-5 左肩 CT 三维重建

**入院诊断** 左肩胛骨骨折。

**主要的护理问题** 疼痛。

**目前主要的治疗措施** 入院后予以左上肢前臂吊带悬吊，制动、镇痛；完善相关术前检查；无手术禁忌证，择期行左肩胛骨骨折开放复位+钢板内固定术。

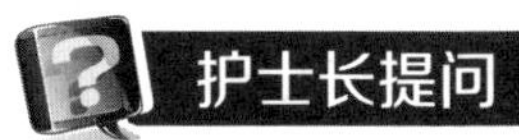


**什么是肩胛骨骨折?**

答：肩胛骨骨折是以肩胛骨局部疼痛、肿胀，上臂活动受限为临床表现的骨折。肩胛骨为一扁宽形不规则骨，位于胸廓上方两侧后方，与胸廓冠状面成30°～40°角。除通过锁骨及两个关节与躯干间相连接外，直接连接皆由肌肉完成。因此肩胛骨与胸壁间有较大活动度，是肩关节的重要组成部分，并参与肩部功能。肩胛骨分为肩胛盂、颈部、体部、肩胛冈、肩峰、喙突六个部位，骨折常发生在这几个部位。肩胛骨骨折相对少见，占肩部骨折的3%～5%，占全身骨折的0.5%～1.0%，多由高能量直接暴力所致，76%～100%合并其他部位损伤，多见于青壮年及儿童。

**术前准备中除了做三大常规、肝肾功能、心电图外，还须做哪些辅助检查？这些辅助检查有什么意义?**

答：还须做X线片和CT三维重建。

(1) X线片　参见锁骨骨折。

(2) CT三维重建　X线有重叠遮挡的缺点，很难对骨折的特征进行全面诊断，对于复杂的肩胛骨骨折，尤其是涉及肩胛盂、肩胛颈的骨折，CT三维重建对治疗非常重要，可以立体、多角度显示骨骼与相邻结构的解剖关系。特别是需要手术的类型，术前可在CT三维重建模拟手术，选择好需要固定的骨块，设计内固定的位置、种类、长短，使内固定牢固可靠，并选择好手术入路。

**患者诊断为肩胛骨骨折的依据是什么?**

答：主要诊断依据有以下三点。

① 外伤史。

② 主要症状和体征：左肩背部压痛，以左肩背外侧缘明显；左肩轻度肿胀，左肩关节外展、后伸受限。

③ 影像学资料：左肩 X 线片和 CT 三维重建示左肩胛骨骨折。

## 肩胛骨骨折的临床表现有哪些？

答：（1）一般表现

① 疼痛：除有自发疼痛外，活动肩关节时疼痛更加明显。

② 局部肿胀：直接暴力可有皮肤擦伤或挫伤。

③ 肢体功能障碍：局部明显压痛，肩关节外展、后伸受限。

（2）特有体征　轻者无明显畸形，严重者肩部塌陷，肩峰隆起，外观形似“方肩”畸形，锁骨下窝处饱满。

## 肩胛骨骨折有哪些分型？

答：（1）根据解剖部位分为体部骨折、颈部骨折、肩胛冈骨折、肩胛盂骨折、喙突骨折和肩峰骨折。肩胛骨体部骨折是肩胛骨骨折的常见类型。

（2）根据稳定程度分为以下 3 型。

① 稳定的关节外骨折：包括肩胛骨体部骨折和肩胛骨骨突部位骨折；肩胛颈骨折，即使有一定的移位，也属关节外稳定骨折。

② 不稳定的关节外骨折：肩胛颈骨折合并喙突、肩峰骨折或合并锁骨骨折。

③ 关节内骨折：为肩盂的横形骨折或大块的盂缘骨折，常合并肱骨头脱位或半脱位。

## 如何治疗肩胛骨骨折？

答：根据患者的年龄及骨折类型选择不同的治疗方法。

（1）非手术治疗

① 肩胛骨体部骨折：无明显移位者可用前臂吊带悬吊患肢 3 周，3 周后做肩关节功能锻炼。

② 肩胛颈及肩胛盂骨折：无明显移位或移位不大者，前臂吊带悬吊患肢 2～3 周，尽早锻炼；严重移位者，牵引手法整复后外展架固定 4 周。

③ 肩峰骨折：无移位或不明显者，前臂吊带悬吊患肢 2～3 周。远端骨折端向下移位者，用胶布条经伤侧肘肩及健侧胸壁行交

叉固定3周。

④ 肩胛喙突骨折：肘关节屈曲90°以上，前臂吊带悬吊患肢2～3周。

（2）手术治疗 大多数类型（体部、颈部、肩峰、肩胛冈）多选择钢板进行重建固定，钢板可在各个方向上折弯后适应肩胛冈和肩胛骨外缘骨脊，固定恢复解剖结构，对于小片的盂窝、盂缘、肩峰及喙突骨折可用克氏针或螺钉（包括可吸收螺钉）进行内固定。对严重粉碎性盂缘前部骨折，建议行切除植骨以恢复关节的稳定性。

（3）手术适应证

① 骨折严重移位，可能严重影响肩关节功能者。

② 关节面破坏较显著者。

③ 合并锁骨骨折及血管神经可疑损伤者。

④ 特殊专业要求者，如杂技演员。

## 什么是牵引？牵引有哪些类型？牵引的目的是什么？

答：（1）牵引技术是矫形外科治疗中应用较广的治疗方法，它是利用持续的适当牵引力和对抗牵引力的作用，使骨折、脱位整复和维持复位，使炎症肢体制动和抬高，使挛缩畸形肢体矫正治疗等。

（2）临床常用的牵引技术有手法牵引、皮肤牵引、骨牵引和特殊牵引等。

（3）牵引的目的

① 治疗创伤：使骨折复位、矫正骨折缩短移位；通过调整牵引角度，也可以矫正成角和旋转移位；稳定骨折断端，有镇痛和促进骨折愈合的作用；使得脱位的关节复位，并可防止再脱位。

② 治疗骨科疾病：使轻、中度突出的椎间盘复位，减轻脊髓和神经根压迫症状；使患有骨结核、骨髓炎、瘤样病损、骨肿瘤的患肢相对固定，防预病理性骨折；肢体制动，减少局部刺激，减轻局部炎症扩散。

③ 术前术后的辅助治疗：术前牵引以提高手术成功率，减少

术后并发症，如脊柱侧凸畸形的术前牵引有助于术中矫形复位，先天性髋关节脱位术前术后的牵引还可防止股骨头坏死等并发症；术后牵引，减少术后并发症，如截肢术后和髋关节脱位手法复位术后牵引；便于患肢伤口的观察、冲洗、换药和其他。

## 手术前应采取哪些护理措施？

答：(1) 体位　左上肢前臂吊带悬吊，发挥制动的作用。翻身时固定好左肩部；睡觉时宜平卧，避免患侧卧位。

(2) 病情观察　肩胛骨骨折多合并其他脏器损伤，应注意处理其他危及生命的损伤。观察患肢末梢血运、感觉、颜色以及患肢的肿胀程度。重视患者的主诉，如有不适立即报告医师并处理。

(3) 术前准备　完善常规术前准备，腋窝部备皮。

## 肩胛骨骨折钢板内固定术后的一般护理措施有哪些？针对主要的护理问题，应采取哪些护理措施？

答：(1) 一般护理措施　参见锁骨骨折护理。

体位：取舒适体位。平卧时为屈曲位，患肢置于胸前，抬高患肢。坐立或行走时为伸直外展位，患肢置于外展支具固定（图1-6），抬高患肢，防止水肿。

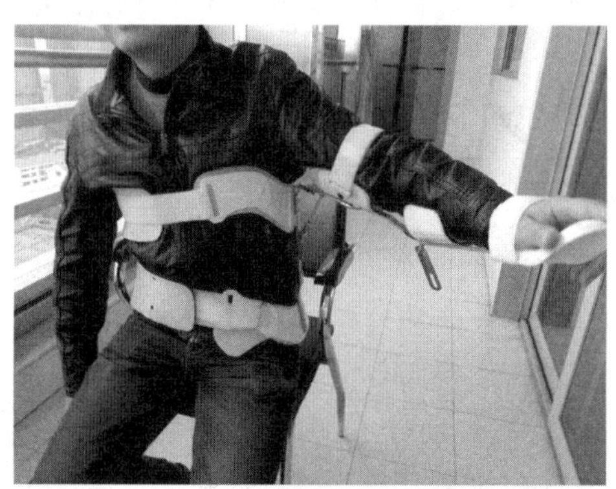

图 1-6　外展支具固定肩关节外展位

(2) 主要的护理问题及护理措施　疼痛，与骨折引起软组织损伤及手术创伤有关。

护理措施如下。

a. 保持环境安静，予以心理疏导。

b. 体位：选择患者感觉舒适的体位；坐或行走时，外展支具固定促进静脉血液回流，减轻疼痛及肿胀；翻身时固定好左肩部。

c. 采用放松疗法转移患者注意力，如听音乐、看报纸、家属陪伴聊天等。

d. 物理方法：使用骨折治疗仪促进血液循环，消肿镇痛。

e. 定时使用镇痛药物：外用膏药、口服药、静脉用药。

## 肩胛骨骨折术后如何进行功能锻炼？

答：(1) 术后1～3天　做患肢手指、腕关节、肘关节屈伸练习，握拳练习，每天2～3次，每次10～15min。

(2) 术后4～7天　肩的前后摆动及前臂内外旋的练习，每天2～3次，每次10～15min。

(3) 术后1周　肩的内外摆动练习及肘屈伸抗阻力练习，每天2～3次，每次10～15min。

(4) 术后2～3周　可做肩关节各方向活动，被动前屈上举练习，每天2～3次，每次10～15min。

(5) 术后4～5周　可去除外展支具，进行爬墙运动（见锁骨骨折）。

## 肩胛骨骨折术后有哪些常见的并发症？

答：(1) 肩关节外展受限　好发于肩胛颈骨折，主要是三角肌损伤粘连。

(2) 创伤性关节炎　见于肩胛盂窝、盂缘骨折。

(3) 肩袖损伤　其功能障碍将直接影响肩关节的稳定性，因此强调在骨折复位固定的同时应重建肩袖功能。

(4) 异位骨化　发生于软组织损伤重、有血肿形成或手术时剥离过重的关节周围。

(5) 血管神经损伤　不多见于单纯肩胛骨骨折损伤，但手术时易累及。如术中暴露外侧缘须将冈下肌与小圆肌间隙分开，须注意两组神经血管束，肩胛上神经绕行通过冈上切迹，腋神经和血管绕过肱骨颈；钢板不应超长，侵入冈盂切迹易压迫或磨损肩胛上神经；内缘切断肌肉附着点时，勿损伤大小菱形肌深面肩胛背神经。

**如何做好该患者的出院指导？**

答：(1) 加强营养，促进骨折愈合。

(2) 外展支具固定 4～6 周，睡觉时最好平卧位，避免患侧卧位而使患肢受压。

(3) 避免过早提重物，避免剧烈运动。

(4) 定期复查，时间为术后 1 个月、3 个月、6 个月。如有疼痛、肿胀等不适，应及时就医。

## 【护理查房总结】

肩胛骨骨折占全身骨折的比例小，一般由高能量损伤引起，同时易合并其他损伤，但只要重视这种损伤，选择正确有效的治疗，特别是对严重的肩胛骨骨折行手术治疗，术后给予正确的康复指导，可取得较好的功能康复。应指导、督促患者在日常生活中使用患肢，发挥患肢功能，如使用患肢进行端碗、夹菜、刷牙等活动，逐步达到生活自理。

# 病例 3 • 肱骨干骨折

## 【病历汇报】

**病情**　患者男性，28 岁，因“摔伤致右上臂疼痛肿胀并活动受限 1 天”。患者既往无传染性疾病及家族性疾病史，无药物、食物过敏史，无外伤手术史、输血史。

**护理体查**　T 36.8℃，P 78 次/分，R 20 次/分，BP 112/78mmHg。神志清楚，自主体位，疼痛面容。右上臂短缩，成角畸形，肿胀，局部有皮下瘀斑；桡动脉搏动可，肢端血运、感觉正常；皮温不高，骨折处有压痛和叩击痛；右上臂活动受限，被动活动疼痛；患肢较健侧略短，其他体查无异常。

**辅助检查**　右上臂 X 线片示右肱骨干骨折（图 1-7）。血红蛋白（Hb）100g/L。

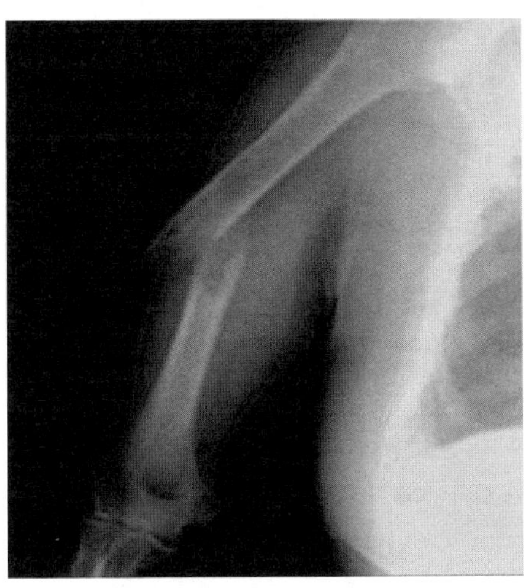

图 1-7　右肱骨干骨折 X 线片

**入院诊断**　右肱骨干骨折。

**主要的护理问题** 疼痛、肢体血液循环障碍、发热等。

**目前主要的治疗措施** 入院后患肢予石膏固定制动，前臂吊带悬吊抬高；完善术前相关检查；无手术禁忌证，择期行右肱骨干骨折开放复位内固定术。

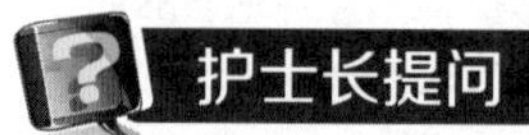


### 什么是肱骨干骨折？

答：肱骨干（图 1-8）骨折是指肱骨外科颈下 1～2cm 至肱骨髁上 2cm 内的骨折。约占全身骨折的 3.5%，30 岁以下成人较多见。骨折多发生于肱骨干中段，下段次之，上段最少。营养肱骨的动脉由肱骨中段穿入，向近、远端分布，故中段以下骨折易导致骨不连。桡神经自臂丛发出后，沿桡神经沟紧贴肱骨干下行，中下 1/3 骨折易发生桡神经损伤，下 1/3 骨折易发生骨不连。

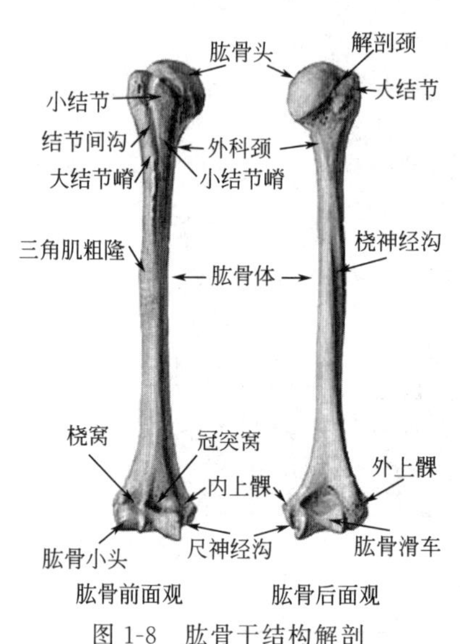


图 1-8 肱骨干结构解剖

## 术前准备中除了做三大常规、肝肾功能、心电图等外，还须做哪些辅助检查？这些辅助检查有什么意义？

答：还须做X线片检查，合并神经损伤的须行肌电图检查。X线片的意义参见锁骨骨折；肌电图的意义参见尺桡骨骨折。

## 患者诊断为肱骨干骨折的依据是什么？

答：诊断依据为以下三点。

① 外伤史。

② 主要症状和体征：右上臂疼痛、肿胀、畸形、活动受限，骨折处有压痛和叩击痛，右上臂活动受限，被动活动疼痛。

③ 右上臂X线片示右肱骨干骨折。

## 肱骨干骨折的临床表现有哪些？

答：(1) 一般表现

① 疼痛：表现为局部疼痛、环状压痛及传导叩击痛等，一般均较明显。

② 功能障碍：患肢肿胀，疼痛剧烈，压痛广泛，不敢屈伸活动。

③ 肿胀：完全骨折（尤其粉碎型者）局部出血可多达200ml以上，加上创伤性反应，因此局部肿胀明显。

(2) 特有体征

① 畸形：上臂成角及短缩畸形，除不完全骨折外，一般较明显。

② 异常活动：可有假关节活动，合并桡神经损伤者占5%～10%。由于伸腕肌、伸指总肌及伸拇长肌瘫痪，显示典型的腕下垂和伸指及伸掌指关节的功能丧失。而示指至小拇指的指间关节因骨间肌及蚓状肌的支配，仍可做伸直活动。

③ 骨擦感、骨传导音减弱或消失。

## 肱骨干骨折有哪些分型？

答：(1) 按AO分型　见图1-9。

① A型：简单骨折，可分为A1螺旋形简单骨折、A2斜形简

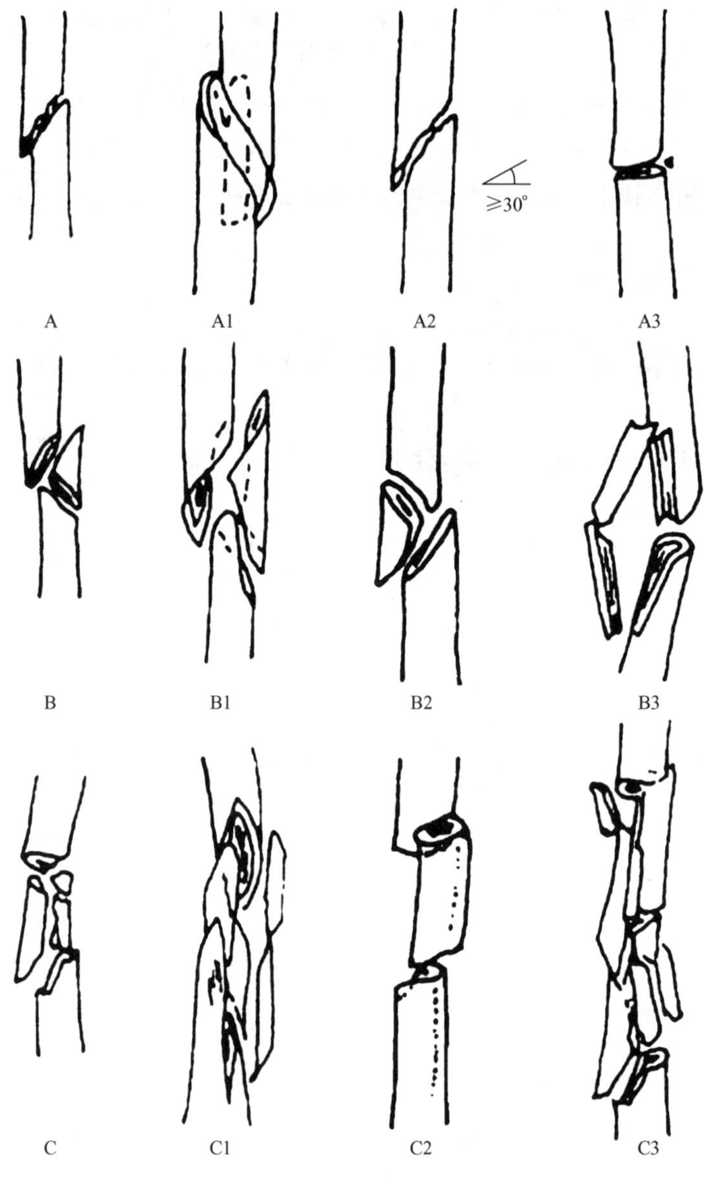


图 1-9　肱骨干骨折 AO 分型

单骨折（骨折线与肱骨干的成角≥30°）和A3横断简单骨折（骨折线与肱骨干的成角<30°）三种亚型。

② B型：楔形骨折，可分为B1螺旋楔形骨折、B2弯曲楔形骨折和B3碎裂楔形骨折三种亚型。

③ C型：复杂骨折，可分为C1螺旋复杂骨折、C2多段复杂骨折和C3无规律复杂骨折三种亚型。

（2）根据骨折移位的特点分型

① 上1/3骨折（三角肌止点以上）：近端向前、向内（胸大肌、大圆肌、背阔肌）牵拉，远端向上、向外（三角肌、喙肱肌、肱二头肌、肱三头肌）牵拉。

② 中1/3骨折（三角肌止点以下）：近端向前、向外（三角肌、喙肱肌）牵拉，远端向上（肱二头肌、肱三头肌）牵拉。

③ 下1/3骨折：移位方向因暴力方向、前臂和肘关节的位置而异，多为成角、内旋。

## 如何治疗肱骨干骨折？

答：（1）无移位或移位不明显骨折　以夹板或石膏固定4～6周。

（2）移位明显骨折　采用手法复位，小夹板或超关节夹板固定，屈曲90°，前臂中立位，前臂吊带悬胸6～8周。

（3）手术指征

① 反复手法复位失败，骨折端对位对线不良，估计愈合后影响功能。

② 骨折有分离移位或骨折端有软组织嵌入；合并神经血管损伤。

③ 陈旧骨折不愈合；影响功能的畸形愈合。

④ 同一肢体有多发骨折；8～12h以内的污染不严重的开放骨折，可用钢板＋螺钉、交锁髓内针内固定、锁定钢板固定（图1-10）。

⑤ 对于肱骨干骨折合并软组织皮肤缺损者，外固定支架固定是良好的选择。

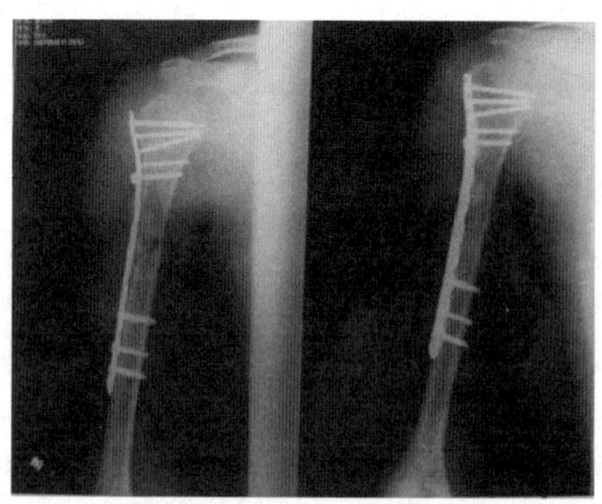

图 1-10　锁定钢板固定 X 线片

## 该患者术前应采取哪些护理措施？

答：(1) 体位　抬高患肢，局部制动，保持功能位。

(2) 病情观察　注意观察患肢活动、皮肤颜色及温度等情况，及时调整石膏的松紧度，避免局部皮肤受压；对伴有血液循环障碍的肢体，禁止按摩、热敷，防止增加局部代谢而加重组织缺血。

(3) 心理护理　帮助患者适应陌生环境，并告知疾病及手术的相关知识，介绍成功病例，消除患者紧张情绪。

(4) 疼痛护理

① 维持有效的石膏固定制动，减少骨折断端摩擦引起的疼痛。

② 采取舒适体位，应尽量采取健侧卧位，避免压迫患肢。

③ 遵医嘱应用镇痛药物。

(5) 术前准备　完善常规术前准备，予以手术区域上下 15cm 剃除毛发，必要时腋窝备皮。

## 右肱骨干骨折钢板髓内钉内固定术后的一般护理措施有哪些？针对主要的护理问题，应采取哪些护理措施？

答：(1) 一般护理措施　参见锁骨骨折。

病情观察：观察患肢末梢血运、感觉、活动、颜色、桡动脉搏动以及患肢肿胀情况；重视患者的主诉，若有不适，立即报告医师并处理。

（2）主要的护理问题及护理措施

① 疼痛：与手术创伤及周围软组织损伤有关，与其他疾病相比，较为激烈，明显。

护理措施如下。

a. 抬高患肢，有利于血液回流，消除肿胀，减轻因肿胀引起的胀痛不适。

b. 找出引起疼痛的原因：组织缺血引起的疼痛，表现为剧烈疼痛，呈进行性肢体远端有缺血体征；如疼痛呈进行性加重或搏动性疼痛，伴皮肤红、肿、热，则多为继发感染。手术伤口疼痛可用药物镇痛，缺血性疼痛需及时解除压迫，松解外固定，如发生骨筋膜室综合征应及时切开减压；发现感染时上报主管医师处理伤口，并应用有效抗生素。

c. 采取舒适体位，应尽量采取健侧卧位，避免压迫伤口。

d. 予以心理疏导及分散注意力。

② 肢体血液循环障碍：与骨折及肢体活动受限有关。

护理措施如下。

a. 注意观察患肢末梢血运、感觉、运动等情况，如患肢肿胀，疼痛明显，应报告医师予对症处理。告知患者注意观察是否有桡神经损伤症状，如发现有垂腕、指掌关节不能伸直、拇指不能外展或手背桡侧皮肤有大小不等感觉麻木区，应及时通知医务人员。

b. 遵医嘱使用活血的药物，配合物理治疗（微波、中频或低频理疗）。

③ 发热：与外科手术破坏组织、组织的分解产物及局部渗液、渗血吸收有关。

护理措施如下。

a. 告知患者和家属术后 3 天体温升高在 38.5℃左右属于外科热，不用过于担心。

b. 若发热可采取物理降温，如冰敷、温水擦浴等；若物理降温效果不佳时，根据情况遵医嘱使用解热药；若持续发热，需查明原因。

## 肱骨干骨折术后如何进行功能锻炼?

答:(1)术后1～7天 做伸屈指、掌、腕关节活动,患肢做主动肌肉收缩活动,被动辅助做肘关节和肩关节屈伸运动。每天2～3次,每次10～15min。禁止做上臂旋转运动,防止再移位。

(2)术后2～3周开始练习肩、肘关节活动

① 伸屈肩、肘关节:健侧手握住患侧腕部,使患肢向前伸展,再屈肘,后伸上臂。每天2～3次,每次10～15min。

② 旋转肩肘关节:身体向前前倾,屈肘90°,使上臂和地面垂直,以健手握患侧腕部,做画圆圈动作。每天2～3次,每次10～15min。

③ 双臂上举:两手置于胸前,十指相扣,屈肘45°,用健肢带动患肢,先使肘关节屈曲120°,逐渐同时上举双上臂,再慢慢放回原处。每天2～3次,每次10～15min。

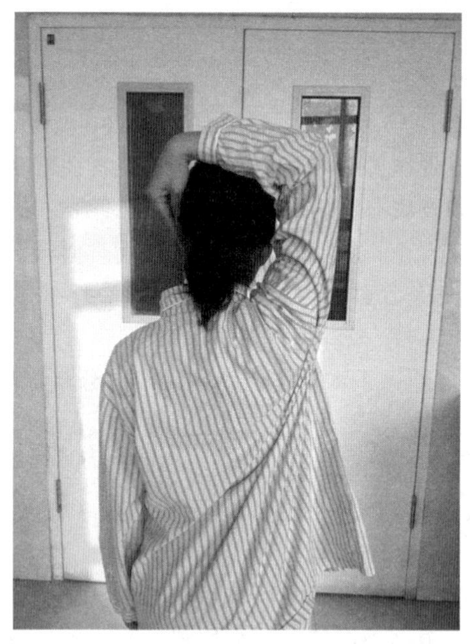

图1-11 举肩摸头

（3）术后4周后全面练习肩关节活动

① 外展、外旋运动（举肩摸头）（图1-11）：用患侧手摸触头顶后逐渐向外侧移动，去触摸对侧耳部及枕部。每天2～3次，每次10～15min。

② 外展、内旋、后伸运动（反臂摸腰）（图1-12）：将患侧手置于背后，然后用健侧手托住患侧手去触摸健侧肩胛骨，用患侧手指背侧触摸腰部。每天2～3次，每次10～15min。

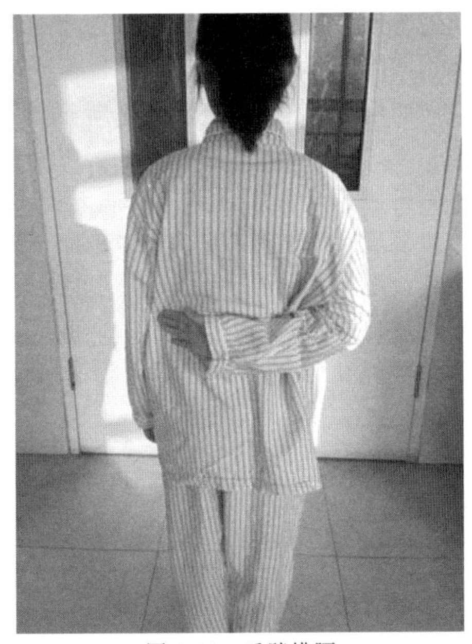

图1-12　反臂摸腰

③ 肩关节环转：如画圆圈，向前弯腰，使上臂自然下垂，顺时针在水平面画圆圈活动上肢。每天2～3次，每次10～15min。

④ 手爬墙练习，每天2～3次，每次10～15min。

## 肱骨干骨折术后有哪些常见并发症？应如何处理？

答：（1）神经损伤　以桡神经损伤最为多见，肱骨中下1/3骨折，易由骨折端的挤压或挫伤引起不完全性桡神经损伤，一般于术后2～3个月若无神经功能恢复表现，再行手术探查。在观察期间，将腕关节置于功能位，使用可牵引手指伸直的活动支架，自行活动伤侧手指各关节以防畸形或僵硬。

（2）骨折不愈合　制订科学的治疗计划，预防骨折不愈合；行小夹板或石膏固定时要观察肢体是否受压，有压迫时要予及时解除，以免造成静脉回流受阻影响愈合。

### 肱骨干骨折术后如何进行出院指导?

答：（1）前臂吊带悬吊保护上肢，适当做肩关节的内收、外展和旋转运动，每天2～3次。每次10～15min，预防关节炎。

（2）石膏固定期间，注意石膏的松紧度，维持有效固定。指导患者学会观察患肢的血运情况，出现石膏松动、肢端颜色改变时应及时到医院就诊。

（3）告知患者拆除石膏后患肢不能长期下垂或用前臂吊带悬吊，否则将导致肩关节外展、上举活动障碍；指导患者在日常生活中如何用患肢夹菜、刷牙、系腰带等，逐步实现生活自理。

（4）定期复查，时间为术后1个月、3个月、6个月。伴桡神经损伤者，口服营养神经药物并配合理疗1～2个月，如有不适，及时随诊。

## 【护理查房总结】

肱骨干骨折的护理重点：术前在于观察患肢末梢血运、感觉、运动及有无桡神经损伤情况；术后患肢常疼痛厉害，护士们应更加主动关心患者，协助患者采取舒适体位，配合理疗消肿镇痛或遵医嘱予以镇痛药物，以减轻患肢的疼痛感。同时予以正确的功能锻炼，逐步恢复患肢功能。

# 病例4 • 尺桡骨骨折

## 【病历汇报】

**病情**　患者女性，28岁，因“车祸致右前臂疼痛、畸形、活动受限6h”入院，受伤后无昏迷及呕吐。既往无传染病及家族遗传病史，无药物、食物过敏史，无手术史、输血史。

**护理体查**　T 36.4℃，P 78次/分，R 20次/分，BP 112/76mmHg。神志清楚，检查合作，自主体位，痛苦面容。右腕及右手多处表皮裂伤，少量渗血，右前臂远端1/3处向掌侧轻度成角畸形，右前臂明显触痛，可扪及骨折端，右腕关节活动受限，右手其他关节活动正常，右手肢端皮温正常，右桡动脉搏动正常。其他体查无异常。

**辅助检查**　右前臂X线片示右尺桡骨骨折（图1-13）。白细胞（WBC）$18.8\times10^9/L$，中性粒细胞（N）百分比97%，淋巴细胞（L）百分比7%，单核细胞（M）百分比2.5%。

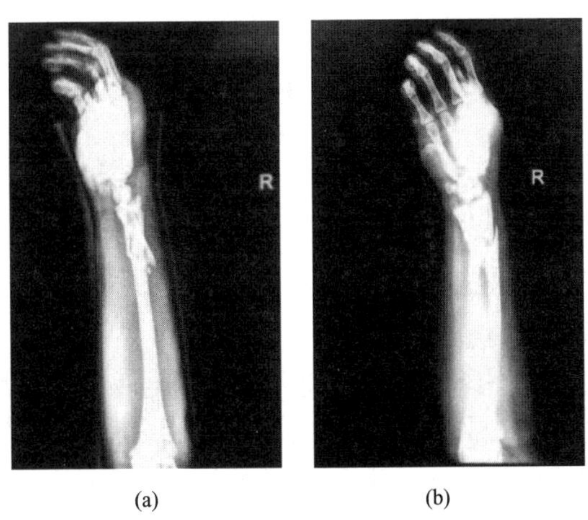


(a)　(b)

图1-13　右尺桡骨骨折X线片

**入院诊断** 右尺桡骨骨折。

**主要的护理问题** 疼痛。

**目前主要的治疗措施** 入院后予以抬高患肢并制动、镇痛；完善相关检查；无手术禁忌证，择期行右尺桡骨骨折开放复位+钢板内固定术。

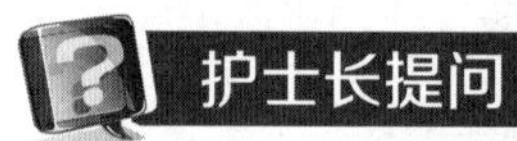

## 护士长提问

### 什么是尺桡骨骨折？

答：尺桡骨骨折是指发生于前臂尺、桡骨骨干的骨折，多见于青少年，占全身骨折6%左右，在前臂骨折中居第二位，仅次于桡骨远端骨折。直接、间接暴力均可造成尺桡骨干双骨折。骨折后可出现局部肿胀、疼痛，肢体畸形，前臂旋转功能障碍，完全骨折者可有骨擦音。

### 术前准备中除了做三大常规、肝肾功能、心电图外，还须做哪些辅助检查？这些辅助检查有什么意义？

答：还须做X线片和CT检查。X线片的意义参见锁骨骨折。CT检查评估关节面有无受累以及损伤程度。

### 患者诊断为尺桡骨骨折的依据是什么？

答：(1) 外伤史。

(2) 主要症状和体征，如肘关节疼痛、肿胀明显。

(3) 右前臂X线片示右尺桡骨骨折。

### 尺桡骨骨折的临床表现有哪些？

答：(1) 一般表现

① 疼痛：前臂除有自发疼痛外，活动患肢时疼痛较明显。肢体骨折部位压痛明显，且有肢体环形压痛。

② 功能障碍：患肢活动受限。

③ 肿胀：与骨折后血液和淋巴回流不畅有关。

(2) 特有体征

① 畸形：有移位的完全骨折，前臂可见短缩、成角或旋转畸形。

② 反常活动：前臂旋转功能丧失。

③ 骨擦音：可出现骨擦音或骨擦感。

## 尺桡骨骨折有哪些分型?

答：(1) 按照骨折端是否与外界相通可分为开放性骨折和闭合性骨折。

(2) 按骨折部位分近段骨折、中段骨折、远段骨折。

(3) 按骨折损伤的程度可分为单纯性骨折或粉碎性骨折。

## 如何治疗尺桡骨骨折?

答：(1) 非手术治疗　手法复位+石膏外固定，前臂吊带悬吊。

(2) 手术治疗　切开复位内固定手术（图 1-14），外固定支架固定术。

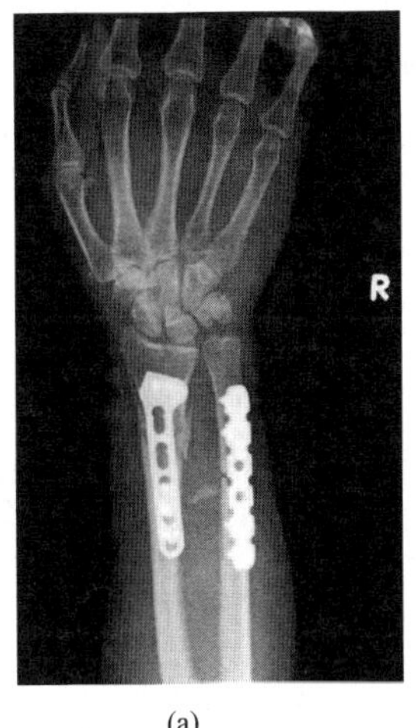


(a)

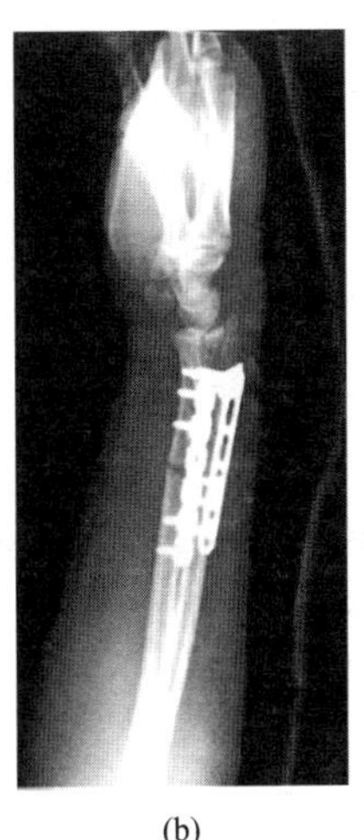

(b)

图 1-14　尺桡骨骨折内固定术后 X 线片

## 非手术治疗中提到了手法复位。什么是骨折手法复位？有哪些注意事项?

答：(1) 定义　应用手法使移位的骨折恢复到可以满足功能要

求的对位对线状态的方法称手法复位。

（2）注意事项

① 复位前要全面掌握病情，根据骨折移位的情况制订复位方案。

② 复位时沿肢体长轴行缓慢而稳固的手法牵拉，使肌肉松弛、断端对合。牵引力大小以患者肌肉强度、年龄和性别为依据。

③ 对老年骨折患者，虽断端对位稍差，肢体有轻度畸形，只要关节活动尚可、生活能自理即可。

④ 儿童骨折断端复位后不要有旋转及严重成角畸形，轻度的重叠或侧方移位，在生长发育过程中可自行纠正。

⑤ 复位后用石膏固定，保持患肢处于功能位。

## 手术前应采取哪些护理措施？

答：（1）体位　抬高患肢，局部制动，保持功能位。

（2）病情观察　注意观察患肢末梢感觉、运动、颜色、桡动脉搏动以及患肢肿胀情况。注意观察有无骨筋膜室综合征的症状，重视患者的主诉，有不适立即报告医师并处理。

（3）疼痛护理　遵医嘱应用镇痛药物。

（4）术前准备　完善常规术前准备，予以手术区域上下15cm剃除毛发。

## 尺桡骨骨折内固定术后的一般护理措施有哪些？针对主要的护理问题，应采取哪些护理措施？

答：（1）一般护理措施　病情观察：包括严密观察患肢末梢感觉、运动、颜色、桡动脉搏动以及患肢肿胀情况，如有剧烈疼痛、皮肤颜色苍白、感觉异常等，应警惕骨筋膜室综合征，并立即报告医师。余参见锁骨骨折。

（2）主要的护理问题及护理措施

① 疼痛：与手术创伤、周围组织损伤有关。

护理措施如下。

a. 抬高患肢，有利于血液回流，消除肿胀，减轻因肿胀引起的胀痛不适。

b. 采取舒适体位，应尽量采取健侧卧位，避免压迫伤口。

c. 遵医嘱予以药物镇痛。

d. 物理治疗：理疗可促进血液循环和神经肌肉的恢复，减轻患肢疼痛。

② 肢体血液循环障碍：与骨折及肢体活动受限有关。

护理措施如下。

a. 注意观察患肢末梢血运、感觉、运动等情况，如患肢肿胀，疼痛明显，报告医师对症处理。

b. 遵医嘱使用活血的药物，配合物理治疗（微波、中频或低频理疗）。

## 尺桡骨骨折的并发症有哪些?

答：(1) 骨折不愈合　尺桡骨骨折不愈合较为常见，发生率为9%～16%，一旦确诊为不愈合，应行手术治疗，切开暴露并修整骨端、纠正旋转和成角畸形、加强固定。

(2) 前臂骨筋膜室综合征　由于前臂严重肿胀或外固定敷料包扎过紧可能导致骨筋膜室内压力升高，如果患肢出现剧烈疼痛、感觉麻木或丧失、皮肤苍白等症状，应考虑出现骨筋膜室综合征，应立即告知医师拆除外固定敷料并做相应处理。处理措施参见胫腓骨骨折护理。

(3) 前臂旋转功能受限　多发于患肢长时间制动的患者，骨折端未达到解剖复位、骨间膜挛缩、软组织瘢痕粘连及上下关节囊挛缩为重要原因。应指导患者加强功能锻炼，以改善前臂旋转功能。

(4) 骨折畸形愈合　由于手法复位后骨折端对折对线欠佳或固定效果不牢固，可造成骨折畸形愈合。根据患者年龄、畸形愈合程度、影响关节功能等因素，做截骨矫形或康复锻炼等治疗。

## 尺桡骨骨折可引起周围神经卡压症，什么是周围神经卡压症？临床表现有哪些？应该如何处理?

答：(1) 周围神经卡压症　周围神经在行走的过程中，可能经过某些骨纤维隧道，跨越肌腱膜或穿过筋膜，在这些部位的活动空间明显受到限制，当这些隧道、腱膜、筋膜等由于各种原因发生狭窄、增生、肥厚、粘连时，就会使经过该处的神经受到挤压，造成神经传导功能障碍，严重者可导致永久性神经功能障碍。比较常见的有腕管综合征、肘管综合征、腓总神经卡压症、肩胛背神经卡压症、骨间后神经终末支卡压症、尺神经腕背支卡压症。

（2）主要表现

① 疼痛和感觉麻木，神经支配相关皮肤区域发生感觉麻木或其他异常。

② 疼痛夜间加重，又称休息痛。

③ 疼痛可向近侧、远侧同时放射，须与双重卡压鉴别。

④ 肌肉萎缩、无力，运动不协调。

⑤ 交感神经受累征，表现为皮肤温度、颜色改变、发汗及营养障碍。

⑥ 卡压点的局限性压痛、放射性疼痛。

⑦ Tinel 征：为卡压点的轻叩击痛并有发麻感。指叩击神经损伤（仅指机械力损伤）或神经损害的部位或其远侧，而出现其支配区域放电样麻痛感或蚁走感，代表神经再生的水平或神经损害的部位。

（3）治疗

① 非手术治疗

a. 类固醇药物局部封闭：软化组织，消炎，使神经处松弛位，减少活动。

b. 神经营养药物口服：维生素 $B_6$、维生素 $B_1$、地巴唑、甲钴胺片（弥可保）。

c. 定时镇痛药物口服：塞来昔布胶囊（西乐葆）。

d. 物理治疗：理疗等。

② 手术治疗：卡压处神经松解术。

## 尺桡骨骨折术后如何进行功能锻炼？

答：（1）术后 1～2 周　用力握拳，充分屈伸拇指，做对指、对掌动作。每天 2～3 次，每次 10～15min。

（2）术后3～4周　做肘关节屈伸运动；做前臂旋转功能锻炼（图1-15），即伸开大拇指，左右摇摆前臂。每天2～3次，每次10～15min。

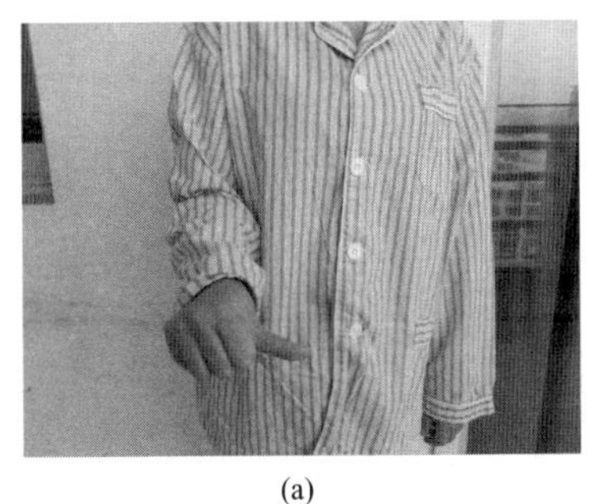

(a)

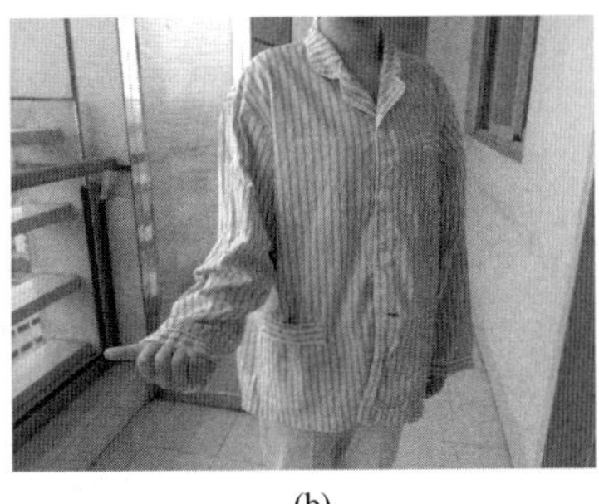

(b)

图1-15　前臂旋转功能锻炼

（3）术后6～8周　视骨折愈合情况做对抗动作，如推墙练习。增加日常活动练习，如进餐、洗漱、沐浴、穿脱衣服、上厕所等，训练手的灵活性和协调性。

### 如何做好该患者的出院指导？

答：（1）加强肘关节屈伸、腕关节旋转运动，每天2～3次，每次10～15min，尽早恢复各关节功能。

（2）增加日常活动练习，如进餐、洗漱、沐浴、穿脱衣服、上厕所等，训练手的灵活性和协调性。

（3）患肢在3个月内不可负重，不做剧烈运动。

（4）定期复查，时间为术后1个月、3个月、6个月；如有不适，及时随诊。

## 【护理查房总结】

尺桡骨骨折是骨科急诊的常见病与多发病，以儿童和老年人为多。此病的观察重点是观察患肢末梢血运、感觉和肢体的肿胀情况，警惕骨筋膜室综合征的发生。因为尺桡骨骨折对日常生活影响比较大，如非手术治疗，一定要详细介绍相关的注意事项，以免影响患肢功能恢复；如手术治疗，术后合理的饮食搭配和科学的功能锻炼可促进患肢功能早日恢复。

查房笔记

# 第二章 显微、手外伤及断肢（指）再植

## 病例 1 • 上肢离断伤

### 【病历汇报】

**病情** 患者女性，57 岁，因“机器切割伤致左上肢疼痛、流血、功能障碍 2h”急诊入院。患者自起病以来，精神食欲欠佳，睡眠差，大小便正常，体重无明显减轻。患者否认传染性疾病及家族性疾病史，无药物、食物过敏史，否认外伤手术史、输血史。

**护理体查** T 36.5℃，P 110 次/min，R 22 次/分，BP 88/50mmHg。神志清楚，自主体位，贫血病容，表情淡漠，查体合作，平车推送入病房。左上肢不全离断，桡动脉搏动无法触及，肢端苍白，皮温较健侧明显低，无自主活动。其他体查无异常。

**辅助检查** 左上肢 X 线片示左尺桡骨骨折；白细胞（WBC）$1.02\times10^{12}$/L，C 反应蛋白（CRP）12.5g/L，血红蛋白（Hb）102g/L，红细胞（RBC）$3.2\times10^{12}$/L，血沉（ESR）33mm/h，白蛋白（ALB）36.9g/L，总蛋白（TP）58.3g/L。

**入院诊断** 左上肢离断伤。

**主要的护理问题** 体液不足，焦虑，疼痛，潜在并发症：再植肢体血液循环障碍、休克、急性肾功能衰竭、脂肪栓塞综合征，知识缺乏等。

**目前主要的治疗措施** 密切监测生命体征，遵医嘱补液，积极完善术前准备，急诊全麻下行断肢再植术。

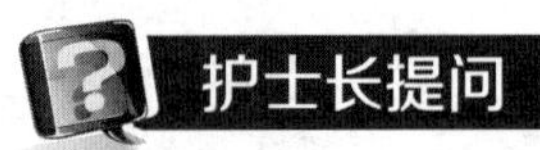


## 肢（指）体离断如何分型？

答：（1）按肢（指）体离断的程度分类

① 完全离断（图 2-1）：是指离断肢（指）体和人体完全分离，无任何组织相连。

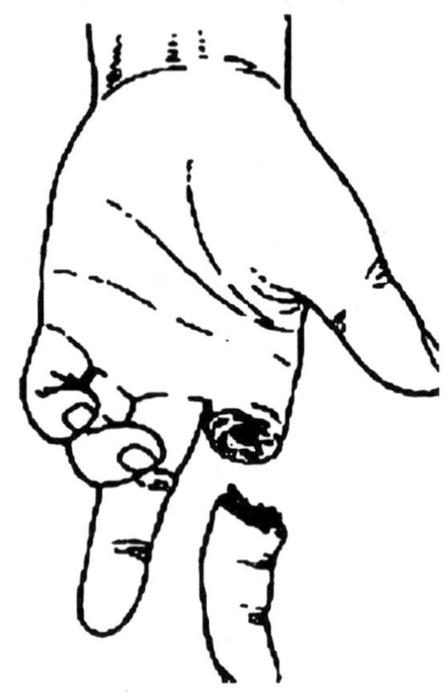

图 2-1　左示指完全离断伤

② 不完全离断（图 2-2）：伤肢（指）的软组织大部分离断，相连的软组织少于该断面软组织的 1/4。

（2）按肢（指）体损伤的性质分类

① 整齐损伤：这种损伤是由于铡刀、切纸刀、电锯、剪板机和铣床等所造成的离断。

肢（指）体的创缘整齐或比较整齐，创面周围没有严重的组织捻挫和缺损。

② 不整齐损伤：这种损伤多由于搅拌机、和面板、冲压机、压砖机、交通事故等所造成，多为绞断、撕脱、碾轧或压砸性损

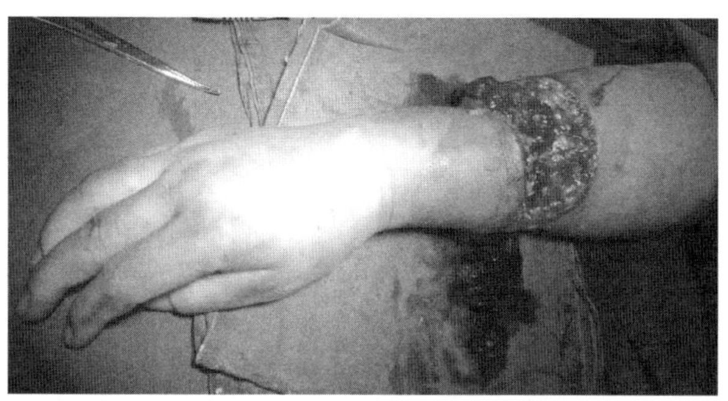

图 2-2　右前臂不完全离断伤

伤。组织损伤范围广泛，断肢（指）再植的存活率低，再植后肢（指）体的功能恢复也多不理想。

## 如何保护和转运离断肢（指）体？

答：断肢（指）再植能否存活，与离断的远端肢（指）体的保护方法关系很大。不完全离断的肢（指）体，应使用夹板制动，以免转运时进一步损伤组织。完全离断的肢（指）体，离断的远端应使用无菌敷料或用清洁的被单、毛巾等包裹。如受伤现场离医院较远，转运的时间较长，或是在炎热的夏季，为了减慢离断肢（指）体的远端组织代谢和细菌繁殖，肢（指）体应保存在低温的环境中。可将肢（指）体先用清洁布单类包裹，然后用塑料布或塑料袋包装，周围放置冰块。绝不可把冰块和肢（指）体直接接触，以防冰块融化，冰水直接将肢体泡肿；也不可将断肢（指）远端浸泡在盐水里，以免血管床遭破坏，降低成活机会。然后迅速转运到医院。离断肢（指）体保存方法及步骤见图 2-3 和图 2-4。

## 什么是断肢（指）再植？

答：断肢（指）再植是指断离的肢体在尚未发生组织细胞不可逆变性前，用显微外科手术技巧吻合离断的动脉及其他组织，恢复肢体血供，使其成活并恢复功能。

## 断肢（指）再植的适应证和禁忌证有哪些？

答：(1) 断肢（指）再植的适应证

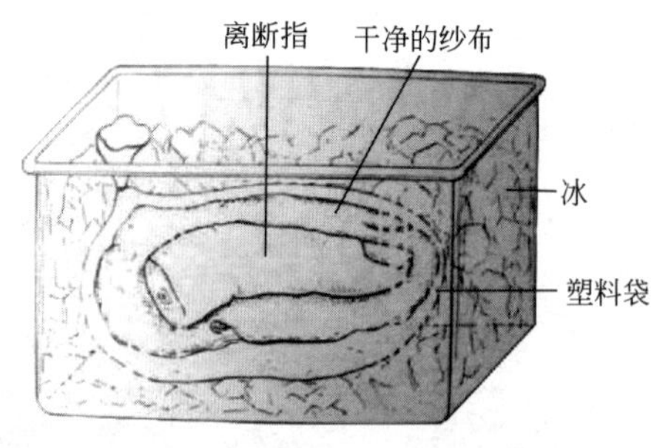


图 2-3　离断肢体保存方法

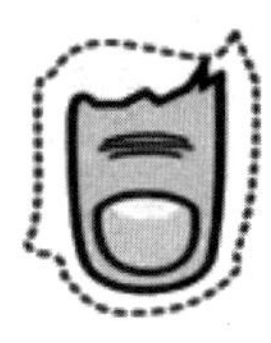

(a) 用湿纱布将手指包裹起来

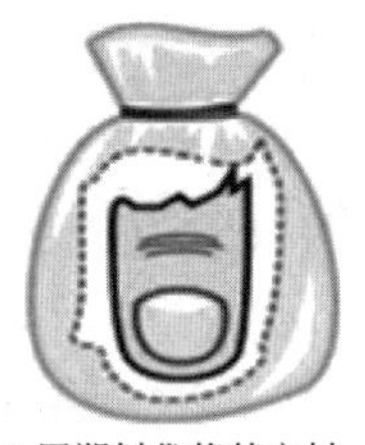

(b) 用塑料袋将其密封

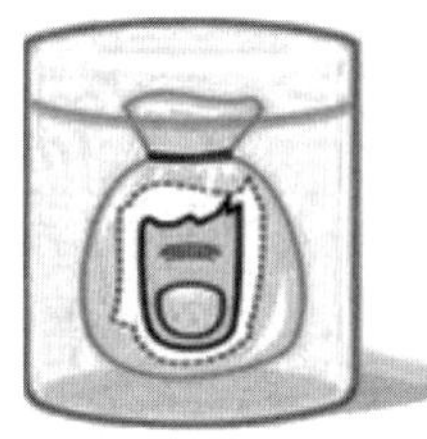

(c) 放进冷藏用的容器

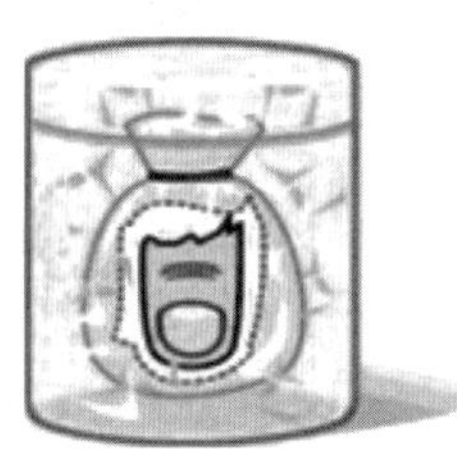

(d) 加冰或者用冰棒降温冷藏

图 2-4　离断肢体保存步骤

① 患者全身情况好，无严重多发伤。

② 断肢（指）远、近侧经清创后相对完整，有可修复的神经、血管、肌肉和肌腱，预计再植存活后能恢复一定功能。

③ 断肢（指）部位及伤后时间：一般认为在室温下（20℃），再植时限为 6h；高位肢体离断伤，如肩部、大腿上端离断，一般伤情重，时间以伤后 6h 内为宜，但在寒冷环境或经冷藏（2～4℃）处理者，离体缺血时间可延长。

④ 自体断肢移位再植：如两上肢（指）破坏性离断，不能原位再植，但一手尚好，可自体移植于另一前臂，挽救一个有一定功能的手；或两下肢破坏性离断，如有一个相对完整的足，将其移植于另一小腿可保留一个下肢。

（2）断肢（指）再植的禁忌证

① 多发伤或重要脏器伤，全身情况差，不能耐受再植手术者，伤后时间过长，断肢（指）未冷藏处理。

② 肢（指）体损毁严重，软组织广泛碾挫伤，血管床破坏，感染中毒危险很大。

③ 肢（指）体缺损很大（相对禁忌）。

④ 肩部或大腿高位断肢，断肢肌肉丰富，伤后时间较长，或软组织挫伤很严重，尤其是年老体弱者。

⑤ 主要神经撕脱伤不能修复者。

⑥ 有精神类疾病，不能配合治疗者。

## 断肢（指）再植术后局部情况如何观察与处理？

答：再植术后主要观察 5 项指标，即色泽、温度、毛细血管充盈测定、张力、小切口出血或渗血情况。

（1）皮肤颜色

① 正常指标：再植肢（指）体的皮肤颜色与健侧一致。

② 变化规律：皮肤颜色变淡或苍白，提示动脉痉挛或栓塞；皮肤出现散在性瘀点，提示静脉部分栓塞或早期栓塞；随着栓塞程度的加重散在性瘀点相互融合成片，并扩展到整个再植组织表面，提示栓塞已近完全；移植组织的皮肤颜色大片或整片变暗，乃至变成紫黑色，提示静脉完全性栓塞。（注：光线的明暗直接影响观察结果，在自然光线下观察皮肤颜色比较可靠；另外，皮肤色素的影响随民族、地域及个体不同而有所差异。）

（2）皮肤温度

① 皮肤温度正常指标：再植肢（指）皮温应在 33～35℃，一般比健侧低（2℃以内）。手术结束时皮温一般较低，通常在 3h 内恢复。

② 测量皮肤温度（包括再植组织和健侧组织）的部位应固定，可用圆珠笔标出，以便定位观察；测量先后顺序及每次测量时间要恒定；压力也要恒定。

③ 皮温变化规律曲线

a. 平行曲线：移植组织和健侧组织的皮温相差±(0.5～2)℃，0℃以内呈平行变化，说明动静脉吻合口通畅，移植组织血液循环良好。

b. 骤降曲线：移植组织与健侧组织的皮温突然相差3℃以上时，系动脉栓塞所致，应立即行手术探查。

c. 分离曲线：移植组织与健侧组织的皮温相差逐渐增大，一般24～48h后皮温相差达3℃，系静脉栓塞所致。

④ 室温应保持在25℃左右，以利患肢末梢血管扩张。术后用60～100W的烤灯照射再植肢（指）体，灯距为40～60cm，使局部血管扩张；但在患肢血液循环较差的情况下，则不宜使用烤灯，以免增加局部组织的代谢。局部照射一般持续7～10天即可停止。

（3）毛细血管充盈测定

① 正常指标：指压皮肤后，皮肤毛细血管迅速回流、充盈，在1～2s内恢复。

② 变化规律：动脉栓塞时回流消失；静脉栓塞时早期回流增快，后期减慢；不论动脉痉挛还是静脉痉挛，肢体毛细血管回流均不会消失；故毛细血管充盈测定是鉴别栓塞和痉挛最重要的指标。

（4）张力　再植手指通血后变为饱满或有弹性；供血不足，张力则低；回流不畅，张力则高。

（5）小切口出血或渗血情况　是反映血运的最可靠指标。发生动脉危象时表现为切口无鲜红色血液流出；发生静脉危象时，小切口渗血颜色为暗紫色。

## 断肢（指）再植术中影响血液循环危象的相关因素有哪些？

答：影响血液循环危象发生的危险因素主要包括以下三个

方面。

（1）患者术前伤口情况及自然因素　女性、婴幼儿患者发生血液循环危象的比例显著高于一般患者；挤压撕脱伤（损伤程度、损伤性质）、多（肢）指离断及缺血时间较长等也是影响血液循环危象发生的主要因素。

（2）手术处理情况　手术止血清创效果欠佳、出现缎带征、吻合血管处在关节附近、只吻合一条动脉等都是血液循环危象发生率增高的危险因素。

（3）术后的因素　神经-体液调节因素、疼痛、患者紧张忧虑情绪、体位不当及过早下床活动、术后主动或被动吸烟、辛辣饮食、饮酒、便秘后用劲排便等因素均会引起小血管痉挛，诱发血液循环危象。

## 该患者存在哪些护理问题？

答：（1）潜在并发症　再植肢体血液循环障碍、休克（失血性、中毒性）、急性肾功能衰竭、脂肪栓塞综合征。

（2）体液不足　与外伤致失血过多有关。

（3）疼痛　与肢体损伤、手术以及感染等因素有关。

（4）焦虑、恐惧　与担心手术失败和遭受到意外伤害有关。

（5）知识缺乏　与缺乏疾病相关知识有关。

## 该患者目前首优的护理问题是什么？应采取哪些护理措施？

答：该患者目前首优的护理问题是潜在并发症，包括再植肢（指）体血液循环障碍、休克（失血性、中毒性）、急性肾功能衰竭、脂肪栓塞综合征。其主要的护理措施如下。

（1）再植肢（指）体血液循环障碍

护理措施如下。

① 术后应绝对卧床休息，抬高患肢，高于心脏水平，并避免肢体受压，预防血管痉挛。持续应用烤灯照射，以使末梢血管扩张，同时也便于血液循环的观察。

② 密切观察皮肤温度、颜色、肿胀程度、毛细血管回流等局部情况，尤其是皮肤颜色和温度。皮肤苍白说明动脉供血不足；患肢发绀说明静脉回流障碍。患侧与健侧的皮肤温度相差一般应在2℃以内，若患侧皮肤温度较健侧低3℃以上，或皮肤温度不断下降，常表示血液循环危象的存在，应分析原因，并及时报告医师。

③ 当发生血液循环障碍时，积极配合医师进行相应处理，包括及时打开敷料或切开指端减压、应用解痉药物、进行手术探查等相应处理。

（2）休克

护理措施：术后密切观察患者各项生命体征。每10～15min观察呼吸、血压、神志、皮肤黏膜的色泽、疼痛程度1次；观察每小时尿量和尿相对密度，以便及早发现休克迹象，从而采取积极有效的措施，包括补液、输血以及纠正贫血与休克。但不宜使用升压药物，因其可引起外周血管收缩性痉挛，造成再植肢体和肾脏等脏器的缺血，加重再植肢（指）体组织缺氧，并增加急性肾功能衰竭的风险。

（3）急性肾功能衰竭

护理措施：术后严密观察尿量及尿相对密度、血钾、非蛋白氮、血pH值等，并准确记录液体出入量。

（4）脂肪栓塞综合征

护理措施：密切观察患者有无咳嗽、呼吸困难和低氧血症；皮下、结膜下及眼底有无出血点；是否神志不清、谵语、昏迷；是否少尿或尿中检查出脂肪滴等。一旦出现，立即报告医师予以抢救。

**断肢（指）再植术后患者如何进行功能锻炼？**

答：（1）上肢（尤其是断掌、断腕）离断再植后　术后5天即可开始在控制下被动轻度活动手指，包括掌指关节和指间关节，活动的力量和幅度由小到大，循序渐进。术后3周，缝合的肌腱已基本吻合，主动和被动活动的力量和幅度可加大，但切忌做粗暴的被动活动或用力的主动活动，以免将缝合的肌腱撕脱，并注意防止拇指内收、掌指关节伸直及腕关节屈曲等非功能位，以免严重影响手的功能。

（2）断指再植后 术后 3 周，对再植手指的关节开始功能锻炼，锻炼的幅度由小到大，次数由少到多。对已行理想固定的骨折部位也可以做轻度的被动活动，待指骨连接，克氏针拔出后锻炼每日 3～5 次，每次 10～20min，并逐渐加大活动量，用伤手做捏、握、抓的训练，如捏皮球（图 2-5），握擀面杖，拣核桃、火柴梗、花生米、黄豆、绿豆等。

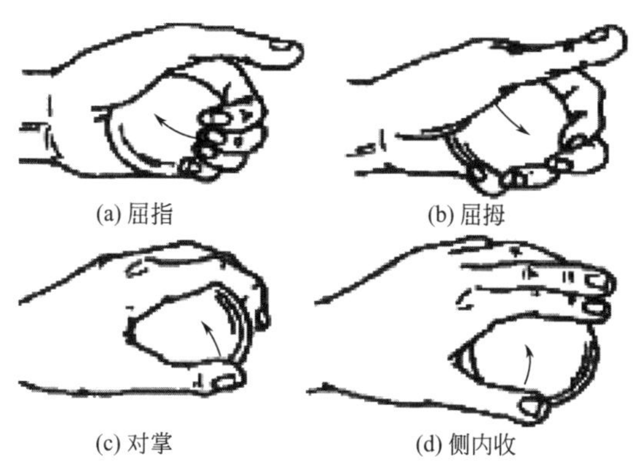


图 2-5 捏皮球锻炼手部肌肉

（3）术后 3 个月可恢复正常生活与劳动，从而使伤手的功能获得较满意的恢复。

## 【护理查房总结】

断肢（指）再植是显微外科常见的手术，此手术难度大、时间长、无菌条件要求高。保证再植肢（指）体的成活，除有良好的设备和精湛的技术外，更重要的是术前重视心理支持、做好离断肢（指）体的保存及应急的处理；术后加强肢（指）体的护理，密切观察肢（指）体远端血运、皮肤温度、感觉、颜色及肢（指）体肿胀程度等，避免各种可能引发再植肢（指）体失活的应激源，及早发现动、静脉血管危象的发生，有效避免再植肢（指）局部缺血坏死。与此同时，我们还应严格防治各种并发症，并做好功能锻炼的护理指导，提高再植成功率。

查房笔记

# 病例 2 • 拇指再造

## 【病历汇报】

**病情** 患者男性，22 岁，因“外伤致右手拇指缺损 1 天余”步行入院，既往无其他慢性病病史及家族史。患者自起病以来，精神食欲佳，睡眠良好，大小便正常，体重无明显减轻。患者否认传染性疾病及家族性疾病史，无药物、食物过敏史，既往有外伤史和输血史。

**护理体查** T 36.5℃，P 80 次/分，R 18 次/分，BP 122/66mmHg。神志清楚，自主体位，无病容，表情自如，查体合作，步行入院。右手拇指Ⅲ度缺损，其他体查无异常。

**辅助检查** 白细胞 $11\times10^{9}$/L，纤维蛋白原 3.9g/L，血沉 16mm/h。

**入院诊断** 右拇指Ⅲ度缺损。

**主要的护理问题** 再植拇指血液循环危象或坏死的可能，焦虑、知识缺乏。

**目前主要的治疗措施** 完善相关术前检查，拟行游离第二足趾移植拇指再造术。

## 护士长提问

### 拇指缺损如何分度？

答：拇指缺损可分为以下 4 度。

(1) Ⅰ度　自近节指骨远端或指间关节缺损。

(2) Ⅱ度　自掌骨指关节缺损。

(3) Ⅲ度　经掌骨缺损。

(4) Ⅳ度　整个拇指连同大多角骨缺损。

## 患者术前护理内容包括哪些？

答：(1) 心理护理　拇指再造术要牺牲一个足趾，手术难度大且组织损伤重。术前患者常有不同程度的担心、焦虑、恐惧心理，因此，医护人员不仅要热情、和蔼、具有同情心，同时还要通过图片、成功病例等形式进行入院宣教，重点讲解手术方式、手术效果及同类患者的恢复情况等，使患者解除顾虑，树立信心。此外，应告知患者第二足趾移植再造拇指既不会造成跛行、不影响工作和生活，又可恢复拇指的功能和美观，使其以良好的心理状态和稳定的情绪更好地配合手术。

(2) 完善术前相关检查及准备　除严格执行骨科手术前护理常规外，术前护士还应了解手术方案，详细检查患者全身及局部情况，有意识地保护供受区血管，避免输液、抽血等操作在此进行，术前 3 天指导患者用温水清洗皮肤，每天 1～2 次，清洁后局部按摩，以改善皮肤及血管状况，术前 1 天剃去汗毛，注意保持皮肤完整性。协助医师使用超声多普勒听诊检测供受区血管情况，若有血管变异应制订特别的护理计划。

(3) 床上训练　手指再造术后要绝对卧床休息 7～10 天左右，故应使患者做好长期卧床的准备，术前有意识地进行卧床练习，并训练在床上使用大小便器，以适应术后卧床的需要。

## 患者术后存在哪些护理问题？

答：(1) 潜在并发症　再植拇指血液循环危象或坏死。

(2) 疼痛　与手术等相关因素有关。

(3) 焦虑　与担心手术失败相关。

(4) 知识缺乏　缺乏疾病相关知识。

(5) 有皮肤完整性受损的危险　与长期卧床有关。

(6) 有感染的危险　与创面污染有关。

## 行拇指再造术后患者的护理主要包括哪些内容？

答：(1) 病房环境要求

① 安排患者在安静、舒适的单人病房。由于寒冷对血管刺激

大，可引起血管痉挛，故以室温保持在25℃左右、湿度以50%～70%为宜。

② 保证病房自然光线充足，控制探视人群，室内每日通风消毒。

③ 对患者及家属进行戒烟教育。香烟中的尼古丁等物质既容易损害血管内皮细胞，又是血小板吸附剂，易造成血管痉挛与血栓。告知患者戒烟的必要性，严禁病房内吸烟，以减少并发症。

（2）体位要求　患者术后应绝对卧床休息7～10天，取平卧位，严禁向患指方侧卧，防止血管吻合处受压。患肢制动并抬高，一般高于心脏水平10～20cm。7～10天稳定后可取侧卧、半卧位。同时加强皮肤护理，预防发生压力性损伤。

（3）患肢保温　再造指给予60～100W烤灯持续照射，距离照射部位40～60cm，使局部血管扩张，确保再造指成活。

（4）饮食护理　告知患者进食清淡易消化的高蛋白、高热量、高维生素的食物，避免辛辣、刺激性及含咖啡因的食物。

（5）疼痛的护理　疼痛是造成再造拇指发生血液循环危象的主要原因之一。应及时观察记录疼痛性质、部位、起始时间和持续时间、发作规律、伴随症状及诱因，评估疼痛程度。积极减轻或消除疼痛的刺激因素，如维持良好的姿势和体位及帮助患者保持身体凉爽舒适等。应用心理方法（如催眠与暗示）分散注意力，以减轻焦虑及不适。必要时遵医嘱使用镇痛药物等。

（6）用药的护理　术后严格遵医嘱按常规应用“三抗”药物，即抗痉挛、抗血栓和抗感染药物，应用过程中严密观察药物的不良反应，注意观察出血情况，如鼻出血、切口渗血等，发现异常立即报告医师，及时处理。

（7）密切观察患肢局部情况　术后护理的重点是观察局部血液循环，术后3天每小时观察1次，并加强夜间巡视。术后3～7天每4小时观察1次。具体观察内容参照游离皮瓣移植术后患者的护理。

（8）功能锻炼　手的捏、持、抓依赖拇指与其他手指的对指活动，再造拇指的功能恢复需要经过一个时期的功能锻炼才能达到理想程度。功能锻炼的原则是循序渐进，由小到大、由少到多，主动、按计划进行，不可操之过急。

① 早期康复：术后 3 周内是微软组织愈合期，重点为预防和控制感染，为软组织愈合创造条件。术后在无感染的情况下，可轻轻被动活动患指远端关节，以改善血液循环，减轻肿胀。

② 中期康复：术后 4～6 周是无负荷功能恢复期，重点为预防关节僵硬、肌肉萎缩、软化瘢痕、减少粘连。由于此期去除克氏针且愈合尚不牢固，应以主动活动为主，如再造拇指屈伸（图 2-6）、握拳等动作，被动活动时动作要轻。

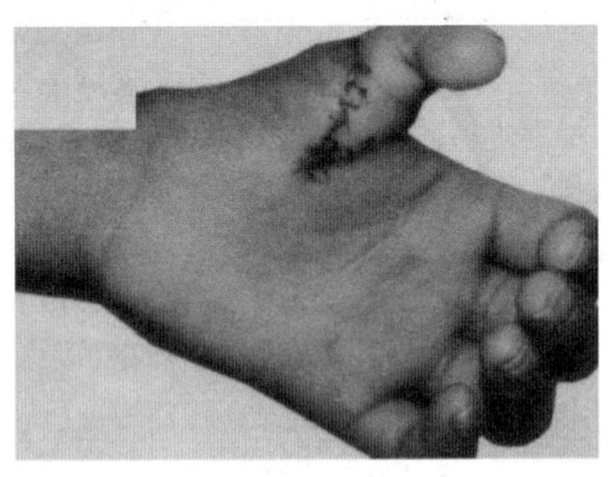

图 2-6　再造拇指屈伸锻炼

③ 后期康复：术后 6～8 周是抗阻力功能恢复期，重点为促进神经功能康复，软化瘢痕，减少粘连，加强运动和感觉训练。为加速再造拇指功能恢复，活动量应逐渐加大，主动和被动活动相结合，如捏球、拣玻璃球、旋转健身球、编毛线、写字、绘画等。术后 3 个月可恢复正常生活与劳动。

## 【护理查房总结】

拇指占手指功能的 40％，拇指与其余四指相对是完成手功能的基本条件。一旦拇指缺损，手的对捏功能就会完全丧失，不仅影响手的美观，而且使手功能的发挥受到严重影响，不利于患者的身心健康。根据患者拇指缺失的程度选择相应的术式行拇指再造。再造指的成活及功能的恢复对患者乃至其整个家庭都有重要的影响；因此，我们应该对患者有高度的责任心和同情心，充分运用专业知识与技术做好患者围手术期的护理，特别是加强血液循环危象的观察及功能锻炼的指导，为再造指成活及功能恢复提供有力的保障。

查房笔记

# 病例 3 · 软组织缺损

## 【病历汇报】

**病情** 患者男性，22 岁，因“机器绞伤致左手疼痛、流血 2h”入院。既往无其他病史及家族史。患者自起病以来，精神食欲欠佳，睡眠差，大小便正常，体重无明显减轻。患者否认传染性疾病及家族性疾病史，无药物、食物过敏史，否认外伤手术史、输血史。

**护理体查** T 37.7℃，P 98 次/分，R 20 次/分，BP 100/64mmHg。神志清楚，自主体位，急性病容，表情自如，查体合作，平车推送入病房。左手腕背皮肤、肌腱等软组织广泛缺损，掌骨暴露。其他体查无异常。

**辅助检查** 血红蛋白（HB）100g/L，红细胞（RBC）$3.9\times10^{12}$/L，血沉（ESR）35mm/h，C 反应蛋白（CRP）67.7g/L，白蛋白（ALB）40g/L，总蛋白（TP）41.2g/L。

**入院诊断** 左手软组织缺损。

**主要的护理问题** 血液循环危象的可能，体液不足、休克的可能，感染的危险，疼痛，恐惧，知识缺乏等。

**目前主要的治疗措施** 密切监测生命体征、遵医嘱补液、积极完善术前准备，拟行急诊手术。

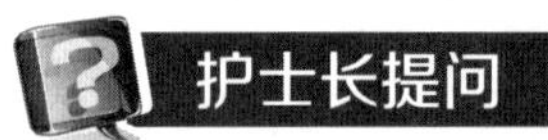

## 护士长提问

### 什么是皮瓣及皮瓣移植术？

答：皮瓣（图 2-7）是带有自身血液供应、包含皮肤的组织或组织块。皮瓣移植术是指将某一部位带有血供的皮肤及皮下组织的皮瓣转移到另一部位，达到消灭创面、整复畸形和缺损的目的（图 2-8）。

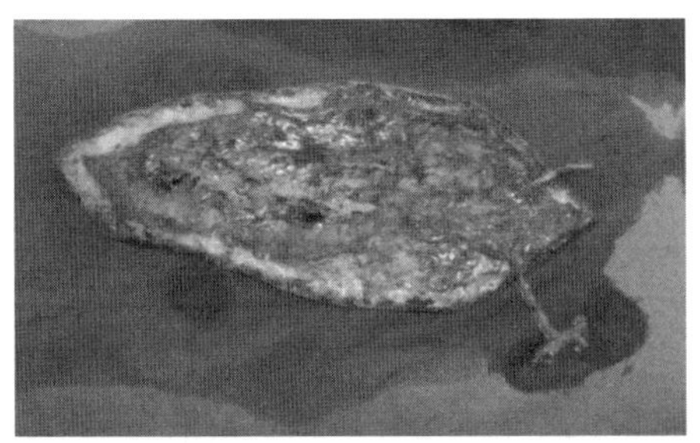

图 2-7　皮瓣

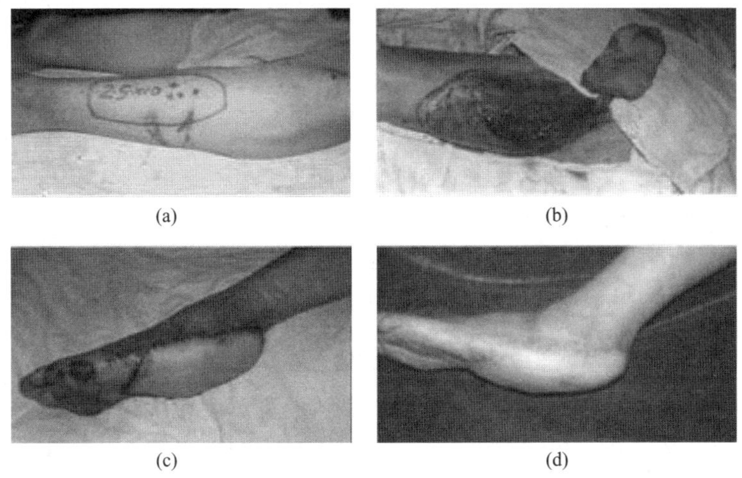

(a)　(b)

(c)　(d)

图 2-8　皮瓣移植术

## 皮瓣术后临床常用的血液循环观察指标有哪些？

答：临床常用的血液循环观察指标，包括以下 4 项：皮肤温度、皮肤颜色、肿胀程度、毛细血管充盈测定。

## 患者行皮瓣移植术后，移植组织皮肤温度正常的指标是什么？

答：移植组织皮肤温度应在 33～35℃，与健侧相比温差在 2℃以内，手术结束时移植组织的皮温一般较低，一般应在 3h 内恢复。

## 皮瓣移植术后，移植组织皮肤温度的监测受哪些因素的影响？

答：(1) 室温及患肢局部温度干扰　移植组织为失神经组织，温度调节功能已丧失，极易受到外界因素的影响，特别在局部有持续烤灯照射时，皮肤温度的高低不能反映移植组织血液循环的实际情况。

(2) 受区创面大小的干扰　当移植组织面积大时，其受区创面必然也大，此时受区创面血液供应也良好，且创面反应性充血使其温度较高，很像一个“烘箱”，移植组织在此环境中，其温度也相应偏高。因此移植皮瓣的早期血液循环危象较难从皮肤温度降低的指标上反映出来。

(3) 暴露时间的干扰　移植组织一般均用多层纱布棉垫包裹而保暖，一旦暴露后，皮肤温度即随外界温度而变化；暴露时间越长，则皮肤温度变化越大。

(4) 减张切口的干扰　移植组织因血液循环危象而做减张切口后，组织的渗血、渗液可干扰皮肤温度的测定。

## 皮瓣移植术后，如何观察移植组织的颜色？

答：皮瓣移植术后，移植组织的皮肤颜色应红润，或与健侧的皮肤颜色一致。移植组织缺氧后，随着缺氧程度及时间的变化，组织内红细胞中的血红蛋白及组织液中的胆红素等物质发生变化，引起颜色改变。

(1) 皮肤颜色变淡或苍白，说明动脉痉挛或栓塞。

(2) 移植组织皮肤上出现散在性紫色或淡紫色斑点，大多是静脉栓塞或早期栓塞的表现（图 2-9）。随着栓塞程度的加重，散在性斑点相互融合成片，并扩展到整个移植组织表面，示栓塞已近完全。

(3) 移植组织的皮肤颜色大片或整片变暗，说明静脉完全栓塞（图 2-10）。随着时间的延长，皮肤颜色由暗红→紫红→紫黑。

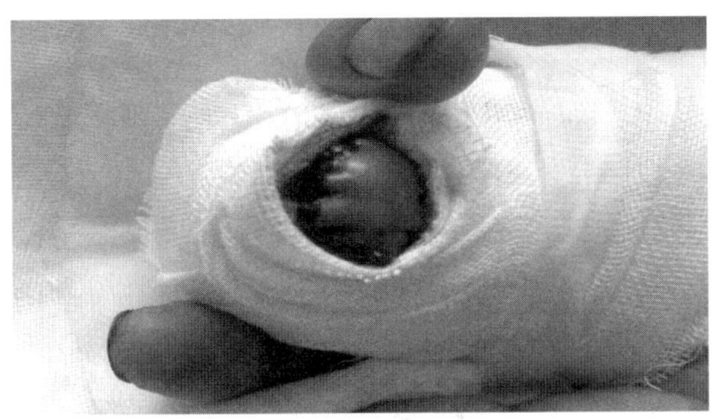

图 2-9　早期栓塞的皮瓣

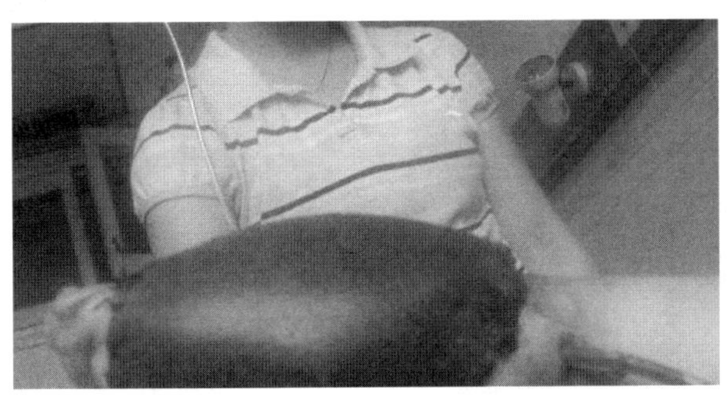

图 2-10　静脉完全栓塞的皮瓣

## 皮瓣移植术后，如何鉴别移植组织皮肤的肿胀程度？

答：见表 2-1。

**表 2-1　移植组织皮肤肿胀程度的鉴别**

| 局部表现 | 肿胀程度 |
|---|---|
| 移植组织有轻微肿胀 | － |
| 移植组织皮肤有肿胀，但皮纹尚存在 | ＋ |
| 皮肤肿胀明显，皮纹消失 | ＋＋ |
| 皮肤极度肿胀，皮肤上出现水泡 | ＋＋＋ |

## 如何进行毛细血管充盈测定及判断栓塞情况？

答：正常情况下，用手指或棉签按压移植组织皮肤时，皮肤毛细血管排空，颜色变白；放开手指后，在2～3s内毛细血管恢复充盈。当发生动脉栓塞时，毛细血管充盈不明显；发生静脉栓塞时，回流早期增快，后期减慢；动静脉同时栓塞时，因毛细血管内残留淤血，仍有回流现象，但充盈速度减慢。

## 如何鉴别动脉危象与静脉危象？

答：动脉危象和静脉危象的具体临床表现见表2-2。

**表2-2　动脉危象与静脉危象的表现**

| 鉴别项目 | 动脉危象 | 静脉危象 |
| --- | --- | --- |
| 危象发生时间 | 多发生于吻合术后1～3h | 多发生于吻合术后10～24h内 |
| 病变速度 | 突起，变化快 | 逐渐发生，变化慢 |
| 皮肤变化 | | |
| 颜色(指甲) | 苍白 | 发紫 |
| 皮肤张力 | 瘪陷 | 丰满、膨胀，甚至出现水泡 |
| 皱纹 | 加深 | 不明显或消失 |
| 温度 | 下降 | 下降 |
| 针刺 | 无血液渗出 | 有暗红色血液渗出 |
| 毛细血管充盈测定 | 缓慢或消失 | 加快，晚期消失 |

## 如何鉴别血管痉挛与血栓形成？

答：血管痉挛与血栓形成的鉴别见表2-3。

**表2-3　血管痉挛与血栓形成的鉴别**

| 鉴别项目 | 血管痉挛 | 血栓形成 |
| --- | --- | --- |
| 发生原因 | 疼痛、血容量不足及温度下降等 | 管壁粗糙、血流缓慢及吻合质量差 |
| 好发时间 | 手术时或手术48h后 | 手术时或手术后24h内 |
| 病理改变 | 管腔缩小，大部分闭塞 | 管腔内被血栓堵塞 |

续表

| 鉴别项目 | 血管痉挛 | 血栓形成 |
|---|---|---|
| 临床特点 | 毛细血管反流始终存在 | 毛细血管反流消失 |
| 应用解痉药物 | 有效 | 无效 |
| 交感阻滞与针刺 | 有效 | 无效 |
| 加温 | 有帮助 | 有害(增加代谢和氧耗) |
| 皮瓣小切口 | 可能有少量血水流出 | 不出血 |
| 高压氧 | 有效 | 无效 |
| 处理方法 | 抗凝解痉治疗,严密观察吻合口远近端 | 一经确诊,早期予手术探查 |
| 手术发现预处理 | 血管均变细,吻合口无栓塞现象。应立即终止手术,禁忌切除吻合口,重接血管 | 吻合口近端血管扩张,吻合口紫蓝色,有实质感。吻合口远端血管变细、无搏动,管腔中有血栓,在血栓以下切断不喷血。应切除吻合口,重接血管;或做血管移植 |

## 该患者目前首优的护理问题是什么？应采取哪些护理措施？

答：(1) 目前患者首优的护理问题　潜在并发症：血液循环危象。

(2) 护理措施　血管痉挛的防治：血管痉挛常发生在手术进行过程中，也多见于手术 48h 后。引起血管痉挛的原因很多，其中以疼痛、创伤、血容量不足、室温过低及血栓形成为主要原因。

① 一般护理：避免或减少影响皮瓣血运的因素。

a. 室温保持在 25℃左右，湿度为 60%。

b. 局部皮瓣处予以保温，如予以烤灯照射，以维持皮瓣在一个较适宜的温度。

c. 伤肢位置妥当并抬高，防止皮瓣处受压。

d. 避免和减轻伤肢的疼痛。

e. 禁止患者及家属吸烟。

f. 做好患者的生活护理和心理护理。对于皮瓣手术后的患者应告知患者绝对卧床休息 7 天，避免因为大幅度的活动导致手术失败。

② 密切观察皮瓣的血液循环。

③ 重视夜间护理：由于创伤、应激可导致机体处于高凝状态，夜间迷走神经张力增高使小血管处于收缩状态，加上夜间进食、饮水及输液量减少，血液浓缩更容易形成血栓。若夜间或晨起发现移植组织皮肤暗紫、皮纹加深、小切口无渗血、尿色深黄、尿量少，应警惕血液浓缩引起血管痉挛，立即告知医师，根据医嘱予以右旋糖酐-40 静脉滴注、罂粟碱肌内注射（肌注），饮水 500ml，并加强观察。

④ 加强液体管理：除行常规术后患者液体管理外还应注意以下问题。

a. 液体量：皮瓣术后 7～10 天内每日入量为 2500～3000ml，保证收缩压维持在 100mmHg 以上（血压是足够循环血量的重要指标）。

b. 液体温度：避免温度过低，以减少对血管的刺激。

c. 输液速度：避免滴注过快，以免增加血管侧压，诱发疼痛。

⑤ 吻合口血栓及其处理：如出现吻合口血栓引起的血管痉挛，此阶段多半需要医师通过手术来解决问题。作为护士应严密监测血液循环，遵医嘱合理使用相关的扩容、抗凝解痉药物及抗生素，并密切观察使用抗凝血药后的不良反应。

总之，在临床工作中，早期出现血液循环危象的原因多是由于血管吻合不良，晚期多是由于创面感染。但对于熟练的显微外科医师而言，早期出现血液循环危象最多的原因是引流不畅、皮瓣积血、静脉卡压而致的静脉栓塞。一方面是由于静脉管壁薄，抗压性低，不能扭转；另一方面是由于术中血压低，术后应用右旋糖酐-40，以致全身扩容，如果术中止血不彻底，容易导致皮瓣下积血，而出现静脉危象。对于手显微专科护士来说，熟练掌握微循环观察指征，密切、动态观察血液循环并与医师沟通非常重要。

**游离皮瓣移植术后患者出院指导的主要内容包括哪些？**

答：因皮瓣移植术后其局部的痛、温、触觉恢复需要一段时间

（3～6 个月），嘱患者及家属注意防止烫伤和冻伤；冬天尽量不烤火，不用热水袋、盐水瓶保温，可用羊毛套局部保温。肢体功能锻炼时以主动运动为主，被动运动为辅，以循序渐进为原则，并鼓励积极参与力所能及的日常生活劳动，以尽快增强肌力和恢复功能，提高生活质量，但要避免剧烈活动。皮瓣及皮瓣周围皮肤出现异常时（如红、肿、流脓等）及时就诊。

## 【护理查房总结】

皮肤缺损是一种严重的损伤，治疗及护理不当可造成肢体功能障碍，严重影响患者的生活质量。采用皮瓣移植术治疗严重皮肤缺损的患者，其康复效果除了与医师高超的技术有关外，还与护理人员的精心护理有关。

该类患者术后皮瓣的观察是护理的重中之重，护理人员在掌握骨科护理常规的基础上，应熟练掌握皮瓣观察的相关内容，及早发现、及早处理血管发生的动静脉危象和各项指标，以保证手术的成功。由于手术对体位的要求高，病程相对较长、痛苦大，因此还应给予患者心理支持、特殊体位的护理、生活护理等，同时还应重视保暖措施的实施及早期的功能锻炼。

查房笔记

# 病例 4 • 指屈肌腱损伤

## 【病历汇报】

**病情** 患者男性，30 岁，因“切割伤致左上肢疼痛、流血并活动受限 1 天”步行入我科。患者自起病以来，精神食欲欠佳，睡眠差，大小便正常，体重无明显减轻。患者否认传染性疾病及家族性疾病史，无药物、食物过敏史。

**护理体查** T 36.8℃，P 78 次/分，R 20 次/分，BP 118/72mmHg。神志清楚，自主体位，无病容，表情自如，患者诉患肢疼痛厉害，步行入病房。左上肢拇指、示指、中指远近节指间关节均不能主动屈曲，被动屈曲正常，掌指关节屈曲不受影响。进行抗阻力试验，表现为指无力、疼痛。有明显的伤口，已包扎。指端血运、感觉正常。其他体查无异常。

**辅助检查** 血红蛋白 110g/L，白蛋白 35g/L，总蛋白 55g/L，C 反应蛋白 53.6g/L，血沉 36mm/h。

**入院诊断** 指屈肌腱损伤。

**主要的护理问题** 肢体活动障碍，焦虑、恐惧等。

**目前主要的治疗措施** 抗感染，观察病情变化，完善相关检查，拟行急诊手术。

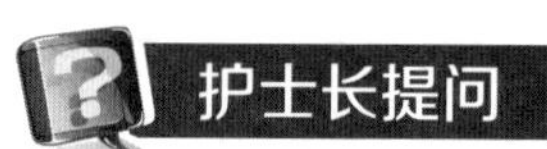


### 什么是指屈肌腱损伤？手部屈肌包括哪些？

答：指屈肌腱损伤是指由于各种外伤导致的屈指肌腱受损或断裂，导致相应的关节失去主动活动功能。手部肌腱损伤多为开放性，以切割伤较多，常合并神经血管伤或骨关节损伤，也可发生闭合性撕裂伤。手部屈肌包括尺侧腕屈肌、桡侧腕屈肌、掌长肌、指浅屈肌、指深屈肌、拇长屈肌。

## 该患者诊断为指屈肌腱损伤的依据有哪些？

答：① 外伤史。

② 功能障碍：左上肢拇指、示指、中指远近节指间关节均不能主动屈曲；抗阻力试验表现为指无力、疼痛。

## 指屈肌腱损伤的临床症状有哪些？

答：本病主要表现为受损的屈肌腱相应的区域发生活动障碍。

(1) 屈曲远节提示深腱连续性存在（图 2-11）。

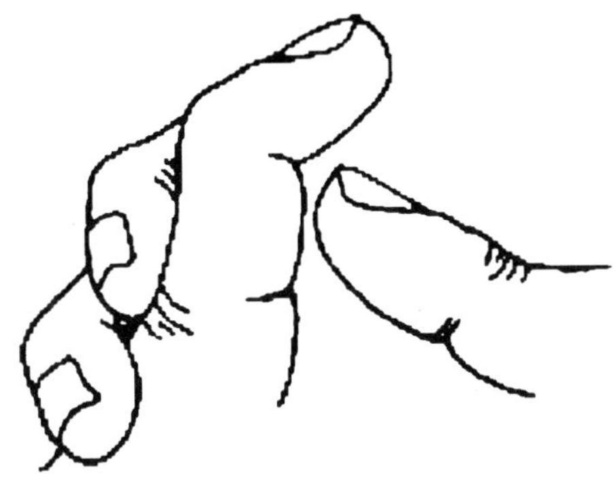

图 2-11　屈曲远节提示深腱连续性存在

(2) 单纯屈曲近节指间关节示浅腱连续性存在（图 2-12）。

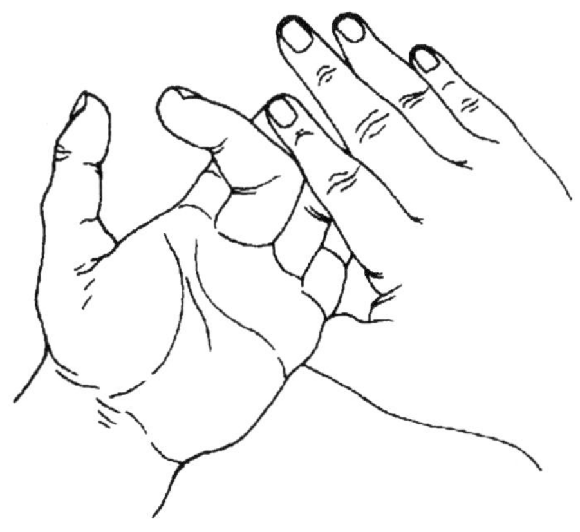

图 2-12　单纯屈曲近节指间关节示浅腱连续性存在

（3）深、浅腱同时损伤，近远节指间关节不能屈曲（图 2-13）。

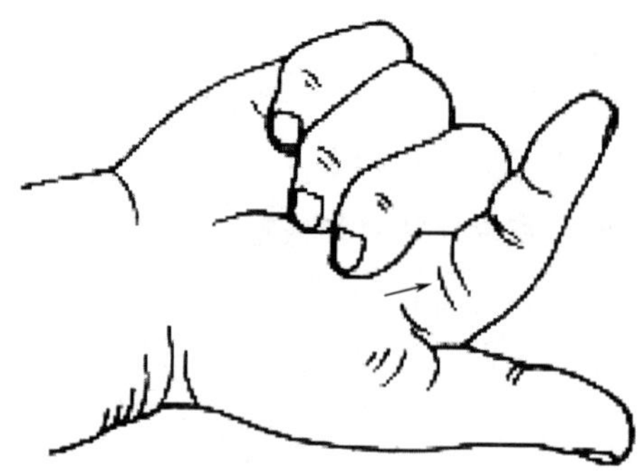

图 2-13　深、浅腱同时损伤，近远节指间关节不能屈曲

（4）深腱单纯损伤，能屈曲近节指间关节，不能屈曲远节指间关节（图 2-14）。

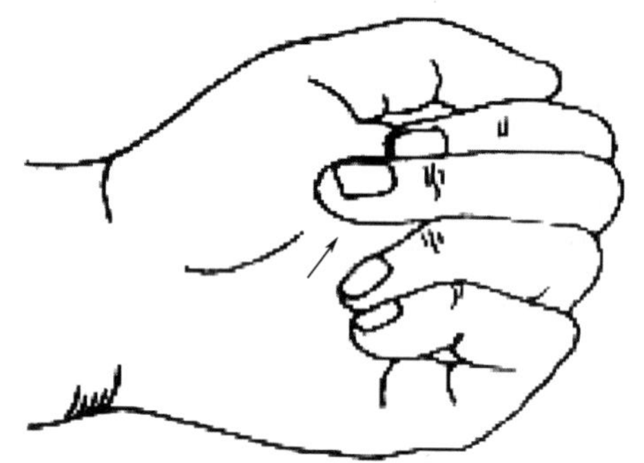

图 2-14　深腱单纯损伤，能屈曲近节指间关节，不能屈曲远节指间关节

## 指屈肌腱损伤的治疗方式有哪些？该患者采用的是哪种治疗方式？

答：指屈肌腱损伤的治疗方式常见有以下几种方法。

（1）肌腱缝合方法

① 肌腱端-端缝合法：使用于新鲜肌腱断裂缝合，或直径相等的肌腱缝合。

② 肌腱端-侧缝合法：一条动力肌腱移位到多条肌腱时，应用

编织方法缝合；粗细直径不等的肌腱也可应用编织缝合。

③ 鱼嘴式缝合法：用于直径不等的肌腱移植。

④ 肌腱-骨缝合方法：适用于肌腱止于骨上的缝合。

（2）游离肌腱移植。

（3）肌腱两期重建手术。

（4）滑车重建术。

本病例中患者采取的手术方式是肌腱缝合法、直接缝合断端。

## 该患者存在哪些护理问题？

答：（1）肢体活动障碍　与外伤引起肌腱断裂不能正常活动有关。

（2）疼痛　与外伤及手术有关。

（3）焦虑　与担心疾病的预后有关。

（4）知识缺乏　与缺乏指屈肌腱损伤的相关知识有关。

（5）潜在感染的危险　与局部污染有关。

（6）潜在并发症（肌腱粘连、关节僵硬、肌肉挛缩）的发生　与术后缺乏功能锻炼有关。

## 患者行指屈肌腱损伤手术治疗，手术前后的护理措施有哪些？

答：（1）术前护理　对于指屈肌腱的患者，最重要的就是心理护理，其余术前准备均同择期手术护理常规。

① 建立良好的护患关系，取得患者的信任，耐心、细致地向患者讲解手术目的、手术注意事项、术后早期功能锻炼的重要性，让患者有充分的心理准备。

② 患者由于意外伤害，除创伤带来痛苦外，还容易出现恐惧、焦虑等心理，担心伤指功能能否恢复、伤指瘢痕影响美观等。医护人员应关心和鼓励患者，帮助患者缓解紧张和焦虑心理，增强患者康复的信心。

（2）术后护理

① 加强巡视，耐心倾听患者主诉，针对患者不同的心理问题

做好心理护理，主动向患者讲解术后功能锻炼的重要意义，让患者了解功能锻炼的有关知识和方法，以促使其积极配合治疗。患者可在医护人员的指导下进行适当的锻炼，抬高患肢20°～30°，以利于静脉及淋巴液回流，改善微循环，减轻患肢肿胀，同时患肢置于舒适体位可有助于患者休息。

② 保持术区敷料清洁、干燥，观察渗出液的颜色、性质及量，及时更换敷料，密切观察患指末梢血运、温度、弹性、感觉、运动等，如发现血液循环障碍，应立即报告医师处理。

③ 了解疼痛的性质及程度，了解其影响因素并及时处理，可辅予鼓励、暗示、听音乐、阅读等方法减轻疼痛，必要时给予一定量的镇痛药物。

④ 密切观察抗生素的不良反应，做好药物知识的教育。

## 指屈肌腱损伤患者术后应如何进行功能锻炼？

答：(1) 术后第1～3周　此期患者患侧已行屈腕、屈指位石膏固定（图2-15），功能锻炼主要是采用橡皮筋牵引（图2-16），主动伸指、被动屈指运动锻炼，具体方法如下。

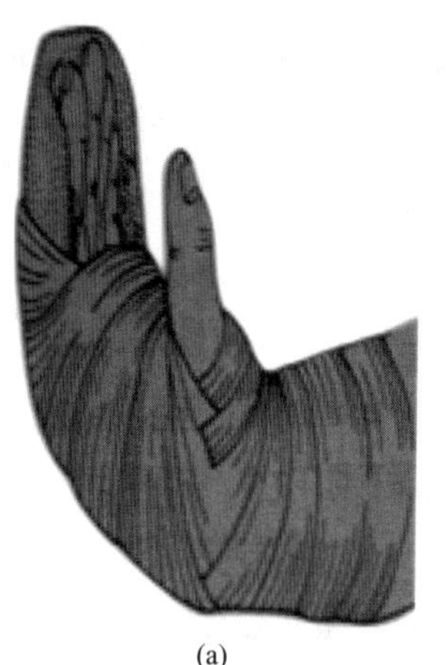

(a)

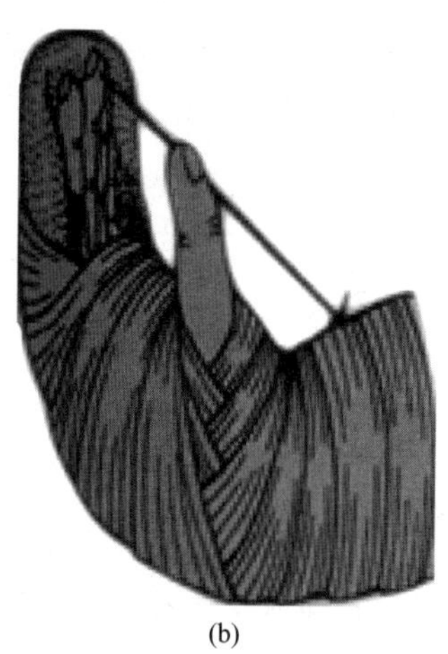

(b)

图2-15　屈腕、屈指位石膏固定

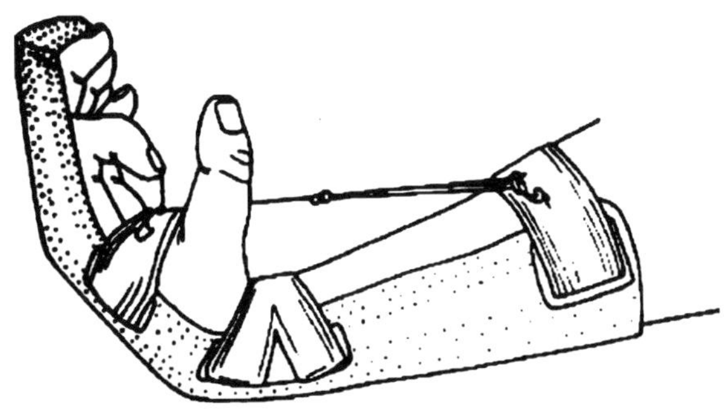

图 2-16 橡皮筋牵引患指

① 术后第 1 天至 1 周：患者主要的锻炼原则是屈腕、屈指位石膏固定，采用橡皮筋牵引患指，做主动伸指、被动屈指运动。戴着动力支具以被动屈曲、主动伸直的锻炼为主，每天 3 次，每次完成 5 个屈伸动作。

② 术后 2～3 周：行双关节的充分伸展练习，逐步增加屈肌腱活动范围。

③ 术后第 3 周：患指主动完成轻微指屈练习。每 2h 完成 1 组，每组完成 5 次屈伸练习。

（2）第 4 周　拆除局部固定的石膏装置，行不抗阻力的主动功能锻炼，活动从指间关节开始，动作缓和，用力恰当，每天 10～20 次，每次 5min，以引起酸胀感为度。

（3）术后 5 周　活动范围扩大到掌指关节和腕关节，持续到术后 6 周。被动伸腕时，应使掌指及指间关节保持屈曲；伸掌指关节时，应使腕及指间关节保持屈曲；禁忌同时做腕及手指关节的被动伸直。

（4）术后 7 周　进行积极的肌腱活动度练习，同时被动伸展腕、掌指、指间各关节，以牵引修复的指屈肌腱向远侧滑移，或同时被动屈曲腕、掌指、指间关节。进行功能练习时，可同时与理疗相结合，术后早期应用超短波对消除炎症有良好的作用，有利于伤指局部肿胀的吸收，加速炎症的修复和切口的愈合。

（5）术后8周　进行力量练习，对伸直不足患指，可间断给予夹板伸直位固定。有指骨骨折者须石膏外固定4～6周后，去除外固定后方可进行主动的抗阻力训练。功能锻炼须由简到繁，循序渐进。鼓励患者做日常活动，为恢复工作做好准备。患者出院后每周复诊1次，指导其功能锻炼，持续3个月。

## 【护理查房总结】

指屈肌腱损伤是由外伤引起，故应告知患者注意生产生活安全，避免创伤，确保人身安全是预防本病的关键。手部损伤中屈肌腱损伤十分常见，由于受伤情况复杂造成手部屈肌腱损伤的术中处理困难、术后处理十分棘手。因此医护人员要详细了解指屈肌腱的解剖结构。术后1～3周是肌腱愈合、粘连形成期，此期的功能锻炼是否得当至关重要。另外，早期功能锻炼可促进肌腱愈合。因此，护理人员应加强对患者的健康教育，指导患者进行功能锻炼。

查房笔记

# 病例 5 • 胫骨骨不连

## 【病历汇报】

**病情** 患者男性，37 岁，因“外伤致左小腿疼痛、肿胀、流血和功能障碍”，急诊以“左胫骨粉碎性骨折”入当地医院行左下肢清创、切开复位内固定术 2 年不愈合，现以“左胫骨骨不连、左胫骨骨髓炎”入院就诊，患者既往体健，无家族性疾病史。

**护理体查** T 36.2℃，P 64 次/分，R 20 次/分，BP 128/74mmHg。神志清楚，自主体位，无病容，表情自如。

**辅助检查** 胫腓骨 X 线片示胫骨骨折钢板内固定，胫骨骨折不愈合，形成骨缺损。胫骨钢板螺丝钉已经有松动迹象。C 反应蛋白（CRP）26mg/L，血沉（ESR）40mm/h。

**入院诊断** 左胫骨骨不连、左胫骨骨髓炎（图 2-17）。

**主要的护理问题** 有出血的危险，有感染的危险，焦虑，有皮肤受损的危险。

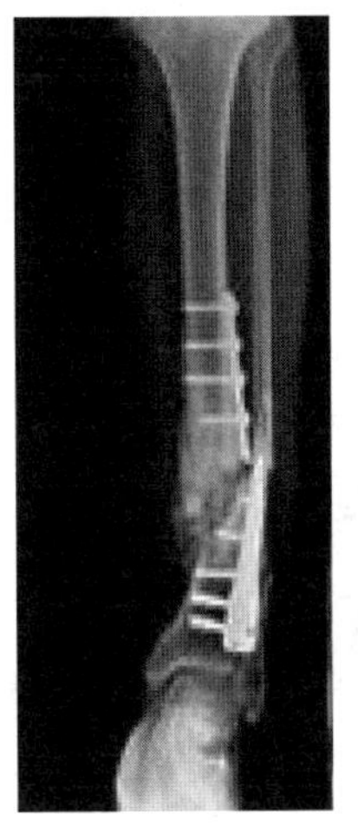

(a)

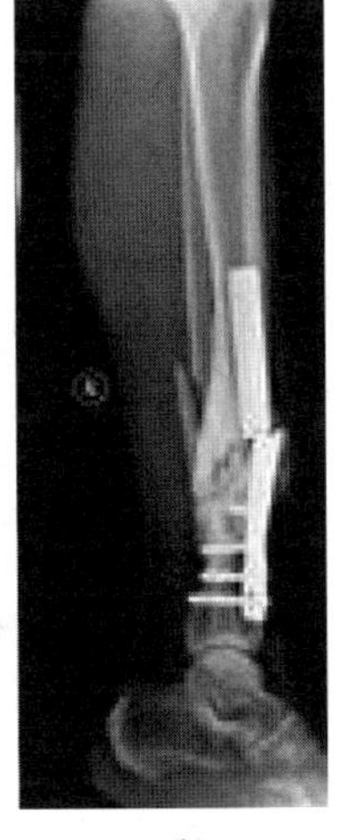

(b)

图 2-17 左胫骨骨不连

**目前主要的治疗措施** 拟择期行封闭式负压引流手术（VSD）、带血管自体腓骨瓣移植手术。

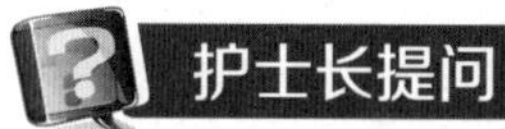


**什么是带血管腓骨瓣移植？**

答：带血管腓骨移植是通过手术从腓骨供区游离出含有腓骨动静脉的腓骨，植入于显露出旋股外侧动静脉上升支，将带血管的腓骨通过减压孔道，植入到坏死区域关节软骨处，将血管接于旋股外侧动静脉上升支。希望通过带有血运的腓骨植入到坏死区域，能够使坏死区域血运重新建立起来。带血管腓骨移植主要用于修复缺损长度超过6～8cm的长骨缺损及骨皮质缺损伴软组织缺损的患者，对四肢长骨大块骨缺损的修复具有显著的优越性。腓骨的骨密度高，比较坚固，腓骨上3/4为非负重骨，可作为移植骨材料，并有支撑作用。临床上常用来修复同侧胫骨缺损（图2-18）。

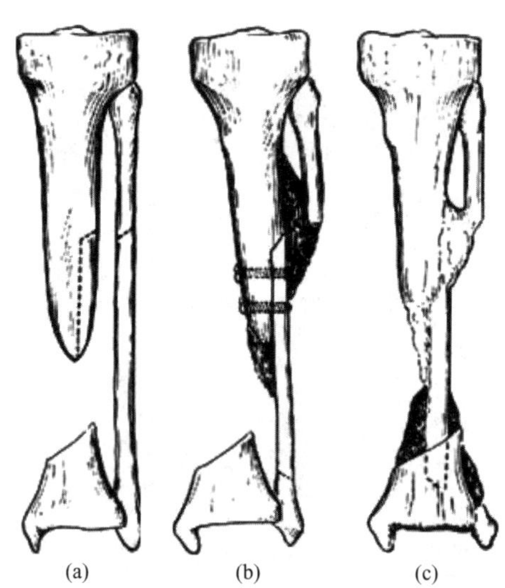


图2-18 同侧腓骨移植修复胫骨下端缺损

## 为什么选择带血管蒂的腓骨骨移植？

答：采用带有血运的骨移植，可以帮助重建移植骨骨内的血流，保存骨内细胞的活性，还可以直接带来骨原细胞，可使骨移植变成一般骨折的愈合过程。当带血管移植时，其骨皮质有增粗的潜能，随着负荷加重，其骨皮质可逐渐增厚，最终达到被替代骨的尺寸。

## 带血管骨移植的适应证有哪些？

答：(1) 严重开放性骨折造成急性创伤性骨缺损的早期重建。

(2) 青少年创伤后长段骨缺损的延长修复。

(3) 骨髓炎、骨肿瘤、感染性或无菌性骨不连病变骨组织节断性切除后骨缺损的修复。

## 什么是负压封闭式引流术？其目的及术后护理要点有哪些？

答：VSD（vacuum sealing drainage）中文全称是负压封闭引流术。负压封闭式引流是用 VSD 材料＋半透性生物膜＋三通接管＋负压吸引器进行负压吸引的技术。是一种处理浅表创面和用于深部引流的全新方法。VSD 能够彻底去除腔隙或创面的分泌物和坏死组织，对于骨髓炎等内部难以治疗的疾病有很好的治疗效果，是外科治疗技术的革新。

(1) 目的　在感染的创面上实行骨瓣移植，感染对皮瓣预后的威胁较大，故对局部感染的预防和控制显得尤为重要；半透性生物膜可以促进肉芽组织的生长，可以缩小创面。

(2) VSD 术后护理要点

① 维持有效负压：检查负压吸引装置状态完好后，接通负压引流装置，如果引流管没有漏气现象，表明封闭良好，负压引流有效，如果引流管内出现漏气，则表明封闭不良，不能进行有效的负压引流。阻断负压时，如果海绵不能回弹，说明负压封闭良好，负压引流有效；如果海绵回弹，说明封闭有空隙，负压封闭不良。正常的负压源压力为－450～－125mmHg（－0.06～－0.017MPa）。

② 密切观察患者生命体征变化、皮肤颜色、肢体感觉和运动等情况，加强营养，及时纠正电解质紊乱，预防便秘与压力性损伤。

③ 创面观察：注意引流液的颜色、性状、量的变化，并及时做好记录。同时注意敷料区是否有渗血，皮肤是否出现张力性水疱等情况。

④ 保持引流通畅：固定好引流管，翻身或活动时防止引流管扭曲、折叠以及受压情况的发生，确保引流管通畅。如果出现引流管阻塞、敷料区液体聚集，应立即使用生理盐水冲洗引流管。

## 该患者存在哪些护理问题?

答：(1) 有出血的危险　与术后使用抗凝血药、术者术中是否彻底止血有关。

(2) 有感染的危险　与留置尿管、长期卧床有关。

(3) 焦虑　与多次手术失败、手术创伤及担心预后有关。

(4) 有皮肤受损的危险　与长期卧床有关。

(5) 潜在并发症　受区并发症：植入骨骨不连、应力骨折。供区并发症：小腿外侧腓骨肌力减退，感觉减退，血管变异，踝关节外翻畸形或创伤性踝关节炎。

## 患者行带血管自体腓骨瓣移植术治疗，手术前后的护理措施有哪些?

答：(1) 术前护理

① 心理护理：针对患者出现焦虑、消极情绪，对预后表示怀疑，加上疼痛刺激而不配合治疗、护理等情况，应积极为其讲解一些成功病例和相关照片进行教育，讲解手术后可能出现的一些反应及功能锻炼的重要意义，使患者及家属消除顾虑。

② VSD 的护理：参见本节 VSD 的注意事项。

③ 一般护理

a. 保持病房环境整洁、舒适。

b. 指导患者进食高蛋白、高维生素、粗纤维、易消化饮食；

对于合并有糖尿病的患者须进行糖尿病饮食的宣教，控制血糖水平。

c. 配合医师，协助并指导患者完善术前各项检查。

④ 术前适应性训练

a. 床上肢体功能锻炼：主要为上下肢的伸屈、持重上举与手足活动；这既有利于术后功能恢复，又可增加心排血量而提高术中对失血的耐受能力。

b. 肺功能训练：指导患者练习深呼吸增强肺活量，指导患者进行腹式呼吸及正确的咳嗽、咳痰等方法，减少术后并发症的发生。

⑤ 手术前日及手术当日的准备：同手术前一般护理常规。

（2）术后护理

① 全身情况的观察及护理

a. 生命体征的观察：血压、脉搏、呼吸、神志等的改变是病理状态出现的先兆。

b. 血容量的观察：血容量不足可使心排血量减少，外周血管收缩，影响移植骨瓣的血供及再植组织的存活。术后使收缩压保持在 100mmHg 以上，如有下降应及时遵医嘱补充血容量。同时注意监测尿量。

c. 末梢循环的观察：注意观察左下肢皮肤有无发绀、苍白，如发现贫血或缺氧应及时纠正，遵医嘱给予吸氧和输血。

d. 观察患者的四肢活动状况：告知患者术后 24h 内应注意活动四肢，若出现活动减弱或不能活动、肢体麻木等情况须立即通知医师。

e. 观察液体出入量：保持电解质平衡，不使机体发生水、电解质代谢及酸碱平衡紊乱，也是保证移植腓骨成活的基本条件。

f. 饮食护理：患者术后 6h 内应继续禁食、禁饮，6h 后可给予温热流质饮食，如米汤等，术后 1～2 天可给予普通饮食，如米饭、馒头，饮食宜清淡易消化、高热量、高蛋白、高纤维、高维生素，以提高机体抵抗力。

g. 体位：术后 1～2 周，须绝对卧床，取仰卧位，防止移植腓骨带蒂血管受到牵拉、张力增大，从而影响腓骨的成活。

② 局部情况的观察及护理

a. 皮肤温度：移植组织的皮肤温度应在 33～35℃，与健侧相比温差在 2℃以内，但手术刚结束时的皮温较低，一般在 3h 内恢复。

b. 皮肤颜色：正常的健侧与患侧的皮肤颜色一致。

c. 末梢血运：骨瓣移植与骨皮瓣移植不同，由于移植在深部，故不易观察血运，只能通过观察患肢末梢血运来判断患肢情况。术后 1～2 周严密观察末梢毛细血管回充盈情况（检查方法同断肢再植）。术后置患者于安静、舒适的环境，应加强保温防寒措施，室内温度保持在 25℃左右，相对湿度应保持在 50%～70%，避免精神刺激、寒冷、吸烟、便秘等不良因素刺激诱发血管痉挛。

d. 皮肤肿胀程度：肿胀程度分为以下 3 级。

- 1 级：轻度肿胀，有皮纹存在。
- 2 级：中度肿胀，皮纹消失。
- 3 级：重度肿胀，皮肤上出现张力性水疱。

（3）疼痛的护理　定时观察及评估患者伤口疼痛情况。选用“Wong-Bake 面部表情疼痛评分”及数字评价量表（NRS）的疼痛评分尺进行疼痛评估。当疼痛评分≥4 分时，遵医嘱给予镇痛药。注意观察用药后效果及药物不良反应，协助患者取舒适体位，减轻患者的身心痛苦，提高其睡眠及生活质量，以利于康复。

（4）用药的护理　术后严格遵医嘱按常规应用“三抗”药物，即抗痉挛、抗血栓和抗感染药物，应用过程中严密观察药物的各种反应，注意观察出血情况，如鼻出血、切口渗血等，发现异常立即报告，及时处理。其他补充内容如下。

① 右旋糖酐-40：血浆扩容药可稀释血液，又具有特殊的抗凝血作用，每天遵医嘱静脉滴注 500～1000ml，同时补充其他液体，以保证足够的血容量，防止血液浓缩引起血液黏度增高。滴注时慢滴（<45 滴/分）。当出现头痛、恶心、腹痛等不适，减慢滴注速

度仍不能改善者，应告知医师，遵医嘱停药。

② 罂粟碱：30mg，每8h 1次肌内注射，以解除动脉痉挛。但长期注射易引起注射部位肿胀、疼痛、硬结，甚至臀部肌肉大面积肿块。如注射深度不够，肌注药物注入脂肪层，而未达易吸收的肌肉层，药物在脂肪层停留时间过长，结晶析出刺激组织，引起周围纤维组织增生，包绕结晶形成硬结。可采用土豆片外敷或毛巾湿热敷的方法治疗局部硬结。

## 腓骨瓣移植后术后的并发症有哪些？应该采取哪些预防措施？

答：(1) 并发症

① 受区并发症：吻合口或血管蒂受累、感染；植入骨骨不连；应力骨折。

② 供区并发症：小腿外侧腓骨肌肌力减退、感觉减退；血管变异；踝关节外翻畸形或创伤性踝关节炎。

(2) 预防措施

① 遵医嘱采取正确的体位（被动体位），防止吻合处血管受压。

② 遵医嘱应用抗感染、抗凝血、抗血栓药物。

③ 密切观察患肢末梢情况和伤口渗血情况。

④ 正确指导患者进行功能锻炼。腓骨部分切除后将对踝关节造成一定影响，有报道踝关节不稳发生率可达30%。

## 患者术后如何进行功能锻炼？

答：根据X线片来观察移植腓骨和胫骨的愈合情况，有目的、有计划地指导患者进行以患肢为主的全身肌肉和关节运动的功能锻炼。

(1) 术后2～4周　患肢肿胀、疼痛，移植的腓骨容易移位。可进行一些肌肉静态舒缩活动，患肢上下关节原则上不活动，可辅以局部按摩。

(2) 术后5～7周　形成骨痂，趋于稳定，指导患者适当恢复、增加其上下关节的屈伸活动和力度，逐渐增加幅度、次数，以不感到疼痛为宜，主动收缩股四头肌，方法为股四头肌等长收缩训练。患者卧床，收紧大腿肌肉，尽量伸直膝关节，保持5s，再放松2s，如此反复练习，直到大腿感到疲惫为止。

（3）术后7～12周　此期患者达到临床愈合，应加强患肢主动活动和负重锻炼，积极肯定和鼓励患者的进步。

## 【护理查房总结】

对于腓骨瓣移植的护理术前重点是要做好心理护理、预防压力性损伤、保持有效的负压吸引及指导术前适应性训练；术后重点在于做好术后的各项病情观察、预防各种并发症及指导康复锻炼。因此，应密切观察各项生命体征及患肢末梢血运、感觉、活动，并做好出院后康复的随访工作，定期督促患者来院复查X线片，以观察骨瓣的生长情况，防止发生受区、供区并发症。

# 病例6 • 腘动脉损伤

## 【病历汇报】

**病情**　患者男性，23岁，因“车祸致右膝部疼痛、肿胀并活动受限31h”急诊平车入住本科。患者自起病以来，精神食欲欠佳，睡眠差，大小便正常，体重无明显减轻。既往无其他病史及家族史。患者否认传染性疾病及家族性疾病史，无药物、食物过敏史，否认外伤手术史、输血史。

**护理体查**　T 36.5℃，P 57次/分，R 20次/分，BP 136/89mmHg。神志清楚，强迫体位，痛苦面容，查体合作，右膝部皮肤青紫，右膝、右小腿局部肿胀明显，右膝局部压痛、叩击痛、活动受限，右侧足背动脉及胫后动脉触摸不清楚，患肢远端血运差、感觉麻木、肌力可，其余检查未见明显异常。

**辅助检查**　右下肢X线片示右胫骨平台骨折征象。左下肢血管彩超示右侧腘动脉损伤及栓塞征象。CT血管造影（CTA）示右侧腘动脉损伤、栓塞。实验室检查示纤维蛋白原（FIB）5.86g/L，血沉（ESR）35mm/h，C反应蛋白（CRP）32.5g/L，白蛋白（ALB）35.7g/L，总蛋白（TP）53.4g/L。

**入院诊断**　右胫骨平台骨折，右腘动脉损伤及栓塞，骨筋膜室综合征。

**主要的护理问题**　潜在并发症：有出血及患肢血液循环障碍的危险。

**目前主要的治疗措施**　完善术前准备，拟行急诊手术，抗感染、消肿、补液、抗凝血、抗痉挛等治疗。

## 护士长提问

### 腘动脉损伤的发病机制是什么？

答：腘动脉（图2-19）易于损伤与其解剖行走密不可分。腘

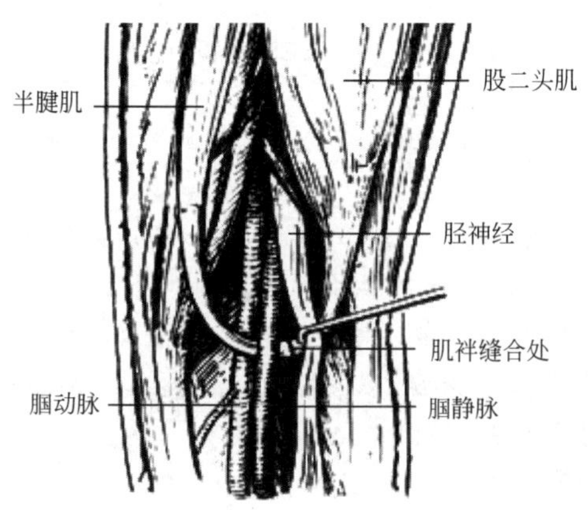


图 2-19　膝关节后方解剖

动脉起自内收肌管下缘，与股（浅）动脉相延续，紧贴于股骨、胫骨，下行至胫骨平台下 5～8cm 处为止，并分为胫前动脉和胫腓动脉干。故膝部骨折脱位容易并发腘动脉的损伤。本病例中的患者是由于胫骨平台骨折导致患肢腘动脉主干的损伤。

## 一般诊断为腘动脉损伤的依据有哪些?

答：胫骨平台骨折动脉损伤率高，一般通过以下几点诊断为腘动脉损伤。

（1）开放性骨折，出血多，呈持续血流或喷射状，加压包扎易出现血肿。

（2）肢体远端血供不良，表现为皮肤颜色苍白，足背动脉搏动减弱或消失，甲床充血时间延长，患肢肢端皮肤温度显著下降而健侧皮肤温度正常（皮肤温度较健侧低 2～3℃），栓塞超过 6h 后小腿皮肤出现瘀斑。

（3）肢体肿胀，感觉减退，压痛，无力。

（4）患肢苍白，用粗针头穿刺患趾腹无出血而穿刺健侧有出血，则提示血供良好。

（5）多普勒超声检查，数字减影血管造影（DSA）。

## 腘动脉损伤的临床表现有哪些？

答：（1）以小腿以下缺血及足背动脉搏动减弱（或消失）为主。

（2）小腿严重血供不足时，可出现缺血性末梢神经炎而有疼痛、过敏及麻木等症状，严重者可出现骨筋膜室综合征。本病例患者就因为小腿的供血不足而导致了骨筋膜室综合征的出现。

## 腘动脉损伤的治疗方式有哪些？

答：（1）诊断明确者立即进行腘动脉修复重建术，包括经造影后证实的病例均应按急诊处理，争取将肢体缺血时间压缩至最低限度。

（2）可疑动脉损伤者及早行手术探查，尤其是对骨折需手术治疗者，更应争取时间，在优先处理腘动脉探查及修复的前提下进行骨折复位及内固定术。

（3）消除致伤因素，主要指邻近腘动脉走行部位的骨关节损伤，必须力争良好的复位及稳固而有效的内固定，这不仅是对已引起腘动脉损伤者治疗上的要求，而且也是预防再次损伤的首要条件。

（4）伴有腘静脉损伤者应同时予以修复，以防因外周阻力增加而继发肌间隔高压症候群。

（5）重视小腿肌间隔症候群的预防及治疗。从某种角度来看，小腿肌间隔症候群与腘动脉受累可互为因果，并易形成恶性循环。因此，必须将其消除，以防加剧病情。

## 该患者存在哪些护理问题？

答：（1）潜在并发症　患肢血液循环障碍和出血的危险。

（2）疼痛　与机体组织受损有关。

（3）有皮肤完整性受损的危险　与长期卧床、患肢血液循环障碍以致长时间缺血缺氧有关。

（4）有感染的危险　与创面污染有关。

（5）焦虑、恐惧　与担心疾病的预后有关。

（6）营养失调　与低于机体需要量有关。

## 如何对腘动脉损伤患者进行早期观察及处理？

答：（1）密切观察患肢感觉及血液循环情况　对于骨折引起的动脉损伤应在损伤后 72h 内每 15～30min 监测 1 次患肢足背动脉搏动、皮肤温度、皮肤色泽等变化，每次检查均以健侧作为参考。动脉搏动减弱、皮肤由红润转为苍白或花斑或皮肤温度降低等均说明动脉供血不足，要及时报告医师引起重视。

（2）患肢疼痛情况　伤后肢体有一定程度的疼痛，这是正常现象。如果患者从疼痛转为无痛，应警惕腘动脉损伤。

（3）患肢血氧饱和度　伤后每 15min 记录 1 次患肢血氧饱和度。如患肢血氧饱和度低于 80%，应及时告知医师予以处理。

## 该患者手术前后的护理措施有哪些？

答：该患者行右胫骨平台骨折闭合复位外固定术＋右下肢神经血管探查修复术＋右小腿切开减压 VSD 覆盖术治疗，手术前后的护理措施如下。

（1）术前护理

① 心理护理：胫骨平台骨折致腘动脉损伤的患者多因起病急、病情发展快、疼痛剧烈，往往表现为焦虑和恐惧的心理。护士须让患者了解急诊手术重新恢复腘动脉血流的重要性，树立其战胜疾病的信心；并针对腘动脉的发生机制、诱因，向患者及家属做好相关宣教。

② 体位指导：未确诊前，对下肢骨折的患者须在有效固定前保持患肢制动，以免诱发或加重腘动脉损伤。一旦确诊为腘动脉损伤应绝对卧床休息，立刻放平肢体并制动，禁止冷、热敷及按摩，以免栓子脱落进入血液循环导致其他脏器栓塞。

③ 尽快完善术前准备：如完善术前病历，抽血、交叉配血及术前用药等。

（2）术后护理

① 患肢护理：术后取平卧位，绝对卧床休息 2 周。根据手术

方式，保持膝关节于合适体位，如屈曲位或伸直位，原则是勿使血管吻合处受压。调节室温至23～25℃，避免患肢受到寒冷、潮湿等不良刺激。

② 严密观察患者生命体征变化，每1h检测血压、脉搏、呼吸和意识1次，患者生命体征和意识平稳后停止或改为每隔2～4h监测1次。尤其是要密切观察患肢血运的动态情况，重点是皮肤温度、颜色、肢体的疼痛及足背动脉搏动情况。另外，取栓术后，循环得到恢复，大量的无氧代谢物进入血流，容易引起重度酸中毒、高血钾、低血压、肾功能衰竭甚至心搏骤停等，须动态监测患者的电解质及尿量，如有异常及时通知医师。

③ 观察患肢伤口出血情况，床头备橡胶管止血带，做好出血的抢救准备。

④ 观察患肢血液循环，患肢远端如出现知觉异常、缺血性疼痛、苍白发冷及运动障碍，应立即通知医师，并采取相应的处理措施。

⑤ 饮食护理：患者术后6h内应继续禁食、禁饮，6h后可给予温热流质饮食，如米汤等。患者的饮食为低脂、低胆固醇、高蛋白及高维生素饮食。忌烟、酒，注意平衡饮食。

⑥ 抗凝血及溶栓的护理措施：为防止继发血栓形成，术后会常规使用抗凝血药，如右旋糖酐-40、低分子肝素等；用药期间，应观察有无鼻出血、伤口出血、牙龈出血、呕血或者黑粪等情况；动态关注患者凝血酶时间和凝血时间，如有异常及时通知医师处理。

⑦ VSD的护理措施：保持有效的负压吸引，保持引流管固定稳妥、通畅，观察引流液的性质、颜色、气味和量，如有异常应及时告知医师，并予以相应的处理，具体护理措施见胫骨骨不连的护理查房。

## 术后患者如何进行功能锻炼？

答：早期运动可预防肢体静脉血栓的形成。护士可指导患者早期做足背伸屈动作，借腓肠肌群收缩、挤压的“肌泵”作用，促进小腿深静脉血液回流，预防血栓再次形成。骨折部位禁止活动和被动强力按摩。另外，指导患者在床上进行肢体主动和被动活动，防止肌肉萎缩。后期可下床者，要指导其扶拐下床有计划、循序渐进地进行行走训练。

**对于该患者，我们应该如何进行出院指导？**

答：患者达到临床愈合标准后出院，回家继续休养，继续服用抗凝血药，禁止吸烟，禁止侧卧压迫伤肢，给予高蛋白、高维生素、高热量饮食，合理营养以增强机体抵抗力，促进肢体恢复。坚持锻炼，对于主动锻炼有困难者，鼓励家人参与，督促、协助患者进行锻炼，使患者在整个康复过程中保持最佳心理状态，并且注意定期随诊复查。

## 【护理查房总结】

腘动脉损伤为临床极为重要的损伤之一，该动脉一旦受阻，肢体截肢率亦高达 80%。因此在处理上必须力争功能重建，早期的诊断、积极的治疗、密切的观察、正确而有效的护理至关重要。加强围手术期护理也是保证患者手术成功的重要组成部分。医护人员在认真完成临床各项护理工作的同时，还要善于做好患者的心理护理，鼓励患者建立战胜疾病的信心，保持良好的心态，积极配合治疗和护理。此外，还应正确地指导患者进行术后的功能锻炼，嘱咐饮食注意事项，出院时做好出院指导、康复计划，最大限度地减少和防止并发症的发生，降低截肢率。

查房笔记

# 病例 7 • 臂丛神经损伤

## 【病历汇报】

**病情**　患者男性，14 岁，因“外伤致左上肢活动障碍 4 个月”步行入本科。患者自起病以来，精神食欲欠佳，睡眠差，大小便正常，体重无明显减轻。患者否认传染性疾病及家族性疾病史，无药物、食物过敏史。

**护理体查**　T 36.8℃，P 89 次/分，BP 116/68mmHg，R 20 次/分。神志清楚，自主体位，无病容，表情自如。左肩部见长 10cm 的手术瘢痕，左侧方肩畸形，左手背第一骨间背侧肌明显萎缩，左上肢各处无明显压痛，左上肢外展，肘关节屈伸及腕关节屈伸活动障碍，左环指屈曲、拇指对掌功能受限，夹纸试验阴性，左手背虎口处感觉异常，左上肢颈 5～颈 7 支配区感觉麻木。其他体查无异常。

**辅助检查**　肌电图示左臂丛神经损伤。

**入院诊断**　左臂丛神经损伤，左锁骨骨折术后内固定存留。

**主要的护理问题**　肢体活动障碍、焦虑等。

**目前主要的治疗措施**　完善相关检查，择期手术，做好心理护理。

## 护士长提问

### 什么是臂丛神经损伤？

答：臂丛神经损伤主要是在直接或间接暴力作用下，导致颈 5 至胸 1 神经的损伤，损伤原因多为牵拉伤或锐器切割伤，患者多表现为整个上肢不同程度的感觉、运动功能障碍。

### 臂丛神经损伤的诊断要点是什么？

答：有下列情况之一，应考虑存在臂丛神经损伤。

（1）上肢五大神经（腋、肌皮、正中、桡、尺神经）中，有任何两组的联合损伤（非同一平面的切割伤）。

（2）手部三大神经（正中、桡、尺神经）中，任何一根神经损伤并合并肩关节或肘关节功能障碍（被动活动正常）。

（3）手部三大神经（正中、桡、尺神经）中，任何一根神经的损伤并合并前臂内侧皮神经损伤（非切割伤）。

确定臂丛损伤部位：临床上以胸大肌锁骨部代表颈5、颈6，背阔肌代表颈7，胸大肌胸肋部代表颈8、胸1。上述肌肉萎缩说明损伤在锁骨上，即根、干部损伤，上述肌肉功能存在说明损伤在锁骨下，即束支部损伤。这是鉴别损伤在锁骨上或锁骨下的重要根据。

## 臂丛神经损伤有哪些类型?

答：一般分为上臂丛损伤、下臂丛损伤和全臂丛损伤。1985年Leffert按臂丛损伤的机制与损伤部位做出以下分类。

（1）开放性臂丛损伤。

（2）闭合（牵拉）性臂丛损伤

① 锁骨上臂丛损伤：神经节以上臂丛损伤（节前损伤）；神经节以下臂丛损伤（节后损伤）。

② 锁骨下臂丛损伤。

③ 放射性臂丛损伤。

④ 产瘫。

## 臂丛神经损伤的临床表现有哪些?

答：（1）运动功能障碍　神经损伤后其支配的肌肉呈松弛性瘫痪，主动运动、肌张力和反射均消失。

（2）感觉功能障碍　皮肤感觉包括触觉、痛觉、温度觉。检查触觉时用棉花接触，检查痛觉时用针刺，检查温度觉分别用冷或热刺激。神经断伤后其所支配的皮肤感觉均消失。

（3）神经营养性改变　即自主神经功能障碍的表现。神经损伤后立即出现血管扩张、汗腺停止分泌，表现为皮肤潮红、皮温增高、干燥无汗等；晚期因血管收缩而表现为苍白、皮肤温度降低、自觉寒冷，皮纹变浅、触之光滑；此外，尚有指甲增厚、出现纵嵴、生长缓慢、弯曲等。

（4）Tinel 征　又称神经干叩击试验，可帮助判断神经损伤的部位，了解神经修复后再生神经纤维的生长情况。

## 臂丛神经损伤有哪些治疗方法？手术指征是什么？

答：（1）治疗方法

① 一般治疗：对常见的牵拉性臂丛损伤，早期以非手术治疗为主，即应用神经营养药物（维生素 $B_1$、维生素 $B_6$、维生素 $B_{12}$ 等），对损伤部进行理疗（如电刺激疗法、红外、磁疗等），患肢进行功能锻炼以防治关节囊挛缩，并可配合针灸、推拿（按摩），有利于神经震荡的消除、神经粘连的松解及有利于关节松弛。观察时间一般在 3 个月左右。

② 手术治疗。

（2）手术指征

① 臂丛神经开放性损伤、切割伤、枪弹伤、手术伤及药物性损伤，应早期探查，手术修复。

② 臂丛神经对撞伤、牵拉伤、压砸伤，如已明确为节前损伤者，应及早手术；对闭合性节后损伤者，可先经非手术治疗 3 个月。在下述情况下可考虑手术探查：非手术治疗后功能无明显恢复者；呈跳跃式功能恢复者（如肩关节功能未恢复，而肘关节功能先恢复者）；功能恢复过程中，中断 3 个月无任何进展者。

③ 产伤者出生后半年无明显功能恢复或功能仅部分恢复，即可进行手术探查。

## 臂丛神经的手术方法有哪些？该患者使用的是哪种手术方法？

答：（1）按照损伤部位将臂丛探查术分为锁骨上臂丛神经探查术、锁骨下臂丛神经探查术、锁骨部臂丛神经探查术。

（2）根据手术中处理原则可分为神经松解术、神经吻合术、神经移植术、神经移位术。

该患者使用的是锁骨上臂丛神经探查、神经吻合术。

## 该患者存在哪些护理问题？

答：(1) 肢体活动障碍　与外伤引起臂丛神经损伤有关。

(2) 焦虑　与担心疾病的预后有关。

(3) 疼痛　与术后伤口疼痛及神经疼痛有关。

(4) 自理能力部分缺陷　与神经损伤有关。

(5) 有废用综合征的危险　与神经损伤导致肢体活动障碍有关。

(6) 潜在并发症　皮肤烫伤、肢体冻伤、挤压伤、肩关节脱位。

(7) 知识缺乏　缺乏患肢保护及功能锻炼知识。

## 该患者目前首优的护理问题是什么？应采取哪些护理措施？

答：该患者目前首优的护理问题是肢体活动障碍，与外伤引起臂丛神经损伤有关。

护理措施见下文相关内容。

## 臂丛神经损伤术前的护理措施有哪些？

答：(1) 心理护理　患者受伤后，手部外观及运动功能均严重受损，肢体瘫痪、预后较差，因而思想负担重、情绪低落。对此要耐心细致地做好解释工作，说明术前、术后配合的重要性，消除患者的顾虑，以使其积极配合手术及术后治疗的进行。

(2) 感觉丧失的保护　颈5至颈7根性损伤，虽然手的功能基本存在，但拇指、示指感觉存在障碍，对手的精细功能也有一定的影响。颈8、胸1根性损伤，虽拇指、示指感觉功能基本存在，但手的功能基本丧失，4～5指感觉也消失，易受进一步损伤如碰伤或烫伤，且失神经支配的皮肤损伤后修复也较困难，因此必须保护失神经支配的皮肤。保护措施包括可穿戴防护手套，训练用健手试探接触物体温度的习惯，经常涂用油脂性护肤霜。

(3) 术前准备　臂丛神经损伤后上肢瘫痪，关节最易僵硬，须督促指导患者进行患肢各关节的功能锻炼。患者入院时仍有伤口未愈者，应勤于换药，防止感染。

（4）术前功能锻炼　术前指导患者进行深吸气练习，通过深吸气锻炼，为术后锻炼肱二头肌随呼吸运动而收缩做准备。

术前功能锻炼的具体锻炼方法如下。

深吸气时嘱患者行屈肘训练，同时嘱患者用健侧手掌托起患侧前臂将肘关节屈曲至110°（图2-20）。开始每天早晚各训练50次，以后逐渐增加，每天可达数百次。在家属配合下，指导患者行患侧各关节的被动伸屈运动，使各关节被动屈伸至正常。与此同时予以患肢按摩，消除肿胀，每天按摩2次，每次40～50下，为术后神经恢复的功能锻炼创造条件。静止时可使用支架使患肢处于功能位。

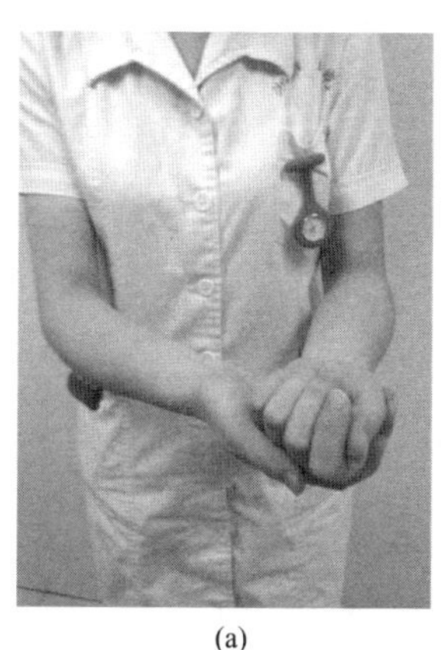

(a)

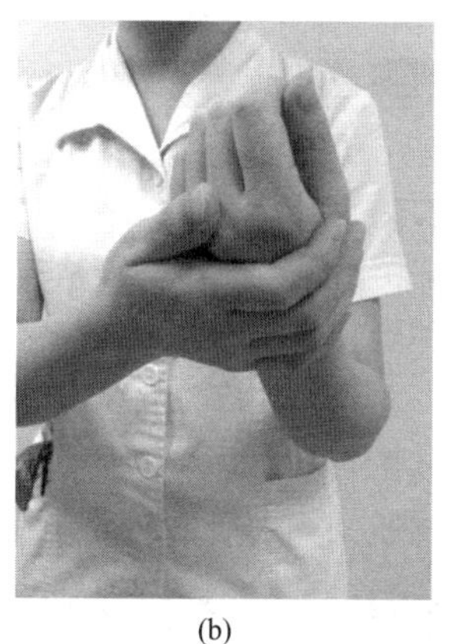

(b)

图2-20　健侧手掌（右）托起患侧肢体（左）做屈肘训练

## 臂丛神经损伤术后的护理措施有哪些？

答：（1）患者返回病房时，采取合适的体位　平卧时，屈肘置于体侧或胸前，肘部用软枕垫高，与胸平齐；坐位时，用前臂吊带悬吊患肢于胸前。

（2）引流管及敷料的观察　妥善固定引流管，防止脱出、定时挤压、保持通畅，以防积血造成神经粘连；观察引流液的性质、颜色、量；48h 拔除引流管。

(3) 饮食指导　忌食辛辣刺激性食物，多进食高蛋白、高热量的食物，如瘦肉、牛肉、动物肝脏等；且多食富含维生素的食物，尤其是富含维生素 $B_1$ 的食物，有助于营养神经，促进恢复。

(4) 疼痛护理　虽然臂丛损伤患者较少发生严重的疼痛，但一旦发生疼痛，治疗也较困难。疼痛一般呈灼性痛，在枪弹伤及部分根性撕脱伤患者中较多见，取出神经中弹后，切断部分损伤的神经及重接神经是缓解这类疼痛的主要方法；臂丛神经封闭、颈交感神经节封闭及手术切除以及针灸、各类镇痛药物的应用仅短暂缓解疼痛。作为护士，应密切观察患者疼痛的情况，如有异常，及时通知医师处理。

(5) 并发症的观察及护理

① 切口感染：术后使用抗生素，观察切口有无红肿、疼痛，敷料是否清洁、干燥，有无出现高热。

② 肩关节功能障碍：早期协助患者功能锻炼，增加关节活动度和肌肉力量，防止肩关节粘连。

③ 神经损伤：观察患肢感觉情况，给予营养神经治疗；神经移植的患者，取神经的部位会发生麻木、感觉障碍，应慎防冻伤、压伤等并发症的发生。

④ 皮肤受损：患肢感觉下降，避免烫伤及碰撞伤。

## 臂丛神经损伤术后应如何进行功能锻炼?

答：(1) 手术当天及术后第 1 天　行手指及腕、肘关节伸屈锻炼。除肩关节外，为患肢做向心性按摩。由于患肢有神经损伤，患肢的主动运动不能完全达标，所以必须用健手辅助患肢做相应的功能锻炼（图 2-21）。还可使用手部锻炼器械辅助练习，如橡皮筋弹指运动等（图 2-22）。

(2) 术后第 2 天　引流管拔除后，行患肢肩关节被动活动和肌力训练。方法包括吊带悬吊患肢（图 2-23）；患手尽最大努力触摸健侧的肩部（图 2-24）；健肢托住患肢肘部，患肩放松，缓慢下蹲

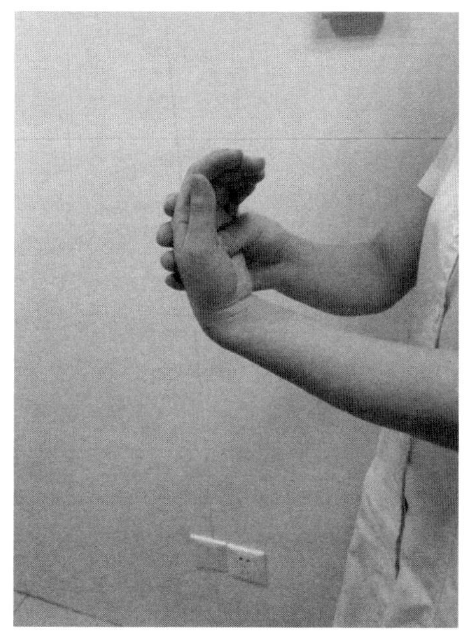

图 2-21　健手辅助患肢行被动运动

与站起，使患肩被动外展与还原（图 2-25）。

（3）术后第 3 天至出院　在上述练习的基础上，患肢逐步参与日常生活活动，如洗脸、刷牙、梳头、系带、穿上衣等，以增加肩关节的全方位活动度，3 周以后可自由活动。8 周内患者严格限制重体力劳动，如手提重物等。

## 对于该患者，应该如何做出院指导？

答：（1）体位　保持患肢功能位，坐下时将前臂放在桌子上，使患肢高于心脏，以促进静脉回流，防止或减轻肿胀。

（2）维持外固定效能　外固定的目的是为了使神经断端松弛而有利于修复，因此切勿擅自移动或去除。如有松动断裂、患肢末梢血运不好者，及时到医院检查。

（3）为适应日常生活创造条件　患者出院后生活基本能自理，但须双手配合完成的某些动作可能会困难些；因此，可将鞋带、裤

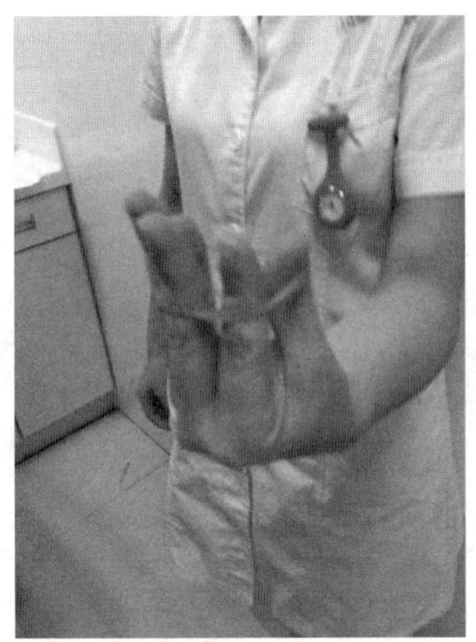

图 2-22　橡皮筋弹指运动

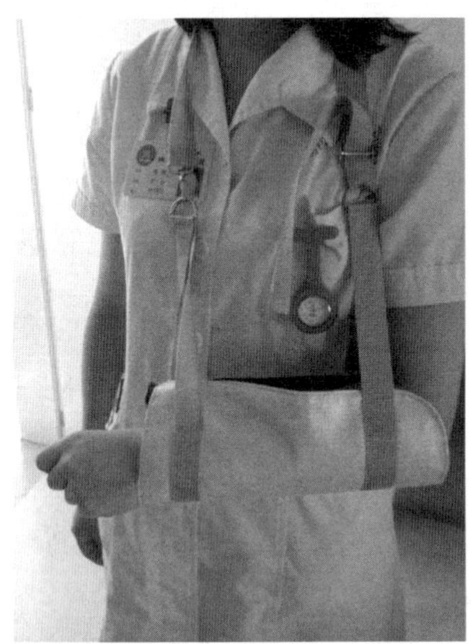

图 2-23　吊带悬吊患肢

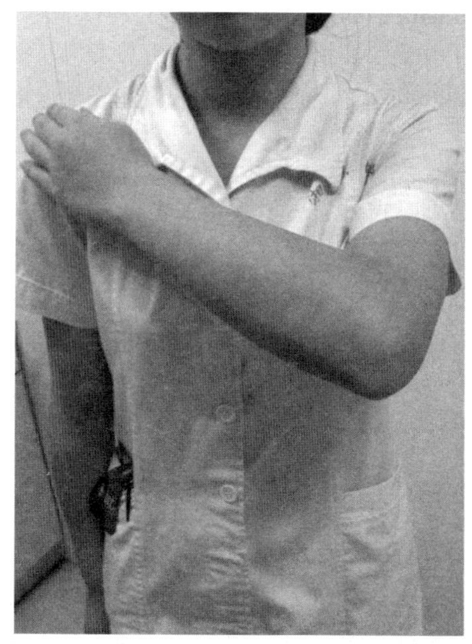

图 2-24　患手触摸健侧肩部

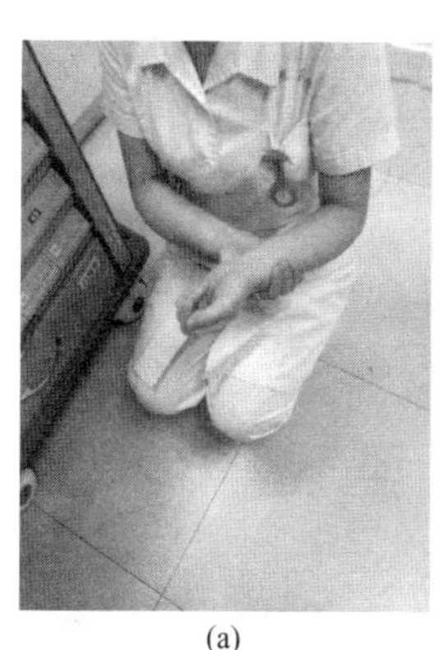

(a)

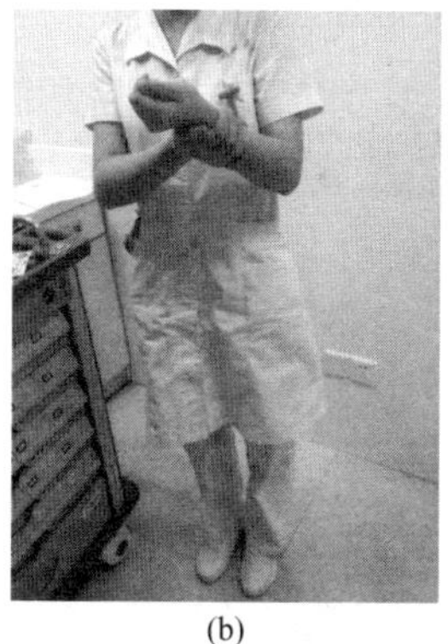

(b)

图 2-25　患侧肢体肩部被动外展及还原

带改为搭扣式或拉链式。

（4）功能锻炼　须按照术后康复锻炼计划进行较长时间的功能

锻炼，才能促进肢体功能康复。

（5）复诊　由于神经损伤一般 3 周后有显著变性，故应每隔 3 周测试患肢感觉、运动情况，及时了解神经修复进度。

## 【护理查房总结】

臂丛神经损伤是手显微外科中常见的一种周围神经损伤性疾病。由于生理解剖的特点，臂丛神经损伤后治疗较困难，疗效也不甚理想。手术前由于患者感觉缺失，应该要保护患肢，禁止进行热敷和冰敷。术前可依靠健肢或者家属被动进行患肢各个关节的功能锻炼和按摩。

本病的重点在于术后的功能锻炼，术后应按术后功能锻炼方法逐步地进行功能锻炼。多数臂丛神经损伤患者都存在较重的心理压力，既担心疾病对日后生活的影响，又担心手术治疗的疗效，出现不同程度的焦虑、恐惧等负面情绪；所以，护理人员应加强健康教育，主动与患者进行交流，给予相应的心理疏导。同时，应将疾病的相关知识，以及手术治疗的必要性告知患者，增强其对手术治疗和护理的依从性。

查房笔记

# 病例 8 • 坐骨神经损伤

## 【病历汇报】

**病情**　患者男性，8 岁，因“5 个月前臀部肌内注射后出现跛行、疼痛”步行入本科。患者自起病以来，精神食欲欠佳，睡眠差，大小便正常，体重无明显减轻。患者否认传染性疾病及家族性疾病史，无药物、食物过敏史。

**护理体查**　T 36.8℃，P 89 次/分，BP 116/68mmHg，R 20 次/分。神志清楚，自主体位，轻微跛行步态，左下肢萎缩，左足轻度下垂，背伸轻度受限，提足轻度困难。

**辅助检查**　肌电图示左腓总神经、腓浅神经损伤。

**入院诊断**　左侧坐骨神经损伤。

**主要的护理问题**　肢体活动障碍、焦虑等。

**目前主要的治疗措施**　完善相关检查，做好心理护理，择期拟行神经修复手术。

## 护士长提问

### 什么是坐骨神经损伤？

答：坐骨神经（图 2-26）损伤常因臀部或股部火器伤、刺伤等贯通伤所致，可为完全性或部分性损伤。髋部骨折、脱位可引起牵拉性损伤，髋关节置换手术或臀部肌内注射可导致医源性坐骨神经损伤，股骨干骨折也可损伤坐骨神经。牵拉性损伤是坐骨神经损伤的常见原因，以不完全性损伤为主，且多发于腓总神经。

### 坐骨神经损伤的临床表现有哪些？

答：(1) 坐骨大孔处、臀区、大腿上段处坐骨神经损伤

① 股后肌群，小腿前、外、后肌群与足的肌肉全部瘫痪，小

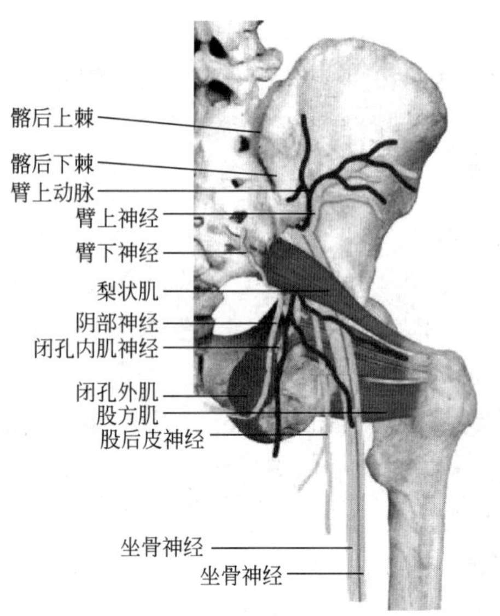


图 2-26　坐骨神经解剖行径

腿不能屈曲，踝足、足趾运动完全丧失，足下垂。

② 因股四头肌正常，膝部保持伸直状，借躯体重心前倾可获支持，故尚能步行，呈跨阈步态。

③ 小腿外侧及足部麻木、感觉丧失，皮肤干燥。

④ 足底负重区（足跟、跖骨头及第 5 趾外侧等）处因无感觉，加上血管舒张、营养障碍，常易受伤出现溃疡，易感染且经久不愈。

⑤ 足内在肌的瘫痪，可出现高弓足和足趾爪形畸形，个别患者因重力作用出现足下垂、跟腱挛缩畸形。

⑥ 跟腱反射消失。

（2）大腿中下段坐骨神经损伤　因股二头肌、半腱肌、半膜肌肌支未全部受损，小腿屈曲功能尚可保存。

## 坐骨神经损伤有哪些治疗方法？

答：坐骨神经损伤治疗分为非手术治疗和手术治疗。

（1）非手术治疗　理疗、电刺激及应用神经营养药物。

（2）手术治疗　神经移植、吻合、松解术。

## 该患者存在哪些护理问题？

答：（1）肢体活动障碍　与坐骨神经损伤有关。

（2）焦虑　与担心疾病的预后有关。

（3）疼痛　与神经疼痛有关。

（4）自理能力部分缺陷　与神经损伤有关。

（5）潜在并发症　皮肤烫伤、肢体冻伤、下肢溃疡、色素沉积。

（6）知识缺乏　缺乏患肢保护及功能锻炼知识。

## 该患者手术前后的护理措施有哪些？

答：（1）术前护理

① 心理护理：由于神经损伤后的恢复是一个漫长的过程，因此要与患者沟通与交流，使其做好思想准备，面对现实。

② 饮食护理：多食富含高蛋白及丰富维生素 $B_1$ 的食物，如鱼类、瘦肉、牛肉、动物肝脏、玉米、小米、豆类等。

③ 疼痛的护理：部分患者会有疼痛的症状，应定时评估疼痛的程度、性状，及时告知医师以给予对症处理；另外，密切观察镇痛药物的副作用。

④ 潜在并发症的预防及护理

a. 经常用温水擦洗患肢，擦洗完毕涂上护足霜，并轻轻按摩，以促进血液循环，改善皮肤营养。

b. 寒冷季节注意患肢保暖，防止受凉或冻伤。

c. 使用热水袋热敷时警惕皮肤烫伤。

d. 定时变换体位，以免局部长时间受压引起足疮；如已发生溃疡，应保持溃疡周围皮肤的清洁，并通知医师处理，避免继续受压。

（2）术后护理

① 心理护理、饮食参见术前护理。

② 体位：用石膏或支具固定，防止髋关节屈曲和膝关节伸直。

③ 疼痛的护理：参见术前护理。

④ 功能锻炼：坚持患肢的主动与被动活动；注意活动范围和力度，在肌腱或神经吻合的早期不要牵拉吻合部位，锻炼不要操之过急；锻炼期间为防止软组织挛缩可以在夜间间断地固定关节；学习使用支具，尽快适应新的生活和工作方式。

**对于该患者，应该如何做出院指导？**

答：参见本章臂丛神经损伤出院指导的相关内容。

## 【护理查房总结】

坐骨神经损伤是手显微外科常见的下肢神经损伤性疾病。对于坐骨神经损伤的患者，术前护士应关注患者的心理状态，增强患者战胜疾病的信心；做好肢体的防护，避免意外伤害如冻伤、烫伤。对于部分伴有疼痛症状的患者应给予干预处理，并密切观察镇痛药物的副作用。术后的重点应重视功能锻炼，避免肌肉的进一步挛缩，但锻炼时须循序渐进，不能操之过急。另外，由于神经的恢复需要较长一段时间，因此在术后仍应注意避免意外伤害。

查房笔记

# 病例 9 • 胫骨骨缺损

## 【病历汇报】

**病情** 患者男性，34 岁，因“车祸致左下肢疼痛、肿胀、流血、畸形伴活动受限 18 天”入院。患者自起病以来，精神食欲欠佳，睡眠差，大小便正常，体重无明显减轻。患者否认传染性疾病及家族性疾病史，无药物、食物过敏史，否认外伤手术史、输血史。

**护理体查** T 37.0℃，P 75/分，R 20 次/分，BP 120/80mmHg，发育正常，营养中等，神志清楚，查体合作，平车推送入病房。左下肢石膏外固定，拆开敷料见 16cm×8cm 大小皮肤缺损，胫骨外露，创面渗血，有少许脓液，并有伸肌腱外露。其他体查无异常。

**辅助检查** 左小腿 X 线片示左腓骨开放性粉碎性骨折、左胫骨骨缺损；实验室检查示白细胞（WBC）$1.1\times10^{12}$/L，C 反应蛋白（CRP）13.7g/L，血红蛋白（Hb）81g/L，红细胞（RBC）$3.1\times10^{12}$/L，血沉（ESR）35mm/h，白蛋白（ALB）18.3g/L，总蛋白（TP）51.3g/L。

**入院诊断** 左小腿大面积皮肤软组织缺损，左胫骨骨缺损，左腓骨开放性粉碎性骨折。

**主要的护理问题** 焦虑、感染、疼痛、营养失调。

**目前主要的治疗措施** 定时换药，跟骨骨牵引，择期拟行胫骨骨搬移手术及左小腿游离皮瓣移植术，后期行左腓骨骨折内固定术。治疗上给予抗感染、镇痛治疗。

## 护士长提问

### 什么是骨缺损？

答：骨缺损（图 2-27）指骨的结构完整性被破坏，是临床常

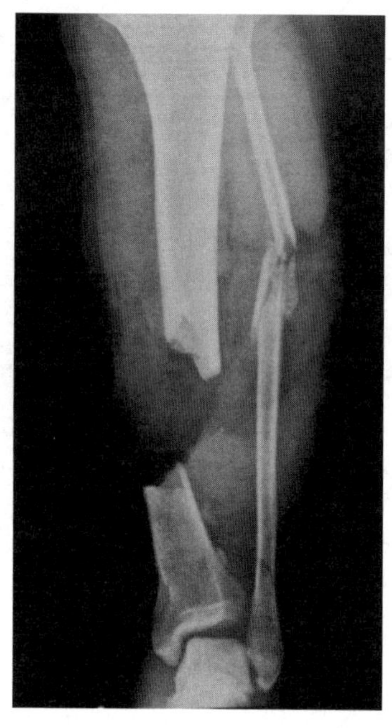

图 2-27　胫骨骨缺损

见病。创伤、感染、肿瘤、骨髓炎手术清创以及各种先天性疾病是导致骨缺损的主要原因。

## 什么是骨搬移术？

答：骨搬移术是指利用骨搬移外固定器固定骨的钢针，移动截骨后有活性的骨块，通过牵拉和压迫的方式来逐渐达到修复骨缺损的目的。骨搬移术主要利用了“时间变量”，即通过以 1mm/d 速度移动有生物活性的骨块，这种慢性牵拉和压缩应力的刺激可使人体组织的再生、修复功能达到一种旺盛的状态，达到促进骨组织、软组织及神经等组织再生、修复的目的。

## 骨搬移术与骨延长术的区别是什么？

答：骨搬移术是在骨延长术的基础上发展起来的治疗方法，但在治疗目的和适应证等方面，两者又有区别见表 2-4。

表 2-4　骨延长术与骨搬移术的区别

| 项目 | 骨延长术 | 骨搬移术 |
|---|---|---|
| 英文名 | Bone Lengthening | Bone Transport |
| 应用目的 | 修复肢体长度 | 治疗骨缺损,促进组织再生修复 |
| 骨形成方式 | 牵拉性骨再生 | 引导性骨再生 |
| 组织形成方式 | 复合组织延长术 | 复合组织形成术 |
| 生物学原理 | 张力牵拉效应 | 哈尔滨现象 |
| 适应证 | 肢体短缩 | 骨缺损、软组织缺损、骨不连、膝关节僵直、股骨头坏死等骨科疾患 |

## 什么是张力牵拉效应和哈尔滨现象?

答：张力牵拉效应是指任何组织在慢性张应力（牵拉）的作用下，均表现为极高的再生能力。

哈尔滨现象是指任何组织在慢性张应力（牵拉）和压应力（压缩）的同时影响下，会发生不需要的组织的凋亡或转化，同时所需要的组织均表现为极高的再生能力，而且这些组织会按照特定的部位及组织的功能要求再生。骨搬移术修复骨缺损的生物学原理与骨延长术的生物学原理的不同之处在于：骨延长过程是以组织再生为主；而骨搬移过程是以骨缺损间隙内不需要的组织先消失（凋亡或发生转化），之后再表现为组织再生。

## 骨搬移术的适应证有哪些?

答：骨搬移术除了治疗棘手的骨缺损、骨感染、骨不连、膝关节僵直、股骨头坏死、重度膝关节骨性关节炎及人工髋关节置换术失败后的关节功能重建等骨科关节疾病外，其应用的范围已拓宽到血管外科、神经外科、脊髓损伤等领域。

## 骨搬移术的基本方法是什么?

答：对发生在长管状骨的骨缺损，在其近位或远位健存骨干部做截骨（也可以两端同时做截骨），然后将骨块逐渐向骨缺损方向移动或将两骨块互相对向移动碰接，一段时间后，骨缺损间隙被修复（图 2-28）。术后骨块搬移的速度为每天 1mm（1mm 距离可分

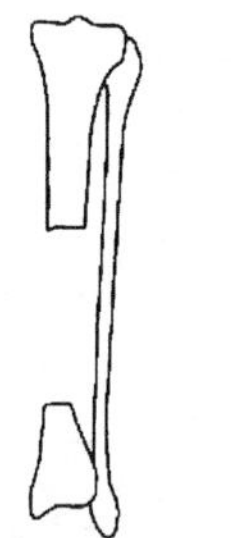

(a) 胫骨骨干部缺损

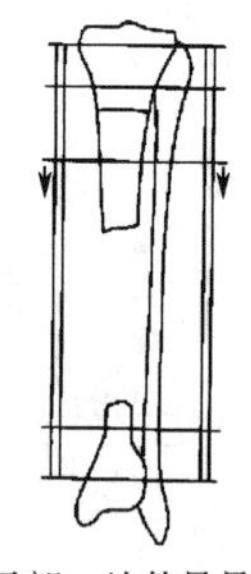

(b) 骨干部一处截骨骨搬移术

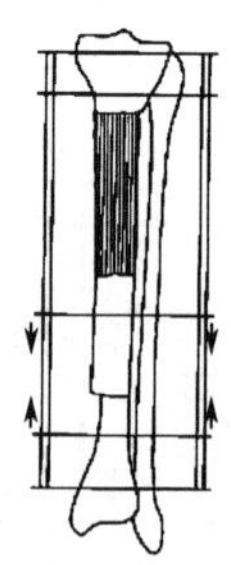

(c) 一处截骨时搬移骨块与骨端加压愈合

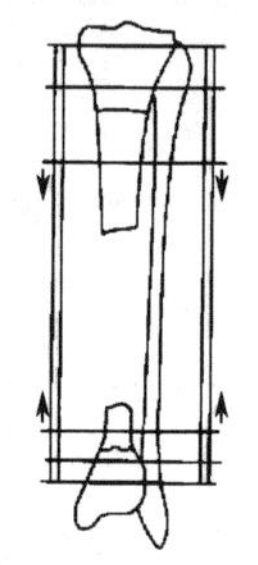

(d) 骨干部两处截骨骨搬移术

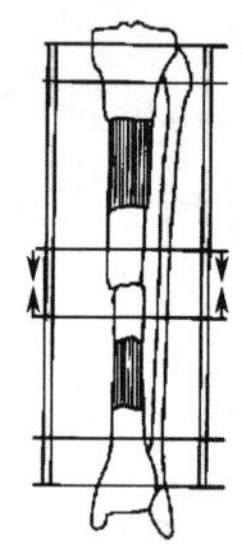

(e) 两处截骨时搬移骨块与骨块加压愈合

图 2-28　骨搬移术的基本方法示意

解为 5～10 次完成)，搬移的螺丝旋转一周为 1mm，可教会患者自己进行搬移。

骨搬移术的原则应该是“宁慢勿快”。如果患者行了皮瓣手术，应在皮瓣稳定后再开始调节外固定架进行骨搬移术，以每天 4 次(早上、中午、晚餐前、睡觉前)、每次 0.25mm（1/4 圈)、每日 1mm 的速度牵拉延长。如果搬移途中出现疼痛等症状时，可每天搬移 0.5mm 或停止搬移2～3 天，待症状缓解后再继续搬移。

## 该患者有哪些护理问题?

答：(1) 有发生血液循环危象的危险　与皮瓣术后疼痛、低温、寒冷、紧张、机械刺激或炎症有关。

(2) 焦虑　与担心疾病预后有关。

(3) 营养失调（低于机体需要量）　与手术中大量液体丢失导

致低蛋白有关。

（4）疼痛 与骨搬移术及大面积皮瓣移植术有关。

（5）潜在并发症（钉道感染） 关节僵硬、废用性骨质疏松、骨不连、骨延迟愈合等。

（6）知识缺乏 与不了解疾病手术后相关知识有关。

## 该患者目前首优的护理问题是什么？应采取哪些护理措施？

答：该患者目前首优的护理问题是潜在并发症，包括血液循环危象和感染的危险。应采取的护理措施如下。

（1）有发生血液循环危象的危险 参见本章的皮瓣护理查房。

（2）钉道感染 对骨搬移术患者应特别重视钉道的护理。应密切观察钉道处皮肤情况，钉道处应用络合碘擦拭，每日 2 次，避免感染的发生。

## 骨搬移术和皮瓣移植术后患者如何进行功能锻炼？

答：该患者既行了骨搬移术，又行了皮瓣移植术。通常皮瓣存活的时间需要 7～10 天。因此该患者的功能锻炼须在保证皮瓣存活的基础上进行功能锻炼。具体的功能锻炼如下。

（1）皮瓣移植术及骨搬移术后 足趾轻微的背伸运动，主动与被动相结合。尽管单纯的骨搬移术后可以早期训练邻近大关节的活动，但由于皮瓣移植术后 3 天内为血液循环危象高发时段，因此应绝对卧床休息，减少大关节的活动及其他剧烈的活动，避免发生皮瓣血液循环危象。

（2）皮瓣稳定后（一般为皮瓣手术后 7～10 天） 可以教会患者做股四头肌的静力训练，膝关节被动-主动屈伸功能锻炼以及患肢以外的其他大关节活动。

（3）皮瓣手术 3～4 周后 患者可以继续做上述功能锻炼，但由于骨搬移术后的患者，骨缺损需要较长时间才能形成骨痂，因此患者可拄双拐下地但不能负重行走，出现连续性骨痂时才可逐渐负重。

## 骨搬移术后患者的出院指导主要内容包括哪些？

答：胫骨骨缺损一般需要进行较长时间的骨块搬移才能被修

复，患者出院需要较长时间带外固定支架。患者往往会担心自己疾病的预后；因此，在出院指导中应鼓励患者，耐心讲解疾病相关知识，让患者对疾病预后充满信心。另外，除做好出院指导外，应教会患者如何调外固定支架；并加强钉道护理，每天定时做钉道消毒，避免感染。其次，还应加强功能锻炼，主动与被动运动结合，防止关节功能障碍、废用性骨质疏松等并发症的发生。

## 【护理查房总结】

胫骨因其解剖结构的特殊性，骨折后感染性骨不连为其后期常见并发症，常发生在胫骨中下段，多见于开放性骨折、严重多发性损伤及早期处理不当，常伴有局部软组织瘢痕或缺损、骨端死骨形成及骨缺损、关节功能障碍及肢体短缩。传统治疗方法治疗周期长、后期肢体不等长、再感染及骨不连发生率高，给患者带来极大痛苦。骨搬移术外固定支架创伤小、不干扰骨折端周围的软组织及血供，避免了再感染及置入创面内异物，为骨折端创面感染控制及骨折端愈合创造了稳定的基础。但是由于骨块搬移的病程长，带架时间久，住院期间要注意预防钉道感染，指导患者学会调节外固定支架，确保骨块搬移的顺利进行。此外，还应重视出院时的健康教育，提高患者自我护理的意识和能力。出院后对患者进行定期随访，以了解患者出院期间骨块搬移情况和患肢功能锻炼情况。

查房笔记

# 第三章　骨盆骨折

## 病例 1 • 骨盆骨折

### 【病历汇报】

**病情**　患者男性，27 岁，因“车祸致左髋部疼痛伴活动受限 8h”平车入院。患者无传染性疾病及家族遗传病史，无药物、食物过敏史，无手术史、输血史。

**护理体查**　T 36.8℃，P 90 次/分，R 22 次/分，BP 131/83mmHg。神志清楚，被动体位，急性痛苦面容。左下肢无明显缩短现象，左髋部肿胀明显，未见明显皮下淤血及瘀斑；头面部可见多处软组织损伤；触诊左髂嵴疼痛剧烈，左腹股沟处叩压痛明显，翻身活动明显受限。骨盆挤压试验（+）、分离试验（+）。左下肢疼痛，肌张力稍减弱；右下肢未见异常。其他体查无异常。

**辅助检查**　骨盆 X 线片示左髋臼骨折、左髋关节半脱位；骨盆 CT 示左髋臼粉碎性骨折、左髋关节半脱位、左髂骨翼骨折、左耻骨上下支多发骨折、左髋关节周围软组织挫伤。腹部 B 超示腹部脏器未见明显挫伤。实验室检查示血红蛋白（Hb）93g/L，血沉（ESR）30mm/h，C 反应蛋白（CRP）16mg/dl。

**入院诊断**　左骨盆骨折：髂前下棘骨折、髋臼骨折、耻骨下支粉碎性骨折。头面部软组织挫裂伤。

**主要的护理问题**　疼痛、胃肠道反应、有下肢深静脉血栓形成的可能等。

**目前主要的治疗措施**　入院后行左下肢皮肤牵引术，制动镇痛；完善术前相关检查；无手术禁忌证，择期行骨盆骨折开放复位内固定术。

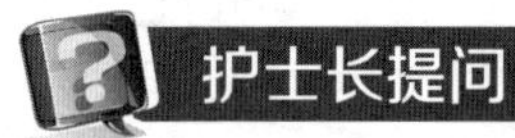

## 什么是骨盆骨折？

答：骨盆（图 3-1）骨折是以局部疼痛、肿胀，会阴部、腹股沟或腰部可出现皮下瘀斑，下肢活动和翻身困难，患侧下肢可有短缩畸形为主要表现，发生在包括骶骨、尾骨、髋骨、耻骨、坐骨等部位的骨折。骨盆骨折是一种严重外伤，占骨折总数的1%～3%，多由高能外伤所致，半数以上伴有合并症或多发伤，致残率高达50%～60%。最严重的是创伤性失血性休克及盆腔脏器合并伤，救治不当有很高的病死率，可达10.2%。据统计，骨盆骨折中50%～60%由车祸造成，10%～20%是由于行人被撞，10%～20%为摩托车外伤，8%～10%为高处坠落伤，3%～6%为严重挤压伤。

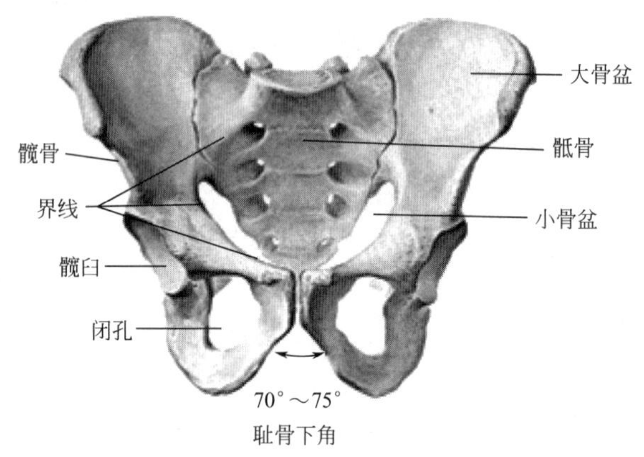


图 3-1　骨盆解剖结构

## 术前准备中除了做三大常规、肝肾功能、心电图外，还须做哪些辅助检查？这些辅助检查有什么意义？

答：还须做X线片、CT和B超检查。

（1）X线片　其意义参见锁骨骨折。

（2）CT 检查　CT 检查不仅能准确地判断骨骼及软组织损伤情况，而且对于骨盆后方的损伤尤其是骶骨骨折及骶髂关节损伤，CT 检查更为准确。CT 三维重建可以更真实地显示骨盆的解剖结构及骨折之间的位置关系，形成清晰逼真的三维立体图像，对于判断骨盆骨折的类型和决定治疗方案均有较高价值。CT 还可以同时显示腹膜后及腹腔内出血的情况。

（3）B 超检查　通过 B 超可获得人体内脏各器官比较清晰的各种切面图形。B 超比较适用于肝、胆、肾、脾、膀胱、子宫、卵巢等多种脏器疾病的诊断。腹部 B 超可帮助判断是否合并盆腔脏器损伤。

## 患者诊断为骨盆骨折的依据是什么?

答：① 外伤史。

② 主要症状和体征：左髋部肿胀明显，触诊左髂嵴疼痛剧烈，左腹股沟处叩压痛明显。

③ 影像学资料：骨盆 X 线和 CT 结果显示左骨盆骨折、髂前下棘骨折、髋臼骨折、耻骨下支粉碎性骨折。

## 骨盆骨折的临床症状有哪些?

答：（1）全身表现　严重骨盆骨折常合并失血性休克，可表现出烦躁或淡漠，脉快而弱，四肢厥冷、皮肤苍白、血压下降。在排除泌尿系统损伤情况下的少尿等临床表现，可根据休克指数、中心静脉压、血红蛋白及血细胞比容等指标判断患者的休克和失血程度。骨盆骨折常有合并损伤，包括直肠肛管损伤、女性生殖道损伤、尿道及膀胱损伤、神经损伤等。

（2）局部表现（一般表现）

① 疼痛：患者有明显的疼痛，在搬动及翻身时加重，骨盆分离及挤压试验阳性；可根据疼痛的部位估计骨折的部位。

② 血肿：骨盆各骨主要为骨松质，邻近有许多动静脉丛，血液供应丰富，盆腔与后腹膜的间隙较大可容纳出血，因此骨折可引起大出血。

（3）特有体征

① 患肢短缩：从脐至内踝长度患侧缩短，但从髂前上棘至内踝长度患侧常不缩短；股骨头中心脱位的例外。骶髂关节有脱位时，患侧髂后上棘较健侧明显凸起，与棘突间距离也较健侧缩短。

② 骨盆变化：骨盆骨折时，由于肿胀和骨折移位，骨盆的体表标志难以清楚地触及，可根据肿胀和压痛部位、骨盆形态等估计骨折情况。

## 骨盆骨折的并发症有哪些？

答：（1）腹膜后血肿　此部位血肿可蔓延到肾区、膈下或肠系膜，引起腹痛、腹胀、肠鸣音减弱、腹肌紧张、腹膜刺激等症状，严重者可发生休克。

（2）腹腔内脏损伤　骨盆有保护盆腔内脏器的功能，骨盆骨折后可能会导致肝、肾、脾等脏器破裂出血；肠管破裂会引起急性弥漫性腹膜炎。

（3）后尿道或膀胱损伤　坐骨支骨折导致后尿道损伤的可能性比较大，患者会有排尿困难、尿道口滴血等表现；膀胱损伤较少见。

（4）直肠损伤　骨盆骨折伴有会阴部撕裂时可导致直肠损伤，女性患者常累及阴道壁。如果损伤发生在腹膜返折以上，可引起弥漫性腹膜炎；如在返折以下多发生直肠周围厌氧菌感染。

（5）神经损伤　骨盆骨折可能并发腰骶神经或坐骨神经损伤，患者可出现下肢肌力减弱，小腿后方及足内侧部分感觉丧失；骶神经损伤严重患者有括约肌功能障碍，跟腱反射消失；腰骶神经损伤患者预后较差。

## 骨盆骨折有哪些分型？

答：目前国际上常用的骨盆骨折分型如下。

（1）Tile根据骨折稳定性提出的分类

① A型：稳定性骨折。

a. A1型：不影响骨盆环完整性的骨折，如骨盆边缘撕脱骨折。

b. A2 型：移位较小的稳定性骨折，如一侧耻骨上下支骨折、骶骨纵形骨折、单纯髂骨翼骨折。

② B 型：旋转不稳定、垂直稳定性骨折。

a. B1 型：外旋损伤。

b. B2 型：骨盆侧方压缩，同侧骨折。

c. B3 型：骨盆侧方压缩，对侧骨折。

③ C 型：旋转及垂直均不稳定性骨折。

a. C1 型：单侧骶髂关节脱位。

b. C2 型：双侧骶髂关节脱位。

c. C3 型：骶髂关节脱位并髋臼骨折。

（2）按骨盆环断裂的程度分为三型

① 骨盆环无断裂的骨折：包括髂骨翼的骨折，耻骨一支骨折，髂前上、下棘骨折，坐骨结节骨折，骶骨骨折，尾骨骨折等。

② 骨盆环单弓断裂骨折：包括一侧或双侧耻骨上、下支骨折，耻骨联合分离，一侧骶髂关节脱位或一侧骶髂关节附近的髂骨骨折等。

③ 骨盆环双弓断裂：包括一侧耻骨上下支骨折合并同侧骶髂关节脱位或髂骨骨折，耻骨联合分离合并一侧骶髂关节脱位或髂骨骨折，骨盆环多处骨折。

## 骨盆骨折的治疗原则是什么？

答：治疗方法的选择主要取决于骨盆环是否稳定和有无内脏合并伤。治疗原则首先是防治威胁生命的大出血与内脏器官损伤，但也要对不稳定性骨盆骨折进行早期复位和固定，以控制骨折的大出血、减轻疼痛和减少脂肪栓塞综合征等严重并发症。

McMurtry 提出了以下 A～F 的处理顺序方案。

（1）A（airway，气道）　通畅呼吸道、给氧、气管插管、闭式引流等，并注意胸部外伤。

（2）B（bleeding，出血）　补充血容量，予输血、输液，包括输血小板和监测凝血指标。

（3）C（CNS，中枢神经系统） 颅脑损伤的处理。

（4）D（digestive system，消化系统） 腹内脏器损伤的处理。

（5）E（excretory，排泄） 尿道、膀胱的处理。

（6）F（fracture，骨折） 其他部位骨折的处理。

## 如何治疗骨盆骨折？

答：骨盆骨折的治疗分为非手术和手术治疗。

（1）非手术治疗是传统的治疗方案，包括卧床休息、手法复位、下肢骨牵引（髋关节中心性脱位，除患肢做骨牵引外，于股骨大粗隆处宜再做一侧方牵引）和骨盆悬吊牵引。

非手术治疗的适应证如下。

① 骨盆环稳定性骨折（A 型），如撕脱骨折和无明显移位的骨盆环一处骨折。

② 骨盆环两处失稳，但影像学检查无移位或轻微移位者（B1、B2 型）。

③ 因早期救治需要经卧床、牵引治疗后，影像学证明复位满意者。

④ 有手术禁忌或不宜手术治疗的多发伤者。

（2）手术固定适用于不稳定性骨盆骨折，分为外固定架固定和切开复位内固定两大类别。

① 外固定架的适应证：用于有明显移位的 B1、B2 和 C 型不稳定性骨盆骨折，特别是并发循环不稳定者，以求达到固定骨盆和控制出血的效果，并能减轻疼痛、方便搬动；旋转不稳定（B1 型）者的确定性治疗；开放性不稳定性骨折。

② 内固定的适应证：对于旋转不稳定但垂直稳定性骨盆骨折伴有耻骨联合分离大于 2.5cm，耻骨支骨折伴有大于 2cm 移位，或其他旋转不稳定性骨盆骨折有明显的下肢不等长大于 1.5cm 的，或不能接受的骨盆旋转畸形均宜手术；骶髂关节脱位大于 1cm，髂骨、骶骨骨折移位明显，均应手术复位。术后 X 线片可见图 3-2。

## 什么是兜带牵引？其注意事项有哪些？

答：在骨盆骨折中，单纯性耻骨联合分离且较轻者，可用骨盆

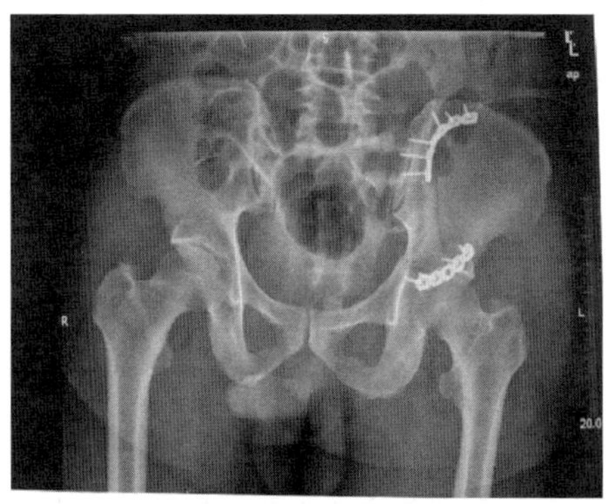

图 3-2 骨折内固定术后 X 线片

兜带悬吊固定。兜带牵引是指用厚布按局部体形和治疗目的制成兜带，兜住患部后，用牵引绳通过滑轮进行重力牵引。

兜带牵引的注意事项如下。

（1）骨盆兜带悬吊牵引（图 3-3）者，吊带要保持平衡，以防压力性损伤。吊带要离床面约 5cm，并要保证吊带宽度、长度适宜。使用便器时，松开吊带，要多人平抬患者后将便器放于托带与臀部中间，大小便污染时及时更换兜带。

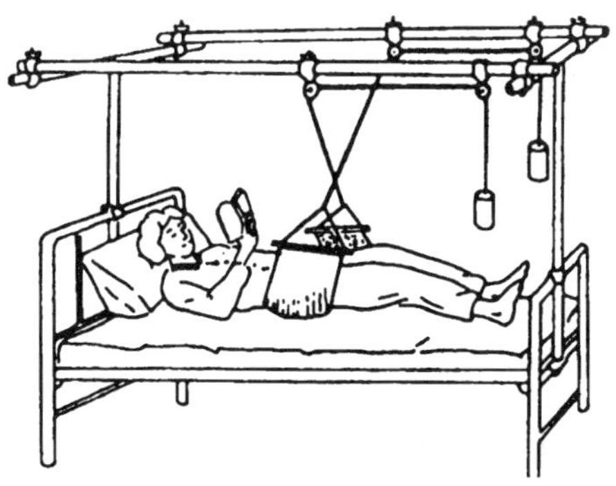

图 3-3 骨盆兜带悬吊牵引

（2）观察双下肢的血液循环，保持肢体的功能位。

（3）无禁忌者早期进行四肢的功能锻炼，鼓励患者在床上进行力所能及的自理活动及躯体活动。

（4）给予患者饮食指导，嘱其加强营养，多食含钙、含粗纤维及高蛋白饮食，增强皮肤抵抗力。

（5）在病情允许的情况下，鼓励患者在床上进行力所能及的自理活动及躯体活动。

**该患者手术前应采取哪些护理措施？**

答：（1）体位　患者绝对卧床休息，睡气垫床，肢体维持于功能位。

（2）病情观察　密切观察生命体征，腹痛、腹胀、排尿、排便情况，有异常及时报告医师。观察双下肢末梢感觉、运动、颜色、足背动脉搏动以及肿胀情况。重视患者的主诉，有不适立即报告医师并处理。

（3）饮食护理　保证充足的营养，多吃高蛋白、高热量、高维生素、富含果胶和粗纤维的食物，如鸡蛋、瘦肉、鱼汤、牛奶、芹菜、西红柿等，多饮水，注意预防感冒和便秘，为做手术打好基础，也有利于术后伤口愈合。

（4）心理护理　主动与患者沟通，帮助其适应陌生环境，告知疾病及手术的相关知识，消除患者紧张情绪。

（5）疼痛护理　维持有效皮牵引（详见皮牵引介绍），减少骨折端摩擦引起的疼痛，翻身时更要注意，并尽量减少翻身的次数，患者垫气垫床时可适当延长翻身时间。遵医嘱应用镇痛药物。

（6）生活护理　呼叫器、常用物放在患者易取到的地方。保持床单位清洁、干燥、平整，在病情允许的情况下用翻身垫或软枕为患者改变体位。协助患者洗漱、进食、排便及个人卫生活动等。指导鼓励患者进行力所能及的自理活动。

（7）术前准备　完善常规术前准备，会阴部备皮。

**骨盆骨折开放复位内固定术后的一般护理措施有哪些？针对主要的护理问题，应采取什么护理措施？**

答：（1）一般护理措施　参见锁骨骨折护理。

① 体位：术后 6h 去枕平卧，头偏向一侧，防止呕吐、误吸，睡气垫床。

② 病情观察：密切观察生命体征，由于手术失血常较多，应尤其注意血压及心率的变化，及早发现失血性休克征象。观察双下肢末梢感觉、运动、颜色、足背动脉搏动以及肿胀情况。

③ 饮食护理：术后 6h 禁饮禁食，6h 后可进流质食物（如肉汤、鱼汤），术后 1～3 天进食半流质食物（如面条、粥），待肛门排气后进软食。术后 3 天禁食牛奶及甜食，防止肠胀气，多喝水，多吃蔬菜、水果等食物。

（2）主要的护理问题及护理措施

① 疼痛：与手术创伤、周围组织损伤有关。

护理措施如下。

a. 药物镇痛：按医嘱予镇痛药物，并观察药物疗效及有无不良反应。

b. 病情允许情况下协助改变体位，动作应轻柔，避免大幅度搬动患者，以减少不舒适感。

c. 予以心理疏导（如听音乐、看电视），分散注意力。

② 恶心、呕吐：与麻醉、手术应激有关。

护理措施如下。

a. 术后开始应进食清淡的流质或半流质食物，勿食油腻、辛辣、冰凉的食物；可先饮少量温开水，没有呕吐反应时，再进食；少量多餐。

b. 若发生呕吐时，头偏向一侧，防止窒息。根据医嘱予以止呕药物治疗，必要时关闭镇痛泵。

c. 保持床单位整洁干燥。

③ 便秘：与长期卧床肠蠕动减慢有关。

护理措施如下。

a. 进食清淡的流质或半流质食物，如粥、汤、面条等，多食粗纤维的蔬菜，如韭菜、空心菜、芹菜等预防便秘。

b. 可进行腹部顺时针环状按摩，促进肠蠕动，协助排便。

c. 必要时根据医嘱给予患者开塞露塞肛或口服番泻叶等促进患者排便。

d. 上述方法无效，则采取灌肠。

④ 压力性损伤：与手术后疼痛、活动障碍、术后饮食不佳、营养状况欠佳有关。

护理措施如下。

a. 定时改变体位，在改变体位时多人协助，且角度不宜过大。定时检查骶尾部、足后跟及其他容易发生压力性损伤的部位，并用赛肤润按摩受压部位和骨隆突。可在骨隆突处贴减压垫或安普贴保护。

b. 指导患者如何在床上排便，在更换床单、衣物和放取便盆时，应多人平抬患者，避免拖、拉、推等动作，以免损伤皮肤。

c. 加强生活护理，保持皮肤及床单位清洁干燥。

⑤ 自理能力缺陷：与疾病的治疗，骨折后患肢功能受限有关。

护理措施如下。

a. 加强巡视，从生活上关心体贴患者，了解生活所需，尽量满足患者的要求。协助患者床上大小便、进食等，满足日常生活所需。

b. 指导患者使用呼叫器，将常用物品放置于患者易取的地方，鼓励患者完成病情允许的自理活动或部分自理活动。

c. 安慰患者不要急于活动，所有动作应慢而稳，循序渐进。

⑥ 潜在的常见并发症：下肢深静脉血栓，与手术应激、血液黏滞度较高、长时间卧床下肢活动血流缓慢有关。

护理措施如下。

a. 鼓励早期进行功能锻炼，病情允许情况下早期下床活动。

b. 做到三个避免：尽量避免下肢静脉输液，尽量避免静脉注射对血管有刺激的药物，尽量避免在同一静脉进行多次穿刺，减少损伤血管内膜以预防血栓。

c. 血液黏度增高，是深静脉血栓的高危因素因此饮食宜低盐、低脂、低胆固醇，可改善血管壁的通透性，减轻组织水肿，降低血液黏稠度；同时保证每日水分的摄入，能起到降低血液黏稠度和预防大便干燥的双重效果，避免因便秘而使腹内压增高，影响下肢静脉回流；由于香烟中的尼古丁可刺激血管收缩痉挛，应嘱患者戒烟。

d. 予以足底静脉泵式间歇充气压力装置治疗，促进下肢血液循环。

## 骨盆骨折术后如何进行功能锻炼？

答：(1) 不影响骨盆环完整性的骨折

① 单纯一处骨折，无合并伤，又不需要复位者，应卧床休息，平卧与侧卧交替（健侧在下）。早期在床上做足踝部运动、股四头肌功能锻炼（参见股骨颈骨折）。

② 伤后 1 周半卧及坐位练习，并做髋关节、膝关节的屈伸运动和卧床屈膝运动，参见股骨颈骨折。

③ 伤后 2～3 周，如全身情况尚好，可下床站立并缓慢行走，逐渐加大活动量。

④ 伤后 3～4 周，逐渐负重行走。

(2) 影响骨盆环完整的骨折

① 无合并伤者，应卧床休息并进行下肢肌肉收缩训练，如股四头肌收缩、踝关节背伸和跖屈、足趾伸屈等活动。

② 伤后第 2 周开始半坐位。

③ 伤后第 3 周在床上进行髋、膝关节的活动，卧床屈膝运动，先被动，后主动。

④ 伤后第 6～8 周（即骨折临床愈合），用助行器或拄双拐行走。

⑤ 伤后第 12 周逐渐弃拐负重行走。

## 骨盆骨折术后有哪些常见的并发症？当发生这些并发症时应该如何处理？

答：(1) 感染　骨盆骨折感染多见于开放性骨盆骨折术后，也可发生在内固定和外固定术后。骨盆骨折术后感染处理非常棘手，处理方法包括清创、开放换药、伤口持续冲洗引流、全身应用抗生素和支持治疗等。

（2）深静脉血栓形成　深静脉血栓形成在骨盆骨折中常见，是静脉回流障碍的一种表现，若突然出现一侧肢体肿胀伴疼痛，以小腿肌肉处尤为明显，及时告知医务人员。一旦发生深静脉血栓，应禁止拍背，禁止剧烈搬动患者，患肢制动，以防栓子脱落导致肺栓塞等严重后果；并进行溶栓治疗；同时应密切注意观察下肢皮肤颜色和肿胀程度。

**骨盆骨折术后如何进行出院指导？**

答：（1）生活规律，合理安排饮食，禁烟酒；保持心情愉快和充足的睡眠，增强体质，促进骨折愈合。

（2）卧床期间坚持做髋、膝关节的屈伸，直腿抬高及下肢内收、外展运动，每天 2～3 次，每次 10～15min，尽早恢复关节功能。

（3）嘱患者充分卧床休息，指导日常生活，如床上洗漱、大小便、翻身等。保持皮肤清洁干燥，避免发生并发症。

（4）定期复查，时间为术后 1 个月、3 个月、6 个月。3 个月后根据骨折愈合情况逐渐下地负重行走，勿做剧烈运动。

## 【护理查房总结】

骨盆骨折的患者都是意外受伤，起病急、病情重，对生活影响大，患者存在很大思想负担，医护人员应主动关心患者，倾听患者的主诉，详细告知手术方式、成功病例，引导其保持积极心态，积极配合治疗和护理。骨盆骨折多合并有内脏损伤，病情观察时要有重点，要仔细。术后应做好生活护理和压力性损伤护理，积极预防双下肢静脉血栓，分阶段进行功能锻炼防止肌肉萎缩、关节僵直等。

# 第四章 下肢骨、关节损伤

## 病例1 • 股骨颈骨折（髋关节置换）

### 【病历汇报】

**病情** 患者女性，77岁，因“摔伤后左髋部疼痛并活动受限6天”平车入院。患者自起病以来，精神食欲欠佳，睡眠差，大小便正常，体重无明显减轻。患者否认传染性疾病及家族性疾病史，无药物、食物过敏史，否认外伤手术史、输血史。

**护理体查** T 36.5℃，P 60次/分，R 20次/分，BP 120/80mmHg。神志清楚，自主体位，疼痛面容，查体不合作，平车推送入病房。左下肢外展、外旋、缩短畸形，左髋部稍肿，无明显皮下淤血和瘀斑；足背动脉搏动可，肢端血运、感觉正常；皮肤温度不高，左腹股沟中下部压痛明显，有叩击痛，大转子叩击痛，左下肢叩击痛阳性；左髋关节活动受限，被动活动疼痛；左下肢较右下肢短缩2cm；其他体查无异常。

**辅助检查** 左下肢X线片示左股骨颈骨折。纤维蛋白原（FIB）5.86g/L，血沉（ESR）35mm/h，C反应蛋白（CRP）52.5g/L，白蛋白22.7g/L，总蛋白41.4g/L。其他无异常。

**入院诊断** 左股骨颈骨折。

**主要的护理问题** 疼痛、下肢深静脉血栓形成的可能、有皮肤完整性破坏的危险等。

**目前主要的治疗措施** 入院后予以皮牵引，制动、镇痛；完善术前相关检查；择期行左侧人工全髋关节置换术；患肢关节功能锻炼，双下肢行间歇充气加压装置（IPC）或动静脉足泵（VFP）以防深静脉血栓等康复综合治疗。

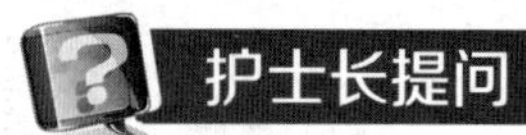


## 什么是股骨颈骨折？

答：股骨颈骨折是指股骨头下端至股骨颈基底部之间的骨折，是股骨颈的连续性或完整性中断。股骨颈骨折占全部骨折总数的3.58%，多发生在中老年人，女性发生率高于男性。90%以上的股骨颈骨折是在站立或行走时跌倒发生，属间接暴力，患者的平均年龄在60岁以上，年龄越高，骨折愈合越困难。老年人多有骨质疏松，当遭受轻微扭转暴力时即可发生骨折，多为滑倒时身体扭转倒地、间接暴力传导使股骨颈骨折；年轻人股骨颈骨折则多为严重创伤所致。临床治疗转归中最常出现骨折不愈合（15%左右）和股骨头缺血性坏死（20%～30%）。

## 术前准备中除了做三大常规、肝肾功能、心电图外，还须做哪些辅助检查？这些辅助检查有什么意义？

答：还须做X线片、心脏彩超、血管彩超检查。

（1）X线片　是骨科患者最基本、也是最重要的检查项目。对绝大多数骨折可以诊断，并为分型和治疗方法的选择提供主要的依据。股骨颈骨折患者在住院期间需多次进行X线检查，术前摄片主要用于明确诊断，术后主要用于确定手术效果。

（2）心脏彩超　对于高龄的手术患者，心电图常有改变，为进一步评估患者心功能是否能耐受手术，常会做心脏彩超。心脏彩超主要检查心脏的形态学有没有异常，以及心功能是否正常，特别对先天性心脏病者是首选的检查方法，对人体没有任何损伤。

（3）血管彩超　对于行人工全髋关节置换术的高龄患者，深静脉血栓常是术后最常见的严重并发症之一，临床上常常做血管彩超以了解术前血管状况，排除血管原发病变，减少风险。它可发现血管内小于1mm的钙化点，对于颈动脉硬化性闭塞症有较好的诊断价值，还可判断管腔狭窄程度、栓子是否有脱落可能、是否产生了溃疡，以预防脑栓塞的发生；对原发性下肢深静脉瓣功能不全、下肢深静脉回流障碍、血栓性静脉炎和静脉血栓形成均可作出较正确的诊断。

## 该患者诊断为股骨颈骨折的依据是什么?

答：(1) 主要症状和体征　左髋部疼痛、肿胀、畸形，活动受限，左髋关节处有明显的畸形及肿胀，有明显的压痛、活动障碍，外展、外旋。

(2) 影像学资料　X线片示左股骨颈骨折。

## 股骨颈骨折的临床表现有哪些?

答：(1) 全身表现　临床很少出现休克及发热症状。

(2) 局部表现

① 一般表现

a. 疼痛：髋部除有自发疼痛外，活动患肢时疼痛较明显；叩击患肢足跟部或股骨大粗隆时，髋部也感到疼痛；在腹股沟韧带中点的下方常有压痛。

b. 功能障碍：移位骨折患者在伤后就不能坐起或站立；但也有一些无移位的线状骨折或嵌插骨折患者，在伤后仍能走路或骑自行车；对这些患者要特别注意，不要因遗漏诊断而使无移位的稳定性骨折变为移位的不稳定性骨折。

c. 肿胀程度：股骨颈骨折多系为囊内骨折，骨折后出血不多，又有关节囊和丰厚肌群的包围，因此，外观上局部不易看到肿胀。

② 特有体征

a. 患肢短缩：在移位骨折中，远端受肌群牵引而向上移位，因而患肢变短。

b. 畸形：患肢多有轻度屈髋屈膝及外展、外旋畸形（图4-1）。

## 股骨颈骨折的并发症有哪些?

答：(1) 骨折不愈合　由于解剖生理特点，骨折部位常承受较大的剪力，骨折不愈合率较高，为10%～20%。影响愈合的因素除年龄因素外，还包括治疗时间、骨折错位程度及股骨颈受损的程度。

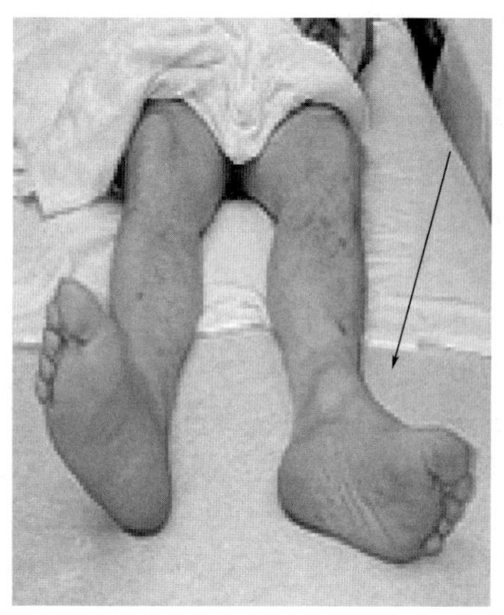

图 4-1　外展、外旋畸形

（2）股骨头坏死　由于股骨头血液供应的特殊性，骨折时易阻断主要供血来源，不但影响骨折愈合，且有可能发生股骨头坏死，坏死的股骨头可塌陷、碎裂、变形，引起创伤性关节炎，严重影响功能。通常认为，股骨头坏死由血运障碍而致骨细胞死亡引起，故又称缺血性坏死，其发生率为 20%～40%。许多学者又发现股骨头坏死与复位不良，即畸形愈合引起的生物力学异常有密切关系。

## 股骨颈骨折有哪些分型？

答：股骨颈骨折分类方法主要有以下 3 种。

（1）按骨折线部位分类（图 4-2）　头下骨折、经颈骨折（可分为颈中型和头颈型）、基底骨折。头下骨折和经颈骨折属于关节囊内骨折，由于股骨头的血液循环大部分中断，因而骨折不易愈合和易造成股骨头缺血坏死。基底骨折由于两骨折段的血液循环良好而较易愈合。

（2）按 X 线表现分类（图 4-3）

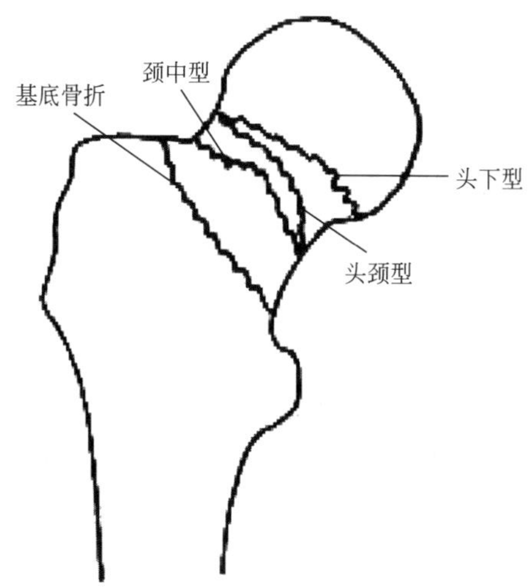


图 4-2　股骨颈骨折按骨折线部位分类

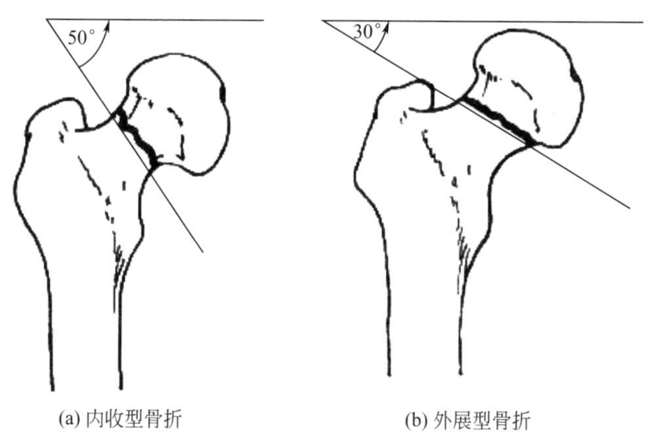


图 4-3　股骨颈骨折按 X 线表现分类

① 内收型骨折：远端骨折线与两髂嵴连线的延长线所形成的角度（Pauwells 角）大于 50°，此型为不稳定骨折，夹角越大越不稳定。

② 外展型骨折：Pauwells 角小于 30°的为外展型骨折，为稳定骨折，但整复时操作不当也可成为不稳定骨折。

(3）按骨折移位程度（Garden）分类（图 4-4）

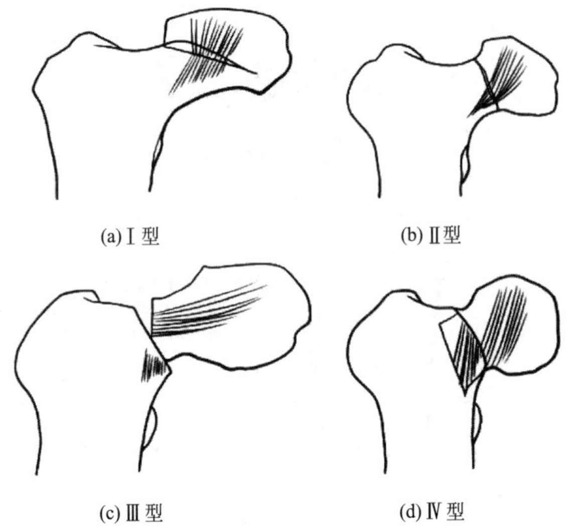

(a) Ⅰ型　(b) Ⅱ型

(c) Ⅲ型　(d) Ⅳ型

图 4-4　股骨颈骨折按骨折移位程度（Garden）分类

① Ⅰ型：不完全骨折。骨的完整性仅部分中断，股骨颈的一部分出现裂纹，相对容易愈合。

② Ⅱ型：完全骨折无移位。若是股骨头下型骨折有愈合可能，但常有股骨头坏死变形发生；如为颈中型或基底型骨折，骨折容易愈合，股骨头血运良好。

③ Ⅲ型：完全骨折并有部分移位。多属骨折远端向上移位或骨折远端嵌插在近端的断面内形成股骨头向内旋转移位，颈干角变小。

④ Ⅳ型：骨折完全移位。关节囊及滑膜有严重损伤，血供亦受破坏，易造成股骨头缺血性坏死。

## 如何治疗股骨颈骨折？

答：根据患者的年龄及骨折特点和类型，选择不同的治疗方法。

(1）无移位型股骨颈骨折的治疗　对于无移位或外展嵌插骨

折，可将患肢置于轻度外展位，通过患肢及时制动、丁字鞋固定或皮肤牵引等方式，进行卧床 8～12 周的非手术治疗。但临床上经常遇到骨折转变成移位者，而且长期卧床易发生致命的并发症，故近年来多主张采取内固定，以利于患者早期活动。

（2）移位型股骨颈骨折的治疗　移位型股骨颈骨折如患者无手术禁忌证均应采取手术治疗，以减少股骨头缺血性坏死等骨折合并症和原有心肺疾病的恶化。移位型股骨颈骨折的治疗原则是解剖复位、骨折端获得加压、内固定。

① 解剖复位：骨折的解剖复位是股骨颈骨折治疗的关键因素，复位的方法有以下 2 种。

a. 闭合复位：通过手法复位、牵引等方式来达到复位，复位后通常应用 X 线片来评价复位的结果。

b. 切开复位：一旦闭合复位失败，应考虑切开复位，即直视下解剖复位。

② 内固定术：内固定能使骨折达到稳定固定，有益于愈合，便于护理。

a. 空心加压螺钉内固定：一般借助 C 形臂 X 光机或加用导航设备，通过导向器准确置入三根螺钉内固定。

b. 滑动式顶板系统：该装置借助加压螺钉和接骨板套筒衔接，其加压螺钉固定股骨颈骨折，接骨板与相应股骨干近侧固定，后者起到支撑作用。

c. 人工关节置换术：其适应证包括高龄患者、老年合并内科疾病但能耐受手术者（手术有利于患者早期活动）、陈旧性股骨颈骨折不愈合、股骨头坏死或合并髋关节骨关节炎者；手术方式为人工股骨头置换术和全髋关节置换术。

（3）儿童股骨颈骨折的治疗　儿童股骨颈骨折少见，暴力相对大，移位明显，复位困难。一般采用手法复位，在 X 线透视引导下，用多针或细螺丝内固定。对于外展或无移位型骨折可采用牵引或单侧髋“人”字石膏固定治疗。

## 什么是皮肤牵引？皮肤牵引的目的及注意事项有哪些？

答：皮肤牵引（图 4-5）是将牵引力直接加于皮肤，间接牵拉骨骼。

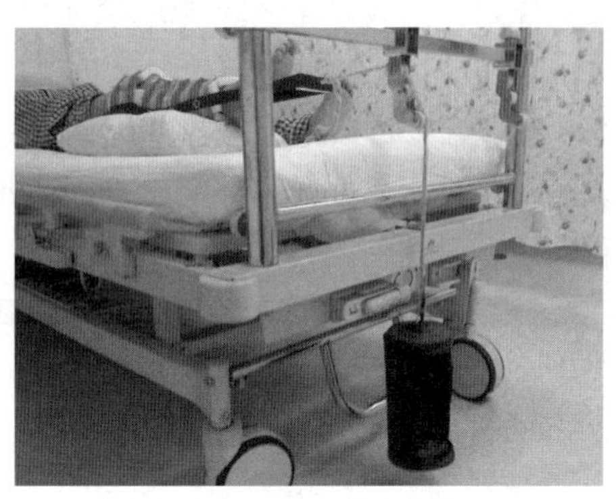

图 4-5 皮肤牵引

（1）目的 是利用紧贴皮肤的胶布条或海绵带对肢体施加牵引力，使牵引力通过皮肤、皮下组织传递到骨骼或关节上，从而缓解肌肉痉挛、克服骨折移位和关节脱位。牵引重量一般不超过 5kg，一般牵引 2～3 周。

（2）注意事项

① 牵引过程中应观察皮肤情况，保持皮肤清洁干燥，注意皮肤是否有水疱，有无压迫局部骨隆突处。

② 注意观察患肢血液循环，应松紧适度，以伸入 1 指为宜，太松易滑脱，太紧会压迫血管、神经，可引起肢端的皮肤发冷、发紫、肿胀、疼痛、麻、活动障碍。

③ 维持有效的牵引

a. 患者宜卧硬板床，下肢牵引时，抬高床尾 15～30cm；颅骨或颌枕带牵引时，应将床头抬高 15～30cm，形成反牵引力。

b. 保持牵引装置的有效性，患肢与牵引绳在一条直线上；牵引绳上不能放重物；牵引锤必须悬空，不能着地；根据病情决定牵引重量，皮牵引时注意海绵带是否松散或脱落。

c. 骨折初期患肢肌肉常有保护性收缩，因此牵引重量要大，待数日重叠畸形纠正后，改为持续维持重量。为防止过度牵引而影响骨折愈合，定时测量肢体长度或拍 X 线片，根据骨折对位情况调整重量。

d. 注意患肢的保暖。在保暖加盖被时应注意不将盖被压在牵引绳上，以免抵消牵引力。

## 什么是人工全髋关节置换术？

答：人工髋关节置换术是指采用金属、高分子聚乙烯、陶瓷等材料，根据人体关节的形态、构造及功能制成人工关节假体，通过外科技术置入人体内，代替患病关节功能，达到缓解关节疼痛、恢复关节功能的目的。它分为人工股骨头置换术和人工全髋关节置换术。人工全髋关节由人工髋臼和人工股骨头组成。

## 手术前患者存在哪些护理问题？针对这些护理问题，应采取哪些护理措施？

答：(1) 体位护理　由于患者术前已予皮肤牵引，应按皮肤牵引要求安置体位。

(2) 饮食护理　保证充足的营养，多吃高蛋白、高热量、高维生素、富含果胶和粗纤维的食物，如鸡蛋、瘦肉、鱼汤、牛奶、芹菜、西红柿等，多饮水，注意预防感冒和便秘；为做手术打好基础，也有利于术后伤口愈合。

(3) 活动与休息　可垫波动式气垫床并定时翻身预防发生压力性损伤，但应禁止下床活动，以免加重骨折断端的损伤。

(4) 病情观察　定时观察生命体征，有异常及时报告医师。观察患肢末梢血运、感觉、活动、颜色、足背动脉搏动以及患肢肿胀情况。重视患者的主诉，若有不适立即报告医师并处理。

(5) 心理护理　帮助患者适应陌生环境，帮助患者认识手术及疾病，消除患者紧张情绪。

(6) 疼痛护理　维持有效皮肤牵引（参见上文皮肤牵引），减少骨折断端摩擦引起疼痛；翻身时亦要注意牵引患者，并尽量减少翻身的次数；如患者垫有气垫床，可适当延长翻身时间至3～4h。遵医嘱应用镇痛药物。

(7) 术前准备　手术依照快速康复理念，术前2h开始禁清饮料，术前6h开始禁食牛奶等液体乳制品、淀粉类固体食物，至少8h前开始禁食其他食物。直至手术，目的是防止因麻醉发生呕吐、误吸造成窒息或肺炎。体温升高或女患者月经来潮，应及时报告医师。术前应禁用阿司匹林类抗凝血药。

**该患者术后应采取哪些一般护理措施？针对主要的护理问题，应采取哪些护理措施？**

答：(1) 一般护理措施

① 体位护理：患者卧波动式气垫床上，患肢膝下垫软枕，患肢置于外展中立位，穿“丁”字鞋防止内旋外旋，双腿间夹枕头，防止两腿交叉。

② 饮食护理：麻醉清醒后即可饮少量温开水，若无恶心、呕吐等不适反应，即可进食清淡易消化的流质或半流质食物，少量多餐。术后当晚禁牛奶及甜食，防止肠胀气。术后第1天开始进高蛋白、高热量、高维生素、富含粗纤维及果胶成分的食物，如各种肉类、鱼类、蔬菜、水果等食物，大量饮水，每天饮水2000～3000ml。

③ 活动与休息：定时翻身，手术麻醉清醒后即可做踝泵运动活动患肢，未下床前可在床上进行相关功能锻炼，具体参见下文如何进行功能锻炼。

④ 病情观察：术后返回病房，遵医嘱予以心电监护，密切观察生命体征，由于手术失血常较多，尤其应注意血压及心率的变化，防止出现失血性休克。密切观察伤口的渗血情况及引流液情况，伤口敷料渗血多者及时更换敷料，防止感染；引流液过多时报告医师予以夹闭引流管。观察患肢末梢血运、感觉、活动、颜色、足背动脉搏动以及患肢肿胀情况。重视患者的主诉，有不适立即报告医师并处理。

⑤ 引流管护理：妥善固定引流管，注意要保持伤口引流管的

通畅。注意观察引流液的量，医师将根据伤口引流量的多少决定拔除引流管的时间。有导尿管者若无膀胱括约肌功能障碍，第1天可拔除导尿管；若存在膀胱括约肌功能障碍，则需训练膀胱括约肌功能恢复至正常后予以拔除。

⑥ 心理护理：重视患者主诉，给予患者合适的心理安抚。

（2）主要的护理问题及护理措施

① 疼痛：与手术创伤损伤周围组织和术后长期保持同一姿势有关。

护理措施如下。

a. 抬高患肢，有利于血液回流，消除肿胀，减轻因肿胀引起的胀痛不适。

b. 定时翻身，动作轻柔，避免剧烈搬动患者，减少因长时间仰卧或俯卧引起的腰背肌肉酸痛或不舒适感。应尽量采取健侧卧位，避免压迫伤口。

c. 予以心理疏导及分散注意力。

d. 遵医嘱予以药物镇痛。

② 恶心、呕吐：与麻醉、手术应激有关。

护理措施如下。

a. 术后第一次开始进食时，应食清淡的流质或半流质食物，勿食油腻、辛辣、冰凉的食物，可先饮少量温开水，没有呕吐反应时，再进食；可少量多餐。

b. 若发生呕吐时，应嘱患者放松，深呼吸，分散注意力；必要时根据病情予以止呕药物治疗，并及时应用护胃药物。

③ 便秘：与长期卧床导致肠蠕动减慢有关。

护理措施如下。

a. 参照以上饮食指导，预防便秘。

b. 可进行腹部顺时针环状按摩，促进肠蠕动，协助排便。

c. 必要时，给予患者大黄碳酸氢钠片（大黄苏打片）口服、开塞露塞肛等措施促进患者排便。

④ 发热：与外科手术破坏，组织的分解产物及局部渗液、渗

血吸收后有关。术后2～3天，由于外科手术破坏，组织的分解产物及局部渗液、渗血吸收后出现的反应，患者的体温可略升高，变化幅度在0.5～1℃，一般不超过38.5℃。

护理措施如下。

a. 应告知患者和家属术后5天体温升高不超过38.5℃属于正常现象，不必惊慌，多喝水、温水擦浴降温即可。

b. 若持续高热可采取物理降温：可采用冰敷、温水擦浴或乙醇擦浴等，应避免擦前胸、腹部、足心等，若物理降温效果不佳时根据情况使用解热药，并注意查明原因。

⑤ 压力性损伤：与手术后疼痛、活动障碍、术后饮食不佳营养状况欠佳有关，该患者年龄较大，发生压力性损伤的风险更高。

护理措施如下。

a. 定时翻身，垫气垫床，保持床单位干燥、整洁、无褶皱，避免拖、拉、拽患者。

b. 定时松解“丁”字鞋，可夜间穿“丁”字鞋。

c. 定时检查骶尾部、足后跟及其他容易发生压力性损伤的部位。

d. 嘱患者增强营养。

⑥ 潜在并发症：髋关节假体脱位。术后由于手术周围软组织没有完全愈合，容易发生假体脱位。

护理措施如下。

a. 防止患肢内旋、外旋及内收。可穿“丁”字鞋，尤其是夜间患者无意识情况下；两腿之间夹软枕，尤其是翻身时，防止两腿交叉。

b. 防止屈髋小于90°，应避免弯腰取物及自行穿袜子等危险性动作。

⑦ 潜在的常见并发症：下肢深静脉血栓形成。由于手术应激、血液黏滞度较高、长时间卧床、下肢活动减少、血流缓慢等原因，术后易并发下肢深静脉血栓。

护理措施如下。

a. 抬高患肢。

b. 鼓励早期进行功能锻炼，早期下床活动。

c. 予以间歇充气加压装置治疗，促进下肢血液循环。

d. 遵医嘱予以抗凝血药。

## 髋关节置换术后如何进行功能锻炼？

答：功能锻炼原则包括以下 3 点。

① 个性化：术后的康复应因人而异。

② 循序渐进：康复锻炼该从小量开始、逐渐递增。

③ 全身化：术后康复必须兼顾身体其他部位。

（1）麻醉清醒后即可进行足趾及踝关节充分活动，定时按摩下肢肌肉（图 4-6），促进血液循环，并进行股四头肌等长收缩训练，预防肌肉萎缩及深静脉血栓形成。

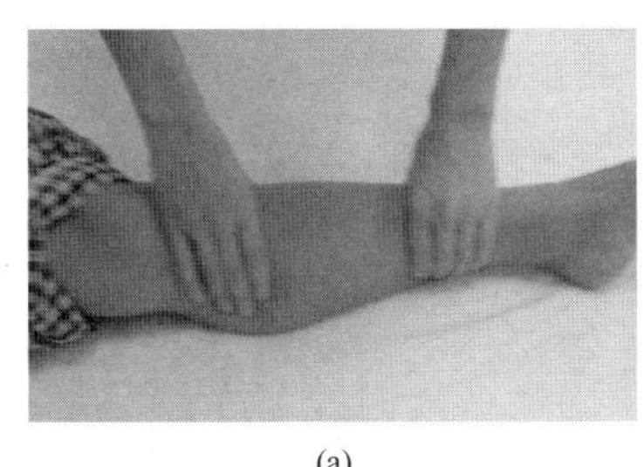

(a)

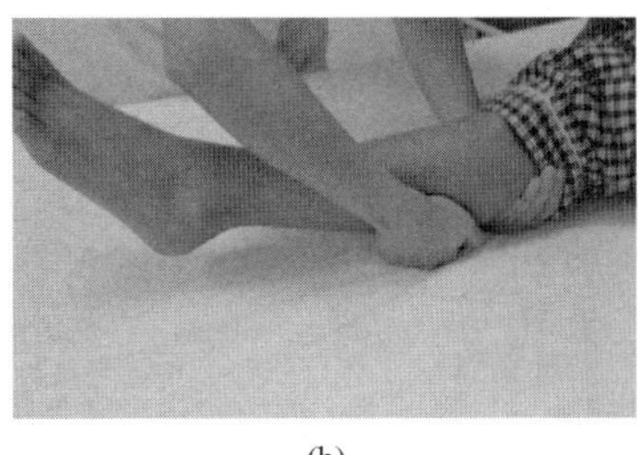

(b)

图 4-6　预防深静脉血栓形成人工外部加压手法

（2）术后第 1 天即可开始屈髋运动，注意防止髋内收、内旋，屈曲度不宜大于 90°，以免引起髋部疼痛和脱位。保持髋部屈曲 5s 后回到原位，放松 5s，每组 20 次。

术后 1 天可进行患肢直腿抬高训练（图 4-7）。仰卧位，下肢伸直抬高，要求足跟离床 20cm，开始时在空中停顿 5s，以后停顿时间逐渐增加。

（3）必须征得医师同意方可进行离床功能锻炼（图 4-8）。离床时间根据置换材料和手术方式而定，现置换材料以陶瓷居多，一般于术后 1 天开始进行，在此之前逐渐延长半卧位时间，为离床做

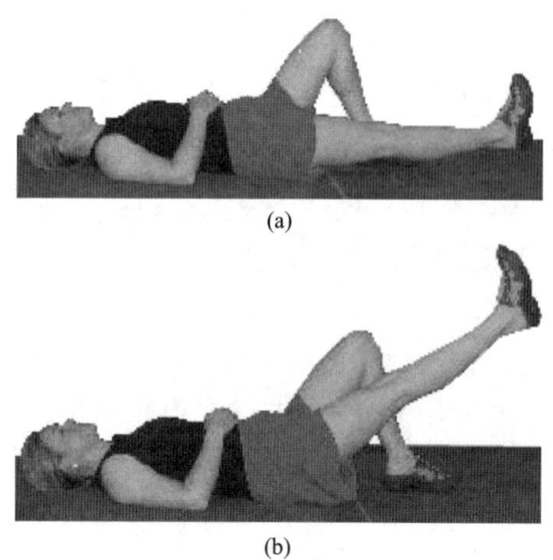

(a)

(b)

图 4-7　直腿抬高训练

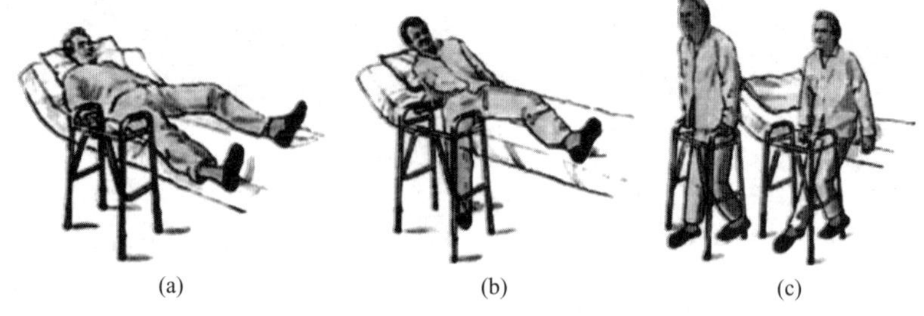

(a)　(b)　(c)

图 4-8　离床功能锻炼

准备。离床方法：患肢先移至健侧床边，健侧腿先离床并使足部着地，患肢外展，屈髋小于 45°，由他人协助抬起上身使患腿离床并使足部着地，再拄双拐站起。上床时，按相反方向进行，即患肢先上床。

**人工髋关节置换术后有哪些常见的并发症？当发生这些并发症时应如何处理？**

答：人工髋关节置换术后常见的并发症有感染、假体脱位、深静脉血栓形成。

（1）感染　感染发生率较高，多发生于术后早期，是造成手术失败的主要原因之一。感染的主要来源为血源性或手术感染。其中金黄色葡萄球菌感染占50%左右，链球菌感染占25%左右，革兰阴性杆菌感染占25%左右。导致术后感染的因素有：人工假体和骨黏固剂等材料本身增加了感染机会；人工关节的再次更换（二次手术）。感染的途径是多方面的，可能是术中污染，也可能是体内其他部位的炎性病灶产生菌血症，细菌侵入患髋所致。因此，术前必须注意患者体质情况，完成必要的检查，排除感染病灶存在和其他系统疾病；严格执行无菌技术；手术操作规范、细致；围手术期加强应用抗生素，术中可将抗生素直接放入切口内或将抗生素拌入骨水泥中，术后足量二联使用抗生素5～7天，条件许可最好置层流手术室；加强营养和功能锻炼，增强体质。

（2）假体脱位　人工全髋关节置换术后假体脱位是一种严重的早期并发症，据报道其发生率为2.6%～5.1%，绝大多数发生在术后1个月内。有几种因素可增加脱位风险，包括髋关节手术史或进行全髋关节翻修术、经后路的髋关节置换术、股骨或髋臼假体安装位置不当、股骨与骨盆或骨赘的残余部分的撞击、髋臼缘与股骨假体颈的撞击、软组织张力不足、外展肌群薄弱、大转子撕脱或不愈合、术后搬运体位不正确或患者不合作、肢体摆放位置极度异常。针对以上因素必须做好充分的术前准备工作，术前、术中和术后分别采取相应的预防措施。对于术后脱位或半脱位，根据症状、体征和X线片，诊断并无困难，多数病例行手法复位和制动后就能达到复位目的，当假体的一部分或两部分位置不良且反复发生脱位时通常需要进行翻修手术。

（3）下肢深静脉栓塞　血栓栓塞是全髋关节置换术引起的最常见的严重并发症之一，是术后3个月内最常见的致死原因，并且在全髋关节置换术后死亡患者中占超过50%的比例。深静脉血栓形成也可导致下肢静脉炎后综合征，是静脉回流障碍的一种表现，若患者突然出现一侧肢体肿胀伴疼痛，以小腿肌肉处尤为明显，及时告知医务人员。一旦发生深静脉血栓，应禁止拍背，禁止剧烈搬动患者，患肢制动，以防栓子脱落引起肺栓塞等严重后果；进行溶栓治疗；注意观察下肢颜色、肿胀程度。

**如何对该患者进行出院指导?**

答：(1) 穿脱裤　穿裤时，先穿患侧，再穿健侧；脱裤时，先脱健侧，再脱患侧。

(2) 穿袜子　术后两周内最好不要自己穿袜子，如果必须自行穿袜，要遵循屈髋不小于90°的原则。

(3) 睡姿　平卧是最适合的睡姿，侧卧时须在两大腿间夹一个软枕，双腿不要交叉。

(4) 坐姿　术后第1个月坐的时间不宜过长，每次不超过2h，以免导致患肢静脉回流不畅，平时可抬高患肢改善循环。保持膝关节低于或平于髋部。不宜坐低椅、沙发，不盘腿和做跨步运动，坐时身体向后靠、腿向前伸。

(5) 如厕　要使用马桶或加高的坐便器如厕，或在帮助下身体后倾、患肢前伸如厕，注意保持膝关节低于髋部。在床上大小便时，从健侧、从下至上塞入便盆。

(6) 淋浴　伤口愈合后，患者扶持稳定可靠的物体能自行淋浴。因站着淋浴有一定的危险性，可坐在高凳上淋浴。

(7) 取物　术后2周不要弯腰捡地上的东西，2周后弯腰不超过90°，吃饭时最好把饭菜放在躯体前方。

(8) 乘车　臀部位置在座位前部，身体向后靠，腿尽量前伸。另外最好坐公共汽车或越野车等座位相对较高的车。

(9) 患者应遵照医嘱服用抗凝血药等，不得自行停药；可口服乳酸钙、鱼肝油等，适当补钙。

(10) 复查　术后1周、3个月、6个月定期复查。

## 【护理查房总结】

股骨颈骨折是骨科的常见疾病，是由于老年人骨质疏松、髋周肌肉群退变、反应迟钝或遭受严重外伤所致的股骨颈断裂。由于股骨头的血供特点，股骨颈骨折容易发生骨折不愈合和股骨头缺血性坏死，因此当老年人发生股骨颈骨折时，应及早采取有效措施。

人工髋关节置换术后常容易发生假体脱位及深静脉栓塞。护士应做好宣教，告知患者什么动作是危险动作，必要时进行演示，防止患者日常生活中的不正确姿势或动作引起脱位。对于深静脉栓塞，重在预防，督促患者按时服用抗凝血药，早期活动患肢进行功能锻炼，促进下肢血液回流；注意观察，一旦发现患肢出现不对称性的剧烈疼痛尤以小腿处最为明显时，立即报告医师，进行相关检查。一旦确定，应注意栓子脱落可引起肺栓塞而危及生命。

## 查房笔记

# 病例2 • 股骨颈骨折（内固定术）

## 【病历汇报】

**病情** 患者男性，62岁，因“摔伤致左髋部疼痛肿胀、活动障碍1天”平车入院。患者自起病以来，精神食欲欠佳，睡眠差，大小便正常。患者否认传染性疾病及家族性疾病史，无药物、食物过敏史，否认外伤手术史、输血史。

**护理体查** T 36.8℃，P 84次/分，R 20次/分，BP 148/70mmHg。发育正常，营养中等，神志清楚，被动体位，急性面容，表情痛苦，诉患肢疼痛明显，查体合作，平车推送入病房。左髋部肿胀明显、压痛明显，左髋关节活动明显受限，左膝关节活动受限，左下肢外展外旋短缩畸形（较健侧短缩2cm），左下肢皮牵引稳妥无明显松动，左足背动脉可扪及，肢端感觉及血运可，余肢无明显异常。

**辅助检查** 左髋部X线片检查结果显示左股骨颈骨折。实验室检查无阳性发现。

**入院诊断** 左股骨颈骨折。

**主要的护理问题** 有下肢深静脉血栓形成的可能、皮肤完整性受损的危险，知识缺乏（没有认识到功能锻炼的重要性）。

**目前主要的治疗措施** 左下肢持续皮牵引，穿“丁”字鞋维持患肢于外展中立位，完善相关术前检查，择期手术。

## 护士长提问

### 该患者诊断为股骨颈骨折的要点有哪些？

答：(1) 主要症状　患者摔伤后出现左髋部疼痛，肿胀，功能受限，患肢屈髋屈膝及外旋短缩畸形。

(2) 影像学表现　X线检查结果显示股骨颈骨折。

## 股骨颈骨折具有哪些特点？

答：与其他骨折相比，股骨颈骨折有一些明显的特点。

（1）患者的平均年龄在60岁以上，年龄越高，骨折愈合越困难。部分患者在受伤前即患有高血压病、心脏病、糖尿病或偏瘫等疾病，受伤后可加重原发病，而致意外情况的发生。大多数老年人股骨颈骨折多由轻微创伤所致，年轻人股骨颈骨折则多为严重创伤所致。

（2）由于解剖生理特点，骨折部位常承受较大的剪力，骨折不愈合率较高，据文献报道为10%～20%。影响愈合的因素除年龄因素外，还包括治疗时间、骨折错位程度及股骨颈受损的程度。

（3）由于股骨头血液供应的特殊性，骨折时易使主要供血来源阻断，不但影响骨折愈合，且有可能发生股骨头缺血坏死及塌陷的不良后果，据文献报道发生率为20%～40%。

## 股骨颈的血液供应主要来自哪里？

答：股骨头、颈的营养供给主要是来自旋股内、外侧动脉的分支。股骨颈骨折后，股骨头的血液供应可遭受损害。因此，股骨颈骨折应早期复位及行内固定手术，以利于使扭曲、受压和痉挛的血管尽早恢复。

## 股骨粗隆间骨折和股骨颈骨折如何区别？

答：一方面是依据主要症状，另一方面是影像学表现。股骨粗隆部血运丰富，骨折后肿胀明显，有广泛的瘀斑，压痛点多在大粗隆处，下肢短缩一般大于3cm，患肢呈短缩、内收、外旋，其外旋比股骨颈骨折更明显，可达90°，预后良好。往往需经X线检查后才能确定诊断，并根据X线片进行分型。

股骨颈骨折淤血、肿胀较轻，压痛点多在腹股沟中点，下肢短缩一般少于3cm，患肢多有轻度屈髋屈膝及外旋畸形，一般在45°～60°。囊内骨折愈合较难。X线片可帮助鉴别。

## 股骨颈骨折的治疗方式有哪些？该患者采用的是何种治疗方式？

答：（1）非手术治疗　下肢牵引或穿“丁”字鞋。适应证包括不完全性或嵌顿性骨折。此类骨折相对比较稳定，可通过下肢牵引或穿“丁”字鞋维持骨折的原始位置，等待愈合，平均愈合时间为5～6个月。

（2）手术治疗　选用合适的金属钉对骨折部位进行手术内固定，保持骨折稳定，促进骨折愈合。除无移位的不完全骨折外，其他各型骨折均可手术治疗。术式有内固定手术、内固定同时植骨、截骨术、人工关节置换术。

该患者采用的是内固定手术，即在X线透视的配合下，采用闭合复位内固定。在内固定术之前先行手法复位，证实骨折断端解剖复位后再行内固定术。

**股骨颈骨折后穿“丁”字鞋的作用是什么？穿“丁”字鞋应注意什么？**

答：（1）“丁”字鞋的作用　主要是维持骨折断端，尤其是患肢远端的姿势，防止肢体发生外旋或内旋；如果不用，就会导致肢体远端的旋转，而导致畸形愈合，导致肢体残疾。

（2）穿“丁”字鞋的注意事项　系带不要过紧，能放进一小指为宜，太紧会压迫足背，使患者不适的同时增加皮肤破损的危险。鞋的大小应合适，太大容易松脱，太小挤压患者的足，引起不适。同时还要观察足跟及踝部是否压红、破损。

**该患者存在哪些护理问题？**

答：（1）疼痛　与骨折、手术创伤引起周围软组织损伤有关。

（2）焦虑　与陌生环境、担心疾病预后以及手术效果有关。

（3）躯体移动障碍　与疼痛及神经损伤有关。

（4）有皮肤完整性受损的危险　与长期卧床、活动受限制有关。

（5）潜在并发症　便秘、失用综合征、感染（肺部、泌尿道、切口）、出血、血栓形成。

（6）知识缺乏　缺乏功能锻炼和出院后自护知识。

**股骨颈骨折切开复位内固定术前后的护理措施有哪些？**

答：（1）术前护理

① 心理护理：老年人意外致伤，常常自责，顾虑手术效果，担忧骨折预后，易产生焦虑、恐惧心理。应给予耐心的开导，介绍骨折的特殊性及治疗方法，并给予悉心的照顾，以减轻或消除心理问题。

② 饮食：宜进食含高蛋白、高维生素、高钙、粗纤维及果胶成分丰富的食物。品种多样，色、香、味俱全，且易消化，以适合老年骨折患者。

③ 体位：必须向患者及其家属说明保持正确体位是治疗骨折的重要措施之一，以取得配合。指导与协助维持患肢于外展中立位；患肢置于软枕或布朗架上，行牵引维持之，并穿防旋鞋，忌外旋、内收，以免重复受伤而加重骨折移位；不侧卧；尽量避免搬动髋部，如若搬动，须平托髋部与肢体。在调整牵引、松开皮套检查足跟及内外踝等部位有无压力性损伤时，或去手术室的途中，均应妥善牵拉以固定肢体；复查X线片尽量在床旁，以防骨折或移位加重。

④ 维持有效牵引效能：不能随意增减牵引重量，若牵引量过小，不能达到复位与固定的目的；若牵引量过大，可发生移位。

⑤ 术前训练

a. 患者应充分认识功能锻炼的意义，消除思想顾虑，主动进行锻炼。

b. 进行患肢牵引的同时学习做卧位保健操，尽量活动健康肢体。

c. 在卧床的同时做股四头肌的等长收缩，同时配合双上肢及健侧下肢的屈曲活动。

d. 患肢置于外展10°～15°中立位，使踝关节保持90°背伸位，避免侧卧、盘腿、负重及主动抬腿。

（2）术后护理

① 体位的安置：腰麻的患者须去枕平卧6h后才能垫枕头；全麻术后患者未清醒时取平卧，头偏向一侧；患者穿“丁”字鞋，保持患肢外展中立位，不盘腿，不侧卧；手术后的患者可将患肢下垫

一软枕，促进肢体末梢肿胀的消退；另外，仰卧时在两大腿之间置软枕或三角形厚垫。

② 患肢血运、感觉及活动观察：若患肢皮肤发绀、皮温下降，足背动脉搏动减弱或消失，感觉麻木、减弱或消失，肢体不能活动或活动不到位等请及时通知医师处理。

③ 伤口及引流管的观察：观察引流量、颜色、性质，正常引流液色淡红，术后引流量为50～250ml，敷料有渗血或被污染时及时通知医师更换。

④ 饮食护理：全麻手术后的患者一般6h内禁饮禁食，可用沾湿的棉签打湿患者的口唇或涂液状石蜡、润唇膏等。术后6h可以先喝少许温开水，如无不适，可进食清淡的食物。术后当日避免进食牛奶和甜食，以防肠蠕动未完全恢复不能将过多的气体排出，而导致腹胀、腹痛。术后第1天后可进食高热量、高蛋白、高维生素、易消化的食物。

⑤ 并发症的观察及预防措施

a. 下肢深静脉血栓形成：术后患者由于卧床时间较长，下肢静脉回流缓慢，血液呈高凝状态，如血管内膜损伤，容易发生下肢深静脉血栓形成。

预防措施如下。

• 促进患肢血液循环：早期指导患者行股四头肌等长收缩锻炼，主动活动踝关节，并帮助按摩患肢。

• 防止血管内膜损伤：避免在患肢做静脉穿刺输液及静脉注射刺激性强的药物。

• 防止血液呈高凝状态：必要时术后可给予右旋糖酐-40静脉滴注，或口服小剂量阿司匹林，或小剂量肝素静脉滴注，以加强抗凝作用。如下肢静脉血栓形成，则应避免患肢活动，忌做按摩、理疗等，以免使血栓脱落引起肺等其他组织器官栓塞。

b. 肺部感染：老年人体弱，心肺功能差，卧床时间长，极易引起肺部感染。

预防措施：术后应注意保暖，血压平稳后采取半卧位。鼓励患者深呼吸及指导有效咳嗽，适当翻身，定时用手掌给患者轻拍胸背部，促进痰液排出，必要时雾化吸入消炎、化痰药，每日2次。

c. 泌尿系感染：患者卧床时间较长，怕小便不方便而限制饮水量，则极易发生泌尿系感染。

预防措施：应鼓励患者多饮水，并注意保持会阴部清洁，每日早晚帮助患者清洗会阴。若留置导尿管者应保持引流通畅，定时倾倒尿液，每日更换引流袋，每日用碘伏消毒尿道口及导尿管近端2次。导尿管应尽早拔除。

d. 切口感染：术后引流管堵塞，伤口渗血、渗液未能充分引流出而造成局部血液淤滞，引起感染。

预防措施：术后定时观察伤口渗血、渗液情况，若敷料渗湿，应及时更换，保持敷料及其周围皮肤清洁、干燥，换药时严格无菌操作。保持伤口引流管引流通畅，术后应用有效、足量抗生素。

e. 压力性损伤：老年患者皮肤松弛、弹性差，术后卧床时间较长，翻身困难，因此骶尾部易发生压力性损伤。

预防措施如下。

- 减轻局部压力，使用气垫床，定时翻身，擦身并按摩骨突部皮肤。
- 减轻局部物理性刺激，保持床单清洁、干燥、平整，减少局部摩擦。
- 鼓励患者增加蛋白质和营养的摄入，提高机体抵抗力。

## 股骨颈骨折内固定术后怎样进行功能锻炼?

答：(1) 术后0～1周

① 麻醉消退后立即开始活动足趾及踝关节，指导患者做双侧踝关节背伸和屈曲交替运动，每天5次，每次20下。方法为仰卧位时最大限度地伸踝关节，停顿，然后屈曲踝关节，再重复。

② 臀收缩运动：患者仰卧伸腿位，上肢舒适地放在身体两侧，收缩臀部肌肉，保持10s，放松重复。

③ 指导患者活动足趾关节，每天4～5次。

④ 对一些全身情况不好、比较虚弱的患者，开始时一般给予被动功能锻炼。方法为患者仰卧，两腿伸直，实施者站在患者的一侧，一手按在患者的小腿上，另一手被动活动其踝关节，做踝关节背伸和屈曲交替运动，并帮助其被动活动脚趾关节（图 4-9）。

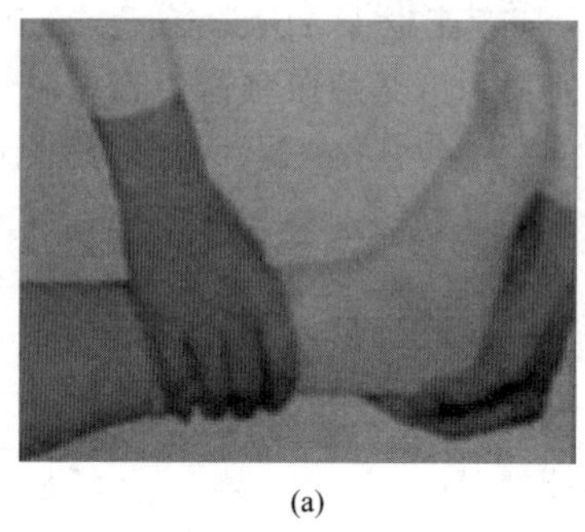
(a)

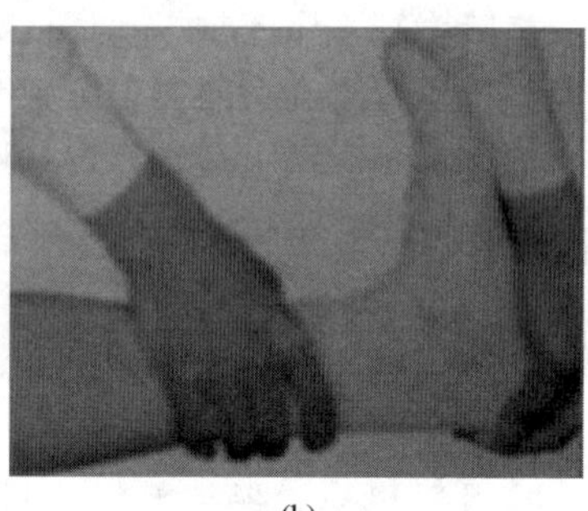
(b)

图 4-9　足部被动活动

⑤ 每日 4～5 次按摩患者的小腿和大腿肌肉，以防止肌肉萎缩。

（2）术后 2～4 周

① 继续前述练习并逐渐增加强度。

② 可在床上做主动屈膝屈髋，进行功能锻炼。锻炼时避免盘腿、内收及患肢的“4”字征。也可在健侧下肢的帮助下，练习患肢的直腿抬高运动，但患肢不可主动进行直腿抬高运动。

③ 进行健侧肢体的肌力和关节的活动，如扩胸，做深呼吸，活动腕关节、肘关节、肩关节，高抬腿，以减少患者肺部感染、肌肉萎缩、关节强直等并发症的发生，一般分别于上午、下午及睡前各做一次，每次 30min，每分钟活动 6～10 次。

④ 患者在此期间可在医师指导下扶双拐下地行走，但在此过程当中应避免患肢的负重着地，同时避免再次外伤。

（3）术后 5 周至 3 个月

① 指导患者继续进行床上被动髋膝关节屈伸练习，实施者一手托膝下，一手托足跟，在不引起异常疼痛的情况下屈髋，禁止内

收、内旋。

② 负重及平衡练习：必须经过X线检查，在骨折愈合程度允许情况的前提下进行足趾点地负重，随骨折愈合的牢靠程度，可在平板称上让患腿负重，以明确部分体重负重的感觉，但千万不能完全负重站立。

③ 上床练习：患者双手拉住拉手，健侧肢体先上，协助者托住患者足跟和腘窝处，协助将患肢放于床上。

④ 下床行走，逐渐由拄双拐行走改成拄单拐步行。

⑤ 下蹲时应避免患肢的内收、内旋。

（4）术后4～6个月　此期骨折多已愈合，练习旨在强化关节稳定性，逐渐恢复日常生活活动。

## 如何对该患者进行出院指导?

答：（1）饮食指导　多进富含钙质的食物，防止骨质疏松。告知患者钙是构成骨质的重要物质，维生素$D_3$可促进骨吸收与骨形成。鼓励患者补充钙质，多食用牛奶及奶制品、豆类等含钙较多的食品。多晒太阳以增加骨密度。

（2）活动　告诉患者股骨颈骨折愈合时间一般是4～6个月，为预防骨不连和股骨头缺血坏死，一定要嘱咐患者不能让患肢过早负重。伤后4个月经X线复查确定骨折愈合后，才能开始逐步负重。

（3）戒烟限酒　告诉患者，吸烟和饮酒可使骨量减少，成骨细胞功能下降，是造成骨折的重要危险因素，帮助患者戒烟，嘱其少饮酒。

（4）功能锻炼　出院后继续进行正确的功能锻炼，逐渐增加训练时间及强度，根据肌力的恢复和骨折的愈合情况决定运动量和负重时间。不盘腿，避免屈髋。

（5）防跌倒　对于股骨颈骨折的老年患者一定要进行关于生活环境的健康教育，因为跌倒有可能会造成第二次骨折，甚至给患者带来更坏的后果。因此，护士应告知患者要增强防跌倒意识，加强防跌倒知识和技能学习。患者应熟悉生活环境；调整生活方式；衣服要舒适，尽量穿合身宽松的衣服。家居环境应坚持无障碍观念，合理安排室内家具的高度和位置。居室内地面设计应防滑，保持地面平整、干燥，过道及卫生间安装扶手，地板上应放置防滑橡胶垫，厕所也最好使用坐厕。

## 【护理查房总结】

股骨颈骨折是老年人的常见骨折，而这些老年人伤前常合并有高血压病、心脏病、糖尿病及慢性支气管炎等疾病，伤后又因较长时间的卧床及被动体位，很容易加重其原发病或引起心脑血管疾病等多种并发症，预防并发症和加强并发症的护理至关重要。

老年人的股骨颈骨折往往是由骨质疏松造成，因此防治骨质疏松非常重要。应该从日常的生活习惯做起，培养良好的习惯，戒烟限酒，适当参加体育运动，并注意摄入富钙食品。另外，跌倒很容易造成骨折，所以要加强患者防跌倒的健康教育，注意生活周围环境的保护。

查房笔记

# 病例 3 • 股骨干骨折

## 【病历汇报】

**病情** 患者男性，36 岁，因“摔伤致左下肢疼痛并活动受限 3h”平车推送入院。患者既往体健，无传染性疾病及家族性疾病史，无药物、食物过敏史，无手术史、输血史。

**护理体查** T 36.8℃，P 83 次/分，R 20 次/分，BP 123/76mmHg。神志清楚，自主体位，急性痛苦面容。左大腿中段明显肿胀、畸形，局部皮肤温度稍高，无明显皮下淤血和瘀斑；左大腿中段叩击痛明显，局部可扪及骨擦感，有异常活动；左膝关节活动受限，被动活动疼痛；左下肢较对侧短缩约 1cm；足背动脉搏动可，肢端血运、感觉正常。其他体查无异常。

**辅助检查** 左股骨干 X 线片示左股骨干骨折（图 4-10）。白细胞（WBC）9.8×$10^9$/L，中性粒细胞百分比（N）82.3%，血

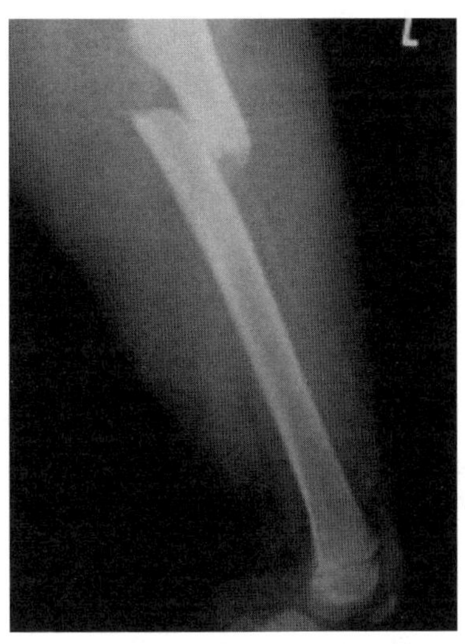


图 4-10 左股骨干 X 线片

红蛋白（Hb）100g/L，血沉（ESR）40mm/h，C反应蛋白50mg/L。其他无异常。

**入院诊断** 左股骨干骨折。

**主要的护理问题** 疼痛、压力性损伤、感染等。

**目前主要的护理措施** 入院后予以皮肤牵引术，制动、镇痛；完善术前相关检查；无手术禁忌证，择期行左股骨干骨折开放复位内固定术。

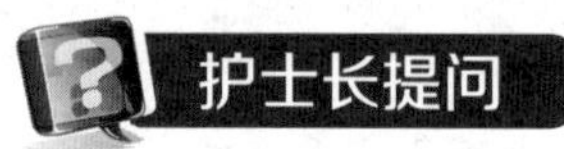


### 什么是股骨干骨折？

答：股骨干骨折是指股骨小转子与股骨髁之间的骨折，青壮年和儿童常见，约占全身骨折的6%，多由强大的直接暴力或间接暴力造成。直接暴力包括车辆撞击、机器挤压、重物击伤及火器伤等，引起股骨横断或粉碎性骨折；间接暴力多是由高处跌下所致，常引起股骨的斜形或螺旋形骨折。

### 术前准备中除了做三大常规、肝肾功能、心电图外，还须做哪些辅助检查？这些辅助检查有什么意义？

答：还须做X线片检查和血管造影。

（1）X线片　其意义参见锁骨骨折。

（2）血管造影　血管造影技术普遍应用于临床各种疾病的诊断与治疗，可以准确地反映血管病变的部位和程度。股骨干骨折应考虑有无合并血管损伤的可能，须做血管造影以明确诊断。

### 该患者诊断为股骨干骨折的依据是什么？

答：（1）外伤史。

（2）主要症状和体征　左大腿疼痛、肿胀、畸形、活动受限，有明显的压痛、外展外旋。

（3）影像学资料　左股骨干X线片示左股骨干骨折。

## 股骨干骨折的临床表现有哪些?

答：(1) 全身表现　股骨干骨折多由于严重的外伤引起，出血量可达500～1000ml。若为开放性或粉碎性骨折，出血量可能更大，患者可伴有血压下降、面色苍白等出血性休克的表现；如合并其他部位脏器的损伤，休克的表现可能更明显。因此，对于此类情况，应首先测量血压并严密动态观察，并注意末梢血液循环。

(2) 局部表现

① 一般表现

a. 疼痛：可出现患肢剧烈疼痛，活动时更明显，患者常处于被动体位。

b. 大腿肿胀、皮下瘀斑。

c. 髋及膝关节活动障碍。

② 特有体征

a. 患肢短缩：骨折远段受肌群牵引而向上移位，因而患肢变短。

b. 畸形：患者患肢多有成角畸形、旋转畸形。若骨折损伤腘动脉、腘静脉、胫神经或腓总神经，可出现远端肢体的血液循环、感觉和运动功能障碍。

c. 假关节活动和骨擦音。

## 股骨干骨折的分类有哪些?

答：(1) 根据骨折的形状分

① 横形骨折：大多数由直接暴力引起，骨折线为横形。

② 斜形骨折：多由间接暴力所引起，骨折线呈斜形。

③ 螺旋形骨折：多由强大的旋转暴力所致，骨折线呈螺旋状。

④ 粉碎性骨折：骨折片在3块以上，如碾压伤等。

⑤ 青枝骨折：断端没有完全断离，多见于儿童，因骨膜厚，骨质韧性较大，伤时未全断。

(2) Winquist将粉碎性骨折按骨折粉碎的程度分为以下几类(图4-11)。

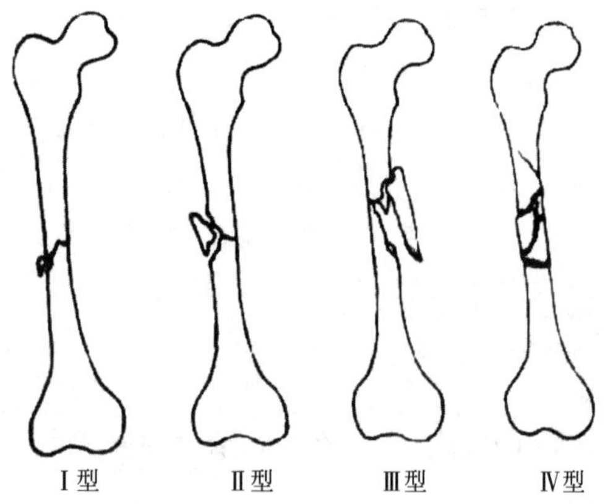


图 4-11　Winquist 分型

① Ⅰ型：小蝶形骨片，对骨折稳定性无影响。

② Ⅱ型：较大碎骨片，但骨折的近、远端仍保持 50%以上皮质接触。

③ Ⅲ型：较大碎骨片，骨折的近、远端少于 50%皮质接触。

④ Ⅳ型：节段性粉碎性骨折，骨折的近、远端无皮质接触。

## 如何治疗股骨干骨折？

答：(1) 非手术治疗

① 牵引治疗：垂直悬吊皮牵引常用于 3 岁以内小儿，将双下肢向上悬吊，牵引重量以能使臀部离床面有患儿拳大小的距离为宜；骨牵引常用于成人股骨干骨折，牵引可持续 8～12 周。

② 手法复位：横断骨折须待重叠畸形矫正后行手法复位，手法复位后可行持续牵引复位。

③ 外固定支具：对少数合并大范围软组织损伤者可采用股骨管型支具固定。

(2) 手术治疗

① 手术方式：钢板螺丝钉固定（图 4-12）；髓内钉。

② 手术适应证

a. 牵引失败；

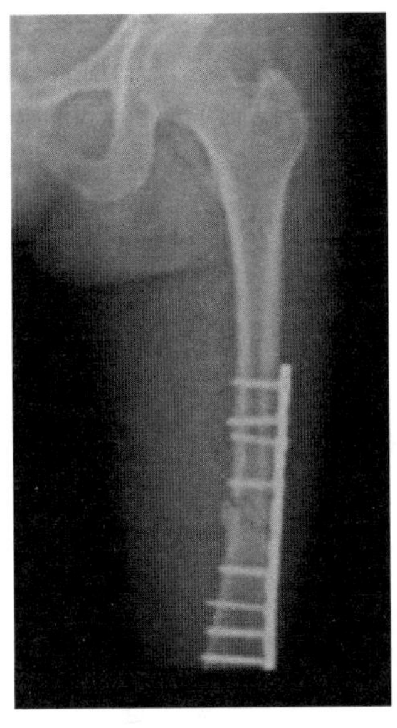

图 4-12　左股骨干骨折术后 X 线片

b. 软组织嵌入，骨折端部接触，或不能维持对位，检查时无骨擦音；

c. 合并重要神经、血管损伤，需手术探查者，可同时行开放复位内固定；

d. 骨折畸形愈合或不愈合者。

## 手术前应对患者采取哪些护理措施?

答：(1) 体位　按皮肤牵引术要求放置体位。

(2) 病情观察　观察患肢足背动脉搏动、感觉、运动、颜色以及肿胀情况，尤其对于股骨下 1/3 骨折，注意有无刺伤或压迫腘动脉、腘静脉和神经征象。

(3) 疼痛护理　维持有效皮肤牵引（详见股骨颈骨折的护理皮肤牵引介绍），减少骨折断端摩擦引起的疼痛，如患者垫有气垫床，可适当延长翻身时间至 3～4h，翻身时要注意牵引患肢。遵医嘱应用镇痛药物。

（4）心理护理　主动向患者做好疾病和手术的宣教，消除其紧张情绪，并向患者介绍成功病例，增强患者的信心。

（5）术前准备　完善常规术前准备，予以手术区域上下15cm剃除毛发，必要时会阴部备皮。

## 左股骨干骨折开放复位钢板螺钉内固定术后的一般护理措施有哪些？针对主要的护理问题，应采取什么护理措施？

答：（1）一般护理　参见锁骨骨折。

（2）主要的护理问题及护理措施

① 疼痛：与手术创伤及周围组织损伤有关。

护理措施如下。

a. 适当抬高患肢，有利于血液回流，消除肿胀，减轻因肿胀引起的胀痛不适。

b. 取舒适体位，减少因长时间卧床引起的腰背肌肉酸痛或不舒适感；尽量采取健侧卧位，避免压迫伤口。

c. 予以心理疏导及分散注意力。

d. 遵医嘱予以药物镇痛。

② 便秘：与长期卧床导致肠蠕动减慢有关。

护理措施如下。

a. 嘱患者多食水果、蔬菜，避免进食牛奶、豆类等胀气食物。

b. 可进行腹部顺时针环状按摩，促进肠蠕动，协助排便。

c. 根据医嘱必要时给予患者酚酞片口服、开塞露塞肛等措施促进患者排便。

d. 上述方法无效，则采取灌肠。

③ 压力性损伤：与手术后疼痛、活动障碍、术后饮食不佳、营养状况欠佳有关。

护理措施如下。

a. 定时改变体位：两腿之间夹一软枕，尽量采取健侧卧位，避免压迫伤口。定时检查骶尾部、足后跟及其他容易发生压力性损伤的部位，并用赛肤润按摩受压部位和骨隆突，可在骨隆突处贴减压垫或安普贴保护。

b. 指导患者如何在床上排便，在更换床单、衣物和放取便盆时，动作应轻柔，避免拖、拉、推等动作，以免损伤皮肤。

c. 加强生活护理，保持皮肤及床单位清洁干燥。

④ 自理能力缺陷：与疾病的治疗、骨折后患肢功能受限有关。

a. 加强巡视，从生活上关心体贴患者，了解其生活所需，尽量满足患者的要求。协助患者床上大小便、进食等，满足日常生活所需。

b. 指导患者使用呼叫器，将常用物品放置患者易取的地方，鼓励患者完成病情允许的自理活动或部分自理活动。

c. 安慰患者不要急于活动，所有动作应慢而稳，循序渐进。

## 股骨干骨折术后如何进行功能锻炼？

答：(1) 术后 1～3 天　行股四头肌功能锻炼；足背的屈伸运动，屈伸时肌肉绷紧并停顿 5s，然后放松；踝关节旋转运动，每天 2～3 次，每次 10～15min；活动足趾关节，每天 4～5 次，每次 10～15min。

(2) 术后 4 天至 2 周

① 进行卧床屈膝运动（参见股骨颈骨折人工关节置换术后的护理），角度从 20°～30°开始，每天增加 10°逐渐增加到最大角度，每天 2～3 组，每组 10 次。

② 直腿抬高练习（参见股骨颈骨折人工关节置换术后的护理）。

③ 术后 7 天，摇高床头，协助患者坐于床旁，做膝关节的屈伸练习，坐床时特别注意膝关节紧贴床缘，以免因采取坐位后压迫手术部位，每天 2～3 次，每次 10～15min。

(3) 术后 2～3 周　患者在此期间可在医师指导下使用双拐下地行走，但应避免患肢负重着地，防止再次受伤，且时间不宜过长。

(4) 术后 1 个月　根据骨折愈合情况进行自主负重活动，逐渐增加患肢活动以加强其适应工作、生活的能力。

### 股骨干骨折内固定术后有哪些常见的并发症?

答:(1)感染　发生率较高，多发生于术后早期，引起感染的原因很多，包括术中污染、内固定材料、体内其他部位的炎性病灶诱发的菌血症。因此，术前必须注意患者体质情况，完善必要检查，排除存在感染病灶和其他系统疾病的可能性。

(2)下肢深静脉栓塞　参见股骨颈骨折下人工髋关节置换术的术后并发症内容。

(3)钢板弯曲、断裂　发生的原因多由于手术后未用石膏、支具进行外固定或固定时间过短，以致过分依赖钢板有限的固定力量去负重或活动，造成钢板弯曲或断裂。一旦发生应重新手术。

### 该患者如何进行出院指导?

答:(1)加强营养，禁烟酒，促进骨折愈合。

(2)日常生活，如如厕、捡东西、系鞋带等时应避免深蹲，避免髋关节过度屈曲，上下楼梯或活动时动作幅度不宜太大，避免再次受伤或钢板断裂。

(3)坚持做髋、膝关节的屈伸锻炼，每天2～3次，每次10～15min。

(4)定期复查，时间为术后1个月、3个月、6个月，如受伤部位出现疼痛、活动障碍时应及时就诊。

## 【护理查房总结】

股骨干骨折是骨科常见疾病，常见于儿童和青壮年，多由强大的直接暴力或间接暴力造成。此病的观察重点是患肢末梢血运、感觉、肢体的肿胀情况，在日常生活中不宜过早负重活动，避免剧烈运动，防止再次受伤。

# 病例 4 • 髌骨骨折

## 【病历汇报】

**病情**　患者女性，66 岁，“摔伤后右膝肿胀、疼痛伴活动受限 3h”，轮椅推送急诊入院。患者既往体健，无传染病及家族遗传病史，无药物、食物过敏史，无手术史、输血史。

**护理体查**　T 36.6℃，P 72 次/分，R 20 次/分，BP 130/70mmHg。神志清楚，自主体位，表情痛苦。患者右膝屈曲，不能主动伸直；右膝肿胀明显，髌前区皮下淤血；足背动脉搏动可，患肢末梢血运、感觉正常；皮肤温度不高；右膝压痛明显，有叩击痛；浮髌试验阳性；右膝关节活动受限，被动活动疼痛；其他体查无异常。

**辅助检查**　右膝 X 线片示右髌骨粉碎性骨折。实验室检查示白蛋白 30.5g/L，总蛋白 56.5g/L，其他无异常。

**入院诊断**　右髌骨粉碎性骨折。

**主要的护理问题**　疼痛、关节血肿、膝关节僵硬等。

**目前主要的治疗措施**　入院后予以石膏固定，制动、镇痛；膝关节处持续冰敷，消肿、镇痛；完善术前相关检查；无手术禁忌证，择期行右髌骨骨折开放复位内固定术。

## 护士长提问

### 什么是髌骨骨折？

答：髌骨骨折是指直接或间接暴力造成的以髌骨局部肿胀、疼痛、膝关节不能自主伸直，皮下瘀斑为主要临床表现的骨折。

(1) 间接暴力　如跌倒或跳下时于轻度屈膝位突然站立着地，股四头肌强烈收缩，造成横形骨折，多伴有髌旁腱膜和关节囊破裂。

（2）直接暴力　如直接打击或跌倒时髌骨着地，主要为粉碎性骨折，髌旁腱膜和关节囊多完整。

**术前准备中除了做三大常规、肝肾功能、心电图外，还须做哪些辅助检查？这些辅助检查有什么意义？**

答：还须做X线片，其意义参见锁骨骨折。

**患者诊断为髌骨骨折的依据是什么？**

答：（1）外伤史。

（2）主要症状和体征　右膝疼痛、肿胀、淤血，活动受限，右膝不能主动伸直、活动障碍、有明显压痛。

（3）影像学资料　X线片示右髌骨粉碎性骨折。

**髌骨骨折的临床症状有哪些？**

答：（1）一般表现

① 疼痛：膝部除有自发疼痛外，移动患肢时更明显，局部有压痛。

② 膝部肿胀、皮下淤血。

③ 功能障碍，不能主动伸膝及负重。

（2）特有体征　移位明显的骨折，可触及骨折线间的间隙。

**髌骨骨折有哪些分型？**

答：（1）根据骨折线的方向和骨折机制分型。

① 横形骨折：包括斜形骨折，约占所有髌骨骨折的2/3，为膝关节屈曲位时股四头肌强力收缩所致。

② 粉碎性骨折：约占所有髌骨骨折的1/3，主要为直接暴力所致。

③ 纵形骨折：少见，骨折线多在外侧，当屈膝位同时有外翻动作时，髌骨被拉向外侧，在股骨外髁上形成支点而造成。

④ 撕脱骨折：较少见，多在髌骨下极，不涉及关节面。

（2）根据骨折是否有移位分型

① 无移位型：骨折端无移位，可有纵形、横形、斜形、边缘星状及粉碎等多种形态的骨折线出现。

② 移位型：以髌骨的中 1/3 骨折为多见，骨折端分离，骨折远端可向前下方翻转。

## 如何治疗髌骨骨折？

答：根据患者的年龄及骨折的特点和类型，选择不同的治疗方法。

（1）非手术治疗　打长腿石膏托或管型石膏。适用于无移位型髌骨骨折，不需要手法复位，抽出关节内积血，包扎，用长腿石膏托或管型固定患肢于伸直位 3～4 周。

（2）手术治疗　适用于移位大于 2～3mm、关节面不平整、合并伸肌支持带撕裂的骨折，以及开放性骨折。

切开复位内固定有以下几种。

a. 钢丝环扎内固定（图 4-13）：用钢丝沿髌骨周围软组织进行环扎固定。

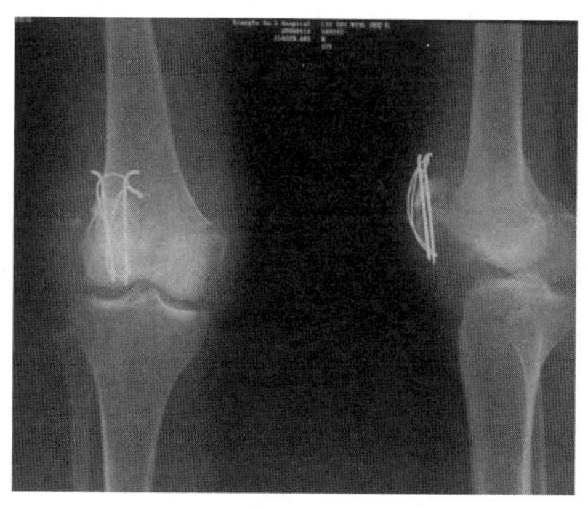

图 4-13　钢丝环扎内固定术后 X 线片

b. 张力带内固定：将钢丝置于髌骨张力侧，使之在承受功能负荷时，由于肌肉收缩，使张力转变为动力，在产生断端间轴向加压的同时不产生旋转力，有利于内固定的稳定，起到促进骨折愈合的作用。

c. 形状记忆整复器（NT-聚髌器）内固定（图 4-14）：对于粉

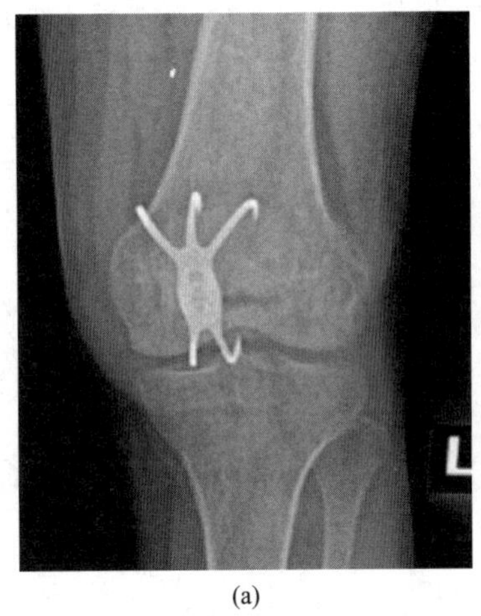


(a)

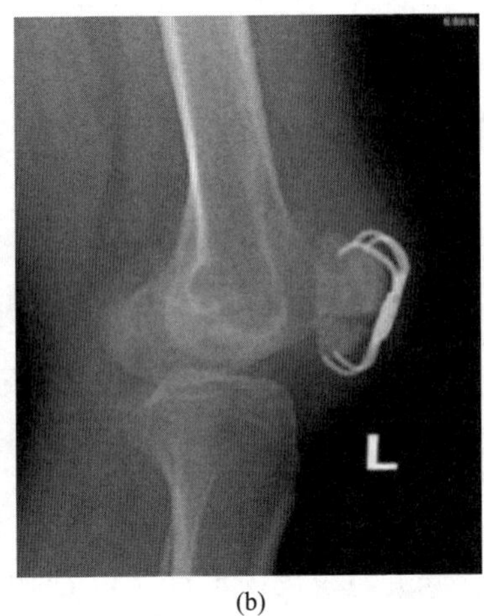


(b)

图 4-14 NT-聚髌器内固定术后 X 线片

碎性及冠状位髌骨骨折，可应用镍钛聚髌器固定。根据髌骨不同的粉碎情况，可以选择合适型号的内聚髌器，使周缘的爪支十分准确地拢住粉碎的骨折块，无须附加任何其他辅助固定。

d. 髌骨部分切除术：髌骨严重粉碎，不能复位的部分，可进行切除，同时修补损伤的韧带、关节囊、肌腱等软组织。

e. 髌骨全切除术：髌骨严重粉碎、移位，陈旧性骨折畸形愈合或不愈合，合并创伤性关节炎或老年患者合并膝关节疾患时，可行髌骨切除术。

## 该患者手术前应采取哪些护理措施?

答：(1) 体位　抬高患肢，使之处于功能位。

(2) 病情观察　观察患肢末梢血运、感觉、活动、颜色、足背动脉搏动以及膝关节肿胀情况。重视患者的主诉，如有疼痛、麻木等不适，立即报告医师并处理。

(3) 疼痛护理　膝关节持续冰敷，消肿、镇痛；遵医嘱应用镇痛药物。

(4) 术前准备　完善常规术前准备，予以手术区域上下 15cm

剃除毛发。

## 髌骨骨折开放复位内固定术术后的一般护理措施有哪些？针对主要的护理问题，应采取什么护理措施？

答：(1) 一般护理措施　参见锁骨骨折。

① 体位：抬高患肢，膝关节处持续冰敷。

② 病情观察：观察患肢末梢血运、感觉、肿胀及疼痛情况，如有异常立即报告医师并处理。

(2) 主要的护理问题及护理措施

① 疼痛：与手术创伤及周围软组织损伤有关。

护理措施如下。

a. 抬高患肢，有利于血液回流，消除肿胀，减轻因肿胀引起的胀痛不适。

b. 采取舒适体位，应尽量采取健侧卧位，避免压迫患肢。

c. 予以心理疏导及分散注意力。

d. 遵医嘱予以药物镇痛。

② 自理能力缺陷：与骨折后患肢功能受限有关。

处理措施如下。

a. 加强巡视，从生活上关心体贴患者，了解生活所需，尽量满足患者的要求。协助患者床上大小便、进食等，满足日常生活所需。

b. 指导患者使用呼叫器，将常用物品放置患者易取的地方，鼓励患者完成病情允许的自理活动或部分自理活动。

## 髌骨骨折术后如何进行功能锻炼？

答：(1) 术后 1～3 天　由于伤口疼痛，术后不宜过早进行股四头肌等长收缩，须在医师的指导下进行。可嘱患者进行足趾关节、踝关节屈伸、旋转活动以及被动的直腿抬高练习，每天 3 次，每次 10～15min。

(2) 术后 3～7 天　扶双拐不负重行走。

(3) 术后 1～2 周　待疼痛缓解后可进行膝关节屈伸练习（若

术后行石膏外固定患者，此锻炼应在4周拆除石膏后进行)。患者平卧练习或坐在床边让患肢下垂，由护士辅助，做膝关节屈曲活动，屈膝角度在60°之内，每日2～3次，每次10～15min。练习后即可冰敷15min，减轻疼痛。

(4) 术后2～4周　开始主动直腿抬高练习，伸膝后直腿抬高至足跟离床15cm处，保持5s放下，再抬起来，如此反复。

(5) 术后3～6周　逐渐加大膝关节屈曲角度，使屈膝达90°～100°。

(6) 术后8周　屈膝到120°左右，12周后屈膝角度基本同健侧。

## 髌骨骨折术后常见的并发症有哪些?

答：(1) 创伤性关节炎　是髌骨骨折最为常见的并发症。创伤导致关节面软骨的损伤、残留的"台阶"样错位畸形使髌骨关节负重紊乱，关节软骨退变，最终导致创伤性关节炎。术中尽量使骨折达到良好复位，保持关节软骨面平整。术后正确的功能锻炼可减少创伤性关节炎的发生。

(2) 关节血肿　主要是手术止血不够彻底、引流不畅造成。术中应彻底止血，必要时留置引流。

(3) 内固定钢丝断裂　是由功能锻炼不当或日常活动不当引起。发生断裂时应重新手术。

(4) 膝关节僵硬　是由长时间石膏固定，未能配合功能锻炼或功能锻炼不到位引起。应尽早进行股四头肌收缩锻炼、膝关节屈伸练习等，必要时手术松解。

## 该患者如何进行出院指导?

答；(1) 患肢不宜过早负重，1个月后扶双拐下地行走，3个月以后弃拐行走。

(2) 为预防关节僵硬，应坚持膝关节锻炼，每天做膝关节的屈伸运动2～3次，每次10～15min。

(3) 患肢避免剧烈运动，屈膝角度要循序渐进。

(4) 定期复查，时间为术后1个月、3个月、6个月。如有不适，应及时就诊。

## 【护理查房总结】

髌骨骨折多见于青壮年，由直接或间接外力损伤所致，常会引起关节僵硬及创伤性关节炎。术后护理重点是指导患者早期进行功能锻炼，如膝关节屈曲练习，以防止关节僵硬，促进膝关节的功能恢复。不宜过早负重活动，避免剧烈运动，防止再次受伤。

查房笔记

# 病例 5 • 前交叉韧带断裂

## 【病历汇报】

**病情** 患者女性，14 岁，因“外伤后左膝疼痛 2 个月余”步行入院。患者自起病以来，精神食欲欠佳，睡眠差，大小便正常，体重无明显减轻。患者否认传染性疾病及家族性疾病史，无药物、食物过敏史，否认外伤手术史、输血史。

**护理体查** T 36.5℃，P 80 次/分，R 18 次/分，BP 120/80mmHg。神志清楚，自主体位，查体合作。左股四头肌轻度萎缩，局部皮肤无明显红肿、窦道、流脓，皮肤温度不高，左膝关节前方间隙压痛，左膝被动屈伸活动可，膝上 10cm 周径左侧较右侧小 2cm，研磨试验阴性，侧方应力试验阴性，麦氏征阴性，前抽屉试验阳性，余未见明显异常。

**辅助检查** 膝关节 MRI 检查示左膝前交叉韧带断裂（?）、内侧副韧带损伤，左膝少量关节积液。血沉（ESR）20.0mm/h，C 反应蛋白（CRP）46.5g/L，肝肾功能、血常规、尿常规、粪常规正常。

**入院诊断** 左膝前交叉韧带断裂。

**主要的护理问题** 疼痛、关节僵硬。

**目前主要的治疗措施** 注意休息，完善检查及术前准备；行自体肌腱重建前交叉韧带手术；药物治疗以镇痛、保护胃黏膜，并提供营养支持。

## 护士长提问

### 什么是前交叉韧带？

答：前交叉韧带（图 4-15）又称前十字韧带，位于膝关节内，连接股骨与胫骨，主要作用是限制胫骨向前过度移位，它与膝关节

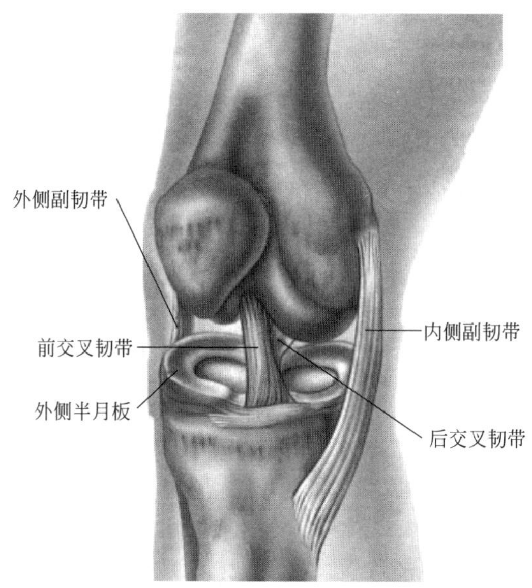


图 4-15　膝关节解剖结构图

内其他结构共同作用，维持膝关节的稳定性，使人体能完成各种复杂和高难度的下肢动作。膝关节伸直位下内翻损伤和膝关节屈曲位下外翻损伤都可以使前交叉韧带断裂。一般前交叉韧带很少会单独损伤，往往合并有内、外侧韧带与半月板损伤；但在膝关节过伸时，有可能会单独出现前交叉韧带损伤；另外，来自膝关节后方的暴力和胫骨上端的力量也可使前交叉韧带断裂，前交叉韧带损伤亦多见于竞技运动。

## 该患者诊断为前交叉韧带断裂的主要依据有哪些？

答：主要诊断依据为两点，一方面是依据主要的临床表现，另一方面是影像学表现。辅助检查为 MRI，其目的是看是否有韧带等软组织损伤，明确损伤部位、程度等。

## 前交叉韧带断裂的临床表现有哪些？

答：(1) 急性前交叉韧带断裂的主要表现

① 韧带撕裂时伴有撕裂声和关节错动感，关节内出血导致关

节肿胀、疼痛，多数不能继续从事原来的运动，甚至伸直和过屈活动受限。

② 查体时浮髌试验阳性，Lachman 检查松弛、无抵抗。

③ 膝关节 MRI 检查提示关节内积血，前交叉韧带肿胀或连续性中断，可以看到残端、股骨髁间窝外侧壁或股骨外髁后方和相对应的胫骨平台骨挫伤表现。

（2）陈旧性前交叉韧带断裂的主要表现

① 关节松弛、不稳定，患者在运动中有膝关节错动感或打软腿，不能急停急转，不能用患腿单腿支撑。

② 运动中膝关节容易反复扭伤、疼痛，造成半月板损伤后甚至出现反复交锁。

③ 查体：Lachman 检查松弛、无抵抗，前抽屉试验阳性。

④ 膝关节 MRI 检查提示前交叉韧带连续性中断，可以看到残端，股骨外髁和胫骨平台骨挫伤表现。时间过久的，韧带的形态消失，出现骨质增生表现。

⑤ 反复扭伤的患者往往继发关节软骨和半月板损伤。

## 诊断前交叉韧带断裂的辅助检查有哪些？

答：（1）Lachman 试验（图 4-16） 患者平卧，屈膝 15°～

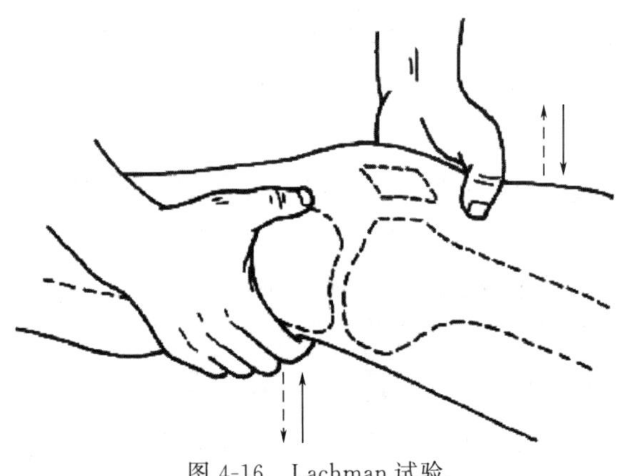

图 4-16 Lachman 试验

20°，足置于床上。检查者一手抓住患者股骨下端，一手抓住胫骨上端做方向相反的前后推动。如有超过健侧的向前移动，则视为阳性。

（2）抽移试验　Macintosh 抽移试验、Slocum 抽移试验。

（3）膝关节 X 线检查　可检查胫骨髁间隆突撕裂骨折，内外侧应力检查时，髁间一侧关节间隙增宽。

（4）MRI　急性期 MRI 检查确诊率可达 95%以上，慢性期由于体征明确，MRI 检查并非必要。

## 前交叉韧带断裂的治疗方式有哪些？该患者采取的是何种治疗方式？

答：（1）非手术治疗　单纯前交叉韧带断裂或不全断裂，可先用石膏固定患膝于伸直位，注意在石膏成型前将患侧胫骨上端向后推，固定 4～6 周。石膏固定 3 天后开始进行股四头肌训练。

（2）手术治疗　前交叉韧带完全断裂的最佳治疗方案是手术重建前交叉。

① 手术的最佳时机是在 3 个月之内。

② 关节镜下前交叉韧带重建术技术成熟，创伤小，恢复快。

③ 重建前，交叉韧带可以选用的移植物材料包括自体材料（如绳肌腱、自体髌腱等）；如果多韧带同时损伤，可以考虑异体肌腱或人工韧带等。

该患者采用关节镜下取自体肌腱重建前交叉韧带。

## 前交叉韧带损伤常用的重建手术方法有哪些？

答：前交叉韧带损伤常用的重建手术方法有骨-髌腱-骨游离移植重建术、四股腘绳肌重建术、异体肌腱重建术。

## 前交叉韧带损伤急性期应该如何护理？

答：（1）冰敷膝关节以便消肿、镇痛。

（2）关节制动，必要时加压包扎，减少再出血。

（3）如没有条件近期手术，在肿痛减轻后，进行膝关节活动度练习和下肢肌力练习。

（4）合并内侧副韧带损伤时，要在损伤后10天内限期行急诊手术治疗。如果存在关节活动障碍，要在关节活动范围接近正常后再手术。

## 该患者术前应该采取哪些护理措施？

答：（1）心理护理　术前向患者介绍手术方法、目的和术后注意事项，说明关节镜下前交叉韧带重建术是微创手术，自体韧带重建术具有免疫排斥反应轻、术后疼痛较轻、功能恢复快等优点。消除患者心理的顾虑，为术后康复做好准备。

（2）预防感染　该手术是在关节内进行，虽然术后感染与否主要取决于术中严格无菌操作及患者是否存在易感因素等，但术前给予足够重视和预防感染很重要。术前、术中予以同等剂量的抗生素预防感染。

（3）床上大小便训练　前交叉韧带移植术后患肢须制动，大小便很不方便，术前即指导患者练习在床上大小便。

（4）局部准备　膝关节区域备皮；术前教会患者如何进行术后的关节活动和股四头肌等长收缩的锻炼。

## 前交叉韧带损伤术后如何护理？

答：（1）一般护理　术后可立即给予冰水冷敷，每次15min，持续6～8次，以减少切口出血与肿胀、疼痛，也可应用镇痛泵镇痛。

（2）患肢体位　重建前交叉韧带术后，常规膝后垫软枕，保持膝屈曲15°～20°。此种体位可使前交叉韧带处于松弛状态，使移植后的韧带处于张力最小状态，有利于韧带与骨接合口的愈合。

（3）康复训练　多数患者因术后怕痛和担心重建的韧带松动或断裂而不愿接受早期功能锻炼，护士应耐心说服患者，让其知道功能锻炼可以有效地防止股四头肌萎缩，以取得患者的积极配合，全面实施术后的康复计划。康复训练包括床上主动运动和被动运动以及下床负重训练。

① 主动运动：股四头肌、踝关节等肌群锻炼。麻醉清醒后即可指导患者进行股四头肌的等长收缩锻炼，尽量伸膝，但不发生关

节活动，背伸踝关节，收缩股四头肌，使其持续 5s 后放松为 1 次，每日锻炼 200 次，分 4～5 次做完。

② 被动运动：为防止膝关节粘连及退变，应及早使用 CPM 进行功能锻炼，及早缓慢地、可控地、逐渐均匀地增加患肢的屈膝度数，将膝关节活动范围调节到患者能忍受屈膝的最大限度为宜，一般从 30°开始，每日递增 5°，每日 2 次，每次 30min，直至超过 90°。

③ 负重训练：术后第 3 天佩戴支具即可扶双拐下地行走，可调式膝关节活动支具佩戴至术后 3 个月，并按术后康复程序逐步调整支具角度，逐渐负重。

## 【护理查房总结】

前交叉韧带断裂损伤重建术后康复是通过功能锻炼恢复正常的关节活动度、肌力及关节稳定性，术后早期功能锻炼是康复关键，术后第 3 天即可在医师、护士指导下开始行关节活动度练习，以最大限度地恢复膝关节功能。前交叉韧带及内侧副韧带同时损伤造成严重膝关节不稳，可导致继发性损伤，继而严重影响患者膝关节远期功能和生活质量。采用关节镜重建交叉韧带，具有操作精细、对关节内环境影响小、手术创伤小、恢复快等优点，有助于患者早期进行功能锻炼。在循序渐进的康复训练并且在确保重建韧带稳定修复的前提下，指导患者进行有计划、分阶段的功能锻炼，使其关节功能得到很好的恢复，满足患者工作和生活的基本需要，为患者生活质量的提高起到积极的作用。

查房笔记

# 病例 6 • 膝关节半月板损伤

## 【病历汇报】

**病情** 患者男性，63 岁，因“外伤后反复左膝疼痛、活动受限 1 个月余”，步行入本科。患者自起病以来，精神食欲欠佳，睡眠差，大小便正常，体重无明显减轻。患者否认传染性疾病及家族性疾病史，无药物、食物过敏史，否认外伤手术史、输血史。既往无其他病史及家族史。

**护理体查** T 36.5℃，P 90 次/分，R 20 次/分，BP 115/80mmHg。神志清楚，自主体位，步入病房，跛行步态，查体合作。左膝关节轻度肿胀，未见开放性伤口及瘀斑等，皮肤温度正常；左膝内外侧间隙均有压痛，以内侧较明显；左膝关节屈伸活动度正常，内外旋转活动受限；左膝关节 McMurray 试验阳性，纵向叩击痛阳性，膝关节过伸、过屈试验阳性；左足背动脉搏动可，肢端血运、感觉正常。其他体查无异常。

**辅助检查** 左膝 MRI 示左膝内、外侧半月板可见异常信号，考虑半月板损伤；血沉（ESR）10.0mm/h，C 反应蛋白（CRP）52.5g/L，白蛋白 36.5g/L，总蛋白 65.0g/L，血常规、尿常规、粪常规正常。

**入院诊断** 左膝内、外侧半月板损伤。

**主要的护理问题** 疼痛、有皮肤完整性受损的危险、躯体活动障碍、股四头肌萎缩等。

**目前主要的治疗措施** 注意休息，完善检查及术前准备；行关节镜下半月板全切术；药物治疗，包括镇痛、保护胃黏膜、营养支持；功能锻炼综合康复治疗。

## 护士长提问

### 什么是膝关节半月板损伤？

答：膝关节半月板损伤是指膝关节内的半月形纤维软骨的破

裂。正常膝关节由股骨髁的球形关节面与胫骨平台连接，内外侧的楔形间隙由内外侧半月板充填，增加了胫骨承受载荷传导的面积，起到稳定关节的作用。半屈膝位受到扭转载荷时或者反复下蹲起立时均可能引起半月板损伤。

## 该患者诊断为膝关节半月板损伤的依据有哪些？

答：(1) 主要临床表现　反复左膝疼痛、活动受限。

(2) 影像学表现　左膝 MRI 示左膝内外侧半月板可见异常信号，考虑半月板损伤。MRI 检查的目的是判断是否有半月板及其他韧带、软组织损伤，明确损伤部位、程度等。

## 膝关节半月板损伤的临床表现有哪些？

答：(1) 症状

① 疼痛：疼痛往往发生在运动中的某种体位，体位改变后疼痛可能消失。疼痛部位在两侧关节间隙；行走可，但乏力，上下楼梯时尤为明显，且伴有疼痛或不适。

② 肿胀：急性受伤时，有关节囊内壁滑膜损伤，引起关节内出血、渗液；伤后关节逐渐肿胀。

③ 活动受限：走路时，尤其是上下楼梯时，感到下肢无力，常打软腿，影响工作和生活。时间长了，大腿肌肉萎缩，周径变细。有的患者行走时，突然觉得膝关节疼痛异常，不能活动，甚至跌倒；忍痛活动小腿后，又可以恢复行走。这种症状称为关节交锁，是损伤的半月板卡住关节的缘故。膝关节活动痛，以行走和上下楼时明显，部分患者可出现膝部打软腿及交锁现象。

(2) 体征　McMurray 征（图 4-17）阳性。检查者立于患者右侧，以一手的拇指和中指放于关节线上，另手紧握患肢的踝部或跟部，髋膝关节完全屈曲，然后将胫骨外展、外旋或内收、内旋，同时逐渐伸直膝关节，如能感到半月板的断片于此间滑动，手指于关节线处有冲击感，同时有响声，即提示有半月板破裂存在。越是在膝关节接近伸直位时出现阳性体征者，标志破裂处越靠近前角；相反，越接近屈曲位出现阳性体征者越靠近后角。

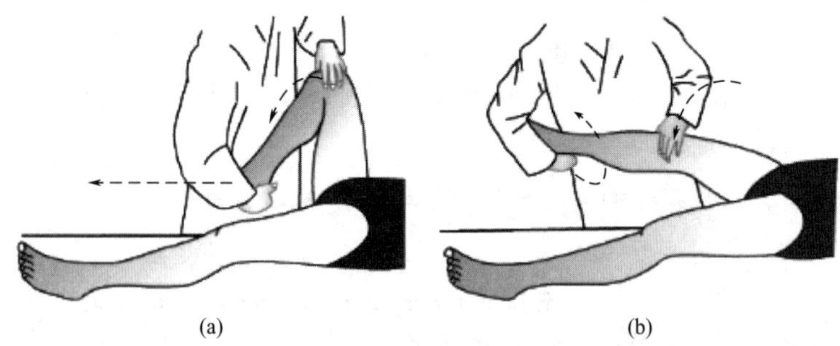


图 4-17　McMurray 征检查

## 膝关节半月板损伤具有哪些特点？

答：半月板破裂常见于矿工、搬运工人和篮球、足球运动员等，国外报道以内侧半月板损伤多见，而国内则以外侧半月板损伤为多。内侧半月板损伤常有外伤史且症状较明显，易引起患者与医师的重视。内侧半月板外伤后容易损伤，其原因主要是：在日常生活中，膝关节外翻位受伤较内翻位受伤多；内侧半月板与内侧副韧带相连，限制了半月板的活动度，因而容易受伤；解剖上，股骨内侧髁比外侧髁大，摩擦机会多；内侧半月板内缘较薄，损伤后易游离于关节内，症状较明显。

## 膝关节半月板损伤有哪些类型？

答：（1）按半月板损伤的形状　分为退变型、水平型、放射型、纵型、横型、前后角撕裂型、边缘型和混合型。

（2）按半月板损伤形态　分为纵形损伤、水平损伤、斜形损伤及放射状损伤等。

## 诊断膝关节半月板损伤的辅助检查有哪些？

答：（1）X 线片　对半月板损伤很少有确诊的意义，但可以排除软骨损伤、关节内游离体等。

（2）MRI　半月板损伤确诊率可达 90%～95%，特别是急性期。

（3）膝关节镜　对膝关节疾病有较高的准确率，尤其对半月板损伤有较高的准确率。

## 膝关节半月板损伤的治疗方式有哪些？该患者采取的是何种治疗方式？

答：（1）非手术治疗　不伴有其他病变的不完全半月板撕裂，或小的（<5mm）稳定的边缘撕裂，以及发生于半月板边缘有血管部分稳定的垂直纵型撕裂常可以自然愈合。非手术治疗期间，予以石膏托固定 4 周，如关节肿胀明显，可穿刺抽出积血后加压包扎，待患者疼痛减轻后行股四头肌功能锻炼。

（2）手术治疗　经非手术治疗无效，症状和体征明显，应及早手术治疗；对于半月板撕裂范围较大时，非手术治疗患者半月板不能愈合可考虑手术治疗。治疗方法包括半月板全切术、部分半月板切除术、半月板修复术和异体半月板移植术。

该患者采取的是关节镜下半月板全切术。

## 什么是关节镜？关节镜治疗的优点有哪些？

答：关节镜由光学系统、光导纤维和金属鞘三部分组成，通过 0.5cm 的切口，将具有照明的透镜金属管插入关节腔内，在关节的内部将图像在监视器上放大，观察关节内的病变情况，因此比关节切开后肉眼观察更准确；同时从另外的小切口孔，插入检查或手术的器械，在电视监视下进行全面检查和进行手术。

关节镜的优点如下。

（1）切口小，美观，可避免术后晚期因关节表面和运动部位的瘢痕而引起的刺激症状。

（2）属于微创手术，痛苦小，术后反应较小，患者易于接受。

（3）术后早期即可活动和使用肢体，避免长期卧床导致的并发症，减少护理人力和费用。

（4）并发症相对较少。

（5）基本不影响关节周围肌肉结构，术后可早期进行功能锻炼，防止关节长期固定引起的废用和并发症。

（6）可以在近乎生理环境下对关节内病变进行观察和检查，有“把眼和手指放入关节内”之称，可对关节进行动力性检查，提高诊断能力，某些疾病如滑膜皱襞综合征是通过关节镜才确诊的。

（7）关节镜可施行以往开放性手术难以完成的手术，如半月板部分切除术等。

### 关节镜可用于哪些关节伤病的诊断和治疗？

答：可用于膝关节半月板损伤、膝关节盘状软骨的诊断和治疗；膝关节骨性关节炎、骨质增生的治疗；膝关节腔内游离体摘除；慢性滑膜炎的治疗；髌骨软化症的治疗；膝关节内骨折，膝关节前、后交叉韧带损伤的诊断和治疗；剥脱性骨软骨炎、风湿性关节炎、类风湿关节炎、化脓性关节炎、关节结核等的治疗。

### 该患者存在哪些护理问题？

答：（1）疼痛　疼痛往往发生在运动中的某种体位，体位改变后疼痛即可能消失。

（2）有皮肤完整性受损的危险　与活动障碍、长期卧床有关。

（3）躯体活动障碍　活动可引起疼痛，患者自行减少活动。

（4）股四头肌萎缩　病程长者，股四头肌会逐渐萎缩。

### 该患者目前首优的护理问题是什么？应采取哪些护理措施？

答：（1）该患者首优的护理问题是术后功能锻炼，术后长期制动可以引起关节粘连、僵直、肌肉萎缩等并发症。

（2）护理措施

① 主动运动：术后第1天开始，包括主动屈伸活动和股四头肌的静力收缩活动。患者平卧，下肢伸直，足背用力向上勾，保持5s，然后用力往下踩，再保持5s；患者平卧，足尖朝上，紧绷腿部肌肉，直腿抬高，脚跟距离床面20cm，运动频率不可过快。

② 被动运动：运用持续的被动运动（如CPM机锻炼）可使关节活动比较容易，有利于患肢静脉回流，防止静脉血栓形成。患者

术后第1天即可行CPM机锻炼，每天被动活动1h，上午、下午各活动半小时，平均每天增加5°～10°，术后9～14天屈曲到120°。应注意做CPM机被动运动时患者要保持放松，不要绷紧腿部肌肉以免损伤。

③ 行走步态的锻炼：行走步态是下肢关节手术后锻炼的主要方法，目的是改变患者不好的行走步态。术后1天鼓励患者下床拄拐活动，训练的强度应由小到大、循序渐进，以不明显引起患者不适为宜；行走距离和行走时间要逐渐延长。

### 膝关节半月板切除术后的护理注意事项有哪些？

答：(1) 一般护理　为了促进静脉回流，患肢下垫一软枕抬高10～15cm，呈外展中立位。

(2) 患肢观察及护理　严密观察伤口有无渗血，膝关节有无肿痛。术后常规给予膝关节加压或间断冰敷患肢膝关节降温，以减少关节内出血及疼痛。预防下肢深静脉血栓形成。

(3) 术后并发症的预防

① 关节内出血：一般情况关节镜手术后关节内有少量积液，多为术中冲洗液，关节稍肿胀，可自行吸收，不会影响关节功能锻炼；如发现关节内积液增多、关节肿胀加重，如有引流管，引流出大量血性液，应暂停功能锻炼、制动关节，立即报告医师并配合及时进行相应治疗。

② 感染：是关节镜术后较为严重的并发症，所以预防感染尤为重要。

③ 下肢深静脉血栓形成及废用性萎缩：关节镜术后早期功能训练可以促进静脉回流，防止血栓形成以及肢体的废用性萎缩，对尽早恢复关节功能以及本体感觉恢复具有积极意义。

## 【护理查房总结】

利用关节镜术治疗半月板损伤是一种比较安全、实用的技术，具有诊断准确、微创、术后痛苦轻、恢复快、合并症少等优点，广泛应用于膝关节疾病的诊断及治疗。根据不同的手术方案，我们应采取不同的康复护理方法。而且在康复中，应加强患者的康复知识教育，使其掌握正确的、系统的功能锻炼方法，并且针对康复过程中存在的护理问题及时处理各种术后问题，促进患者早日康复，实现生活自理，重归社会正常活动。

查房笔记

# 病例 7 • 胫骨平台骨折

## 【病历汇报】

**病情** 患者男性，63 岁，因“外伤致左下肢疼痛，活动受限 4h”，平车推送入院。患者既往无传染病及家族遗传病史，无药物、食物过敏史，无手术史、输血史。

**护理体查** T 37.4℃，P 98 次/分，R 22 次/分，BP 142/86mmHg。神志清楚，被动体位，痛苦面容。患肢肿胀明显，无皮肤伤口，无青紫及瘀斑，皮肤温度稍高于对侧，局部压痛明显，纵向叩击痛明显，膝关节活动因疼痛受限，足背动脉搏动可，踝关节背伸跖屈自如，各足趾运动感觉与健侧无差异。

**辅助检查** 左膝关节 X 线片示左胫骨平台骨折（图 4-18）。实验室检查：白细胞（WBC）$9.8\times10^{9}$/L，中性粒细胞百分比 82.3%，血红蛋白（Hb）100g/L，血沉（ESR）20mm/h，C 反应蛋白（CRP）50mg/L。其他结果无异常。

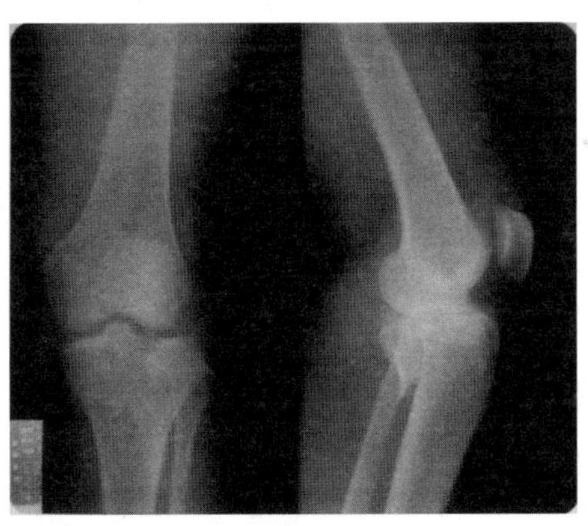

图 4-18 左胫骨平台 X 线片

**入院诊断** 左胫骨平台骨折。

**主要的护理问题** 疼痛、肢体血液循环障碍、自理能力缺陷等。

**目前主要的治疗措施** 入院后予以石膏外固定制动、镇痛；完善相关检查；无手术禁忌证，择期行左胫骨骨折开放复位＋钢板螺钉内固定术。

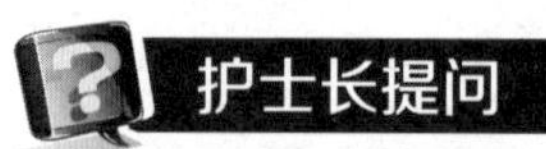


### 什么是胫骨平台骨折？

答：胫骨平台骨折是指胫骨上端与股骨下端的接触面发生骨折，可由间接暴力或直接暴力引起。当暴力直接打击膝内侧或外侧时，使膝关节发生外翻或内翻，导致外侧或内侧平台骨折或韧带损伤。胫骨平台骨折的发病率为 0.5%，多发生于成年人。胫骨平台骨折属于关节内骨折，易引起膝关节功能障碍。

### 术前准备中除了做三大常规、肝肾功能、心电图外，还须做哪些辅助检查？这些辅助检查有什么意义？

答：还须做膝关节 X 线片、CT 或 MRI 检查。

（1）X 线片　其意义参见锁骨骨折。

（2）膝关节 CT 或 MRI　当无法确定关节面粉碎程度、塌陷范围或考虑手术治疗时，可行 CT 或 MRI 检查。CT 或 MRI 能观察骨质和软组织的结构，能够准确地显示胫骨平台骨折的类型、骨折片的移位情况以及骨折损伤程度，对胫骨平台骨折的诊断和治疗方式的选择具有重要的指导意义。

### 患者诊断为胫骨平台骨折的依据是什么？

答：（1）有外伤史。

（2）主要症状和体征　左下肢疼痛，膝关节明显肿胀。

（3）影像学资料　膝关节 X 线片示左胫骨平台骨折。

### 胫骨平台骨折的临床表现有哪些？

答：（1）一般表现

① 疼痛：膝关节肿痛、压痛。

② 活动障碍：患者不能站立行走，呈被动体位。

③ 关节内多有淤血，关节明显肿胀或波及整个小腿上部，局部多有大片的瘀斑。

(2) 特有体征　严重的胫骨内髁或外髁骨折，可有明显的膝内、外翻畸形。

## 胫骨平台骨折有哪些分型？

答：(1) Ⅰ型　外侧平台的单纯楔形骨折或劈裂骨折。

(2) Ⅱ型　外侧平台的劈裂压缩性骨折。

(3) Ⅲ型　外侧平台单纯压缩性骨折。

(4) Ⅳ型　内侧平台骨折，可以是劈裂性或劈裂压缩性。

(5) Ⅴ型　包括内侧平台与外侧平台劈裂的双髁骨折。

(6) Ⅵ型　同时有关节面骨折和干骺端骨折，胫骨髁部与骨干分离，即所谓的骨干-干骺端分离，通常患者有相当严重的关节破坏、粉碎、压缩及髁移位。

## 如何治疗胫骨平台骨折？其适应证有哪些？

答：(1) 非手术治疗　包括闭合复位、骨牵引或石膏外固定。

① 骨牵引：对粉碎性骨折或不稳定性骨折可采用胫骨远端骨牵引。

② 石膏外固定：无移位的胫骨平台骨折可采用石膏外固定。

非手术治疗的适应证：胫骨平台骨折无移位或者骨折塌陷＜2mm、劈裂移位＜5mm 的粉碎性骨折或不易手术切开复位的骨折；无移位的或不完全的平台骨折；某些骨质疏松患者的不稳定性骨折；合并严重内科疾病的患者。

(2) 手术治疗

① 钢板螺钉内固定术。

② 用外固定架治疗复杂胫骨平台骨折。

手术治疗的适应证：平台骨折的关节面塌陷＞2mm，侧向移位＞5mm；合并有膝关节韧带损伤及膝内翻或膝外翻超过 5°。

## 该患者术前存在哪些护理问题？

答：(1) 体位　抬高患肢，维持患肢功能位。

(2) 病情观察　观察患肢足背动脉搏动、感觉、运动、颜色以及患肢肿胀情况。

(3) 心理护理　帮助患者尽快适应环境，介绍手术及疾病的相关知识，消除患者紧张情绪。

(4) 术前准备　完善常规术前准备，予以手术区域上下 15cm 剃除毛发。

## 胫骨平台骨折开放复位钢板螺钉内固定术后的一般护理措施有哪些？针对主要的护理问题，应采取什么护理措施？

答：(1) 一般护理措施　参见锁骨骨折。

① 体位：抬高患肢，保持关节功能位。

② 病情观察：密切观察患肢末梢血运、感觉、运动及石膏的松紧度，避免发生石膏内压力性损伤；注意观察患肢肿胀程度和范围，如肿胀严重，立即报告医师予以相关处理。

(2) 主要的护理问题及相应的护理措施

① 疼痛：与手术创伤及周围组织损伤有关。

护理措施如下。

a. 抬高患肢，有利于血液回流，消除肿胀，减轻因肿胀引起的疼痛不适。

b. 尽量采取健侧卧位，避免压迫伤口。

c. 予以心理疏导及分散注意力。

d. 遵医嘱予以镇痛药。

② 肢体血液循环障碍：与骨折及肢体活动受限有关。

护理措施如下。

a. 注意观察患肢末梢血运、感觉、运动等情况，如患肢肿胀，疼痛明显，报告医师对症处理。

b. 遵医嘱使用活血的药物，配合物理治疗（微波、中频或低频理疗）。

③ 自理能力缺陷：骨折后患肢功能受限有关。

a. 加强巡视，从生活上关心体贴患者，了解生活所需，尽量满足患者的要求。协助患者床上大小便、进食等，满足日常生活所需。

b. 指导患者使用呼叫器，将常用物品放置患者易取的地方，鼓励患者完成病情允许的自理活动或部分自理活动。

c. 病情允许应早日下床扶拐行走，逐步完成生活自理。

**胫骨平台骨折术后如何进行功能锻炼?**

答：(1) 术后1～7天　术后第1天即可行股四头肌功能锻炼及踝关节背伸跖屈练习、足趾关节的活动以及被动直腿抬高锻炼，每天2～3次，每次10～15min；3天以后根据患者情况在医师的指导下扶双拐不负重行走。

(2) 术后2～3周　在床上被动进行膝关节屈伸及直腿抬高锻炼，屈膝角度在60°之内，每日2～3次，每次10～15min。

(3) 术后4周　主动练习膝关节伸屈活动，角度逐渐增加到90°，每日2～3次，每次10～15min。

(4) 术后1个月　视骨折愈合情况下地逐渐负重行走，主动膝关节伸屈角度可达到120°。

**该患者如何进行出院指导?**

答：(1) 加强营养，进食含钙丰富的饮食，如排骨、骨头汤、酸奶等，促进骨折愈合。

(2) 患者术后1个月后扶双拐下床逐渐负重活动，3个月以后弃拐行走，避免剧烈运动。扶拐行走时注意地面要平整，不能有水渍和油渍，避免摔倒。

(3) 定期复查，时间为术后1个月、3个月、6个月。如有不适，及时就诊。

## 【护理查房总结】

胫骨平台骨折是骨科的常见病，大部分需要手术治疗。术后的护理重点是指导患者尽早进行关节和肌肉的功能锻炼，预防肌肉萎缩及关节僵硬，恢复关节功能，以达到满意的治疗效果。石膏固定期间告知患者及家属石膏固定术的注意事项，指导日常的生活活动。

查房笔记

# 病例8 • 胫腓骨骨折

## 【病历汇报】

**病情**　患者女性，28岁，因“车祸致左下肢疼痛、肿胀、活动障碍，伴左下肢小腿皮肤破裂、出血1h”，急诊平车推送入院。患者既往无传染病及家族遗传病史，无药物、食物过敏史，无外伤史、输血史。

**护理体查**　T 37℃，P 102次/分，R 22次/分，BP 102/61mmHg。神志清楚，自主体位，急性面容。左小腿中下段可见约3cm×2cm皮肤裂伤口，外渗少许鲜血，左小腿中下段及左足踝肿胀明显，局部皮肤温度高；左膝关节活动受限，左踝活动受限，左小腿中下段有骨擦音及骨擦感，左足背动脉搏动较对侧稍弱，左足诸趾感觉较对侧稍弱，末梢血运可。

**辅助检查**　左小腿X线片（图4-19）示左胫腓骨粉碎性骨折。白细胞 $10.3\times10^9$/L，中性粒细胞百分比84%，血红蛋白100g/L，血沉38mm/h，C反应蛋白47mg/L，其他无异常。

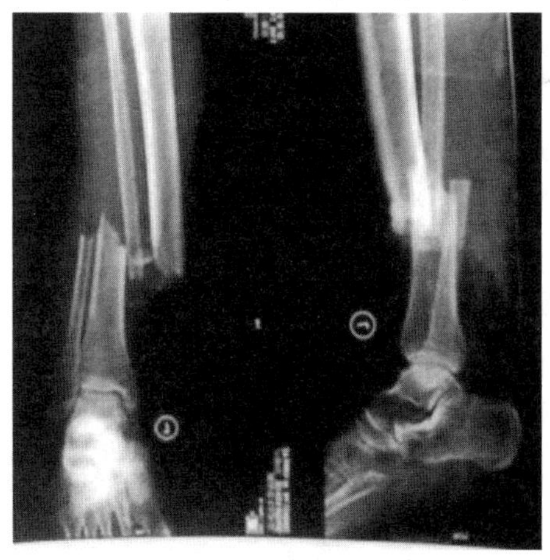

图4-19　胫腓骨X线片

**入院诊断** 左胫腓骨粉碎性骨折。

**主要的护理问题** 疼痛、骨筋膜室综合征、发热、肢体血液循环障碍等。

**目前主要的治疗措施** 入院后予以止血、镇痛、抗感染、补液等处理；完善术前相关检查；无手术禁忌证，急诊在连硬外麻醉下行左胫腓骨骨折外固定架外固定术＋左小腿皮肤缺损清创＋负压封闭引流术。

## 护士长提问

**什么是胫腓骨骨折？**

答：胫腓骨骨折常指胫、腓骨骨干骨折，是自胫骨平台以下至踝关节以上部位发生的骨折。由直接暴力和间接暴力所致：直接暴力多为压砸、冲撞、打击致伤，骨折线为横断或粉碎性；有时胫骨与腓骨在同一平面折断，软组织损伤，常较严重，易造成开放性骨折；间接暴力多见于高处跌下、跑跳的扭伤或滑倒所致的骨折。骨折线常为斜形或螺旋形，胫骨与腓骨多不在同一平面骨折。胫腓骨骨折占全身各类骨折的13%～17%，以青壮年和儿童居多。

**术前准备中除了做三大常规、肝肾功能、心电图外，还须做哪些辅助检查？这些辅助检查有什么意义？**

答：还须做X线片检查。X线片检查的意义参见锁骨骨折。

**该患者诊断为胫腓骨骨折的依据是什么？**

答：(1) 有外伤史。

(2) 主要症状和体征　左小腿中下段疼痛、肿胀、畸形、活动受限，有骨擦音及骨擦感。

(3) 影像学资料　X线片示左胫腓骨骨折。

**胫腓骨骨折的临床表现有哪些？**

答：(1) 一般表现

① 疼痛：主要表现为小腿疼痛。

② 患肢肿胀。

③ 活动受限：患者常因疼痛而处于被动体位。

④ 开放性伤口可见伤口出血及外露骨折端，可有动脉及腓总神经损伤的表现。

(2) 特有体征

① 患肢短缩：骨折远段受肌群牵引而向上移位，因而患肢变短。

② 有骨擦音，肢体成角、旋转畸形。

## 胫腓骨骨折有哪些分型?

答：胫腓骨骨折分为开放性和闭合性两大类。

(1) 开放性骨折

① Ⅰ型：伤口不到 1cm，一般为比较干净的穿刺伤，软组织损伤轻微，为横断或短斜形骨折，无粉碎。

② Ⅱ型：伤口超过 1cm，软组织有轻度或中度碾挫伤，伤口有中度污染，中等程度粉碎性骨折。

③ Ⅲ型：软组织损伤极其广泛，包括肌肉、皮肤及血管、神经，有严重污染。

(2) 闭合性骨折 骨折处皮肤或黏膜完整，不与外界相通。此类骨折没有污染。

## 如何治疗胫腓骨骨折?

答：(1) 非手术治疗

① 手法复位外固定：适用于稳定性横断骨折或短斜形骨折，行闭合手法复位后用长腿石膏托固定。

② 牵引：适用于斜形、螺旋形或轻度粉碎性骨折；行跟骨牵引 5 周左右，待纤维愈合并除去牵引后，用长石膏托继续固定至骨愈合。

(2) 手术复位

a. 手法复位失败时可采用切开复位内固定或外固定。

b. 严重粉碎性骨折或双段骨折污染不重的开放性骨折，可选择钢板螺钉或髓内针固定。

c. 软组织损伤严重或污染较重的骨折可行外固定支架固定术（图 4-20）。

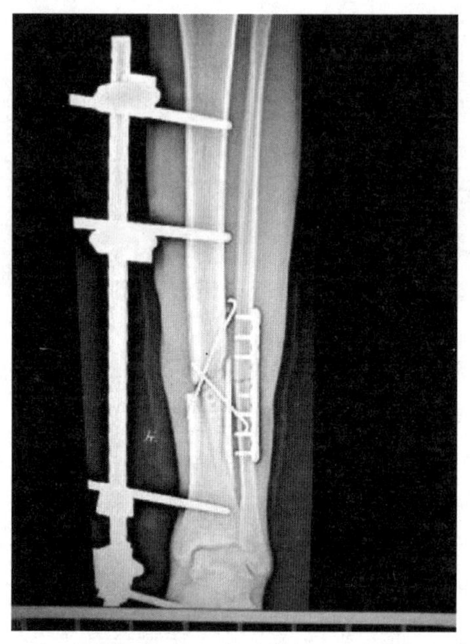

图 4-20 胫腓骨骨折外固定支架固定术术后 X 线片

**胫腓骨骨折可导致骨筋膜室综合征，骨筋膜室综合征的定义是什么？临床表现有哪些？护理措施有哪些？**

答：(1) 骨筋膜室综合征　由骨、骨间膜、肌间隔和深筋膜形成的骨筋膜室内肌肉和神经因急性缺血、缺氧而产生的一系列症状和体征，又称急性筋膜间室综合征。

(2) 骨筋膜室综合征的症状可有“5P”

① 苍白（Pallor）；

② 感觉异常（Paresthesias）；

③ 无脉（Pulseless）；

④ 瘫痪（Paralysis）；

⑤ 拉伸骨筋膜室时产生的疼痛（Pain）。

（3）护理措施

① 术前

a. 严密观察疼痛性质，及早发现异常，及时汇报给医师。

b. 对单纯闭合性软组织损伤者，急救时尽量减少患肢活动，严禁按摩，以免增加组织损伤。同时还须严密观察患肢肿胀程度和末梢血运情况。

c. 一经确诊为骨筋膜室综合征，应立即松解所有外固定物，将肢体放平，患肢避免热敷、烘烤，尽可能使患肢温度降低，必要时可给予冷敷，并及时做好切开减压的手术前准备。

② 术后

a. 一般护理：平卧位，抬高患肢并制动。

b. 病情观察：术后密切观察生命体征的变化和血氧饱和度情况，遵医嘱记24h尿量，及时采集血标本监测肾功能。如出现肾功能衰竭，按急性肾功能衰竭护理。观察伤口敷料渗出情况，渗出多及时换药，并监测体温。密切观察患肢皮肤颜色、温度、动脉脉搏、感觉、活动。

c. 用药护理：按医嘱使用消肿、促进血液循环的药物，观察用药后的效果及反应。

d. 基础护理：操作应熟练、准确，动作应轻柔，神情应镇静，以增加患者信任感。

e. 心理护理：增加沟通，给予安慰，减轻患者的恐惧、紧张心理。

## 该患者术前应采取哪些护理措施？

答：（1）体位　予抬高患肢，促进静脉回流，利于消肿。

（2）病情观察　定时观察生命体征，观察患肢末梢足背动脉搏动、感觉、活动、颜色以及患肢肿胀情况。对于小腿严重肿胀者，应警惕骨筋膜室综合征重视患者的主诉，观察疼痛性质，及早发现异常，及时处理。

（3）心理护理　帮助患者适应陌生环境，向患者介绍疾病和手术的相关知识，消除患者紧张情绪。

（4）疼痛护理　予以心理疏导，遵医嘱应用镇痛药物。

（5）术前准备　完善常规术前准备，予以手术区域上下 15cm 剃除毛发。

**该患者术后的一般护理措施有哪些？针对主要的护理问题，应采取什么护理措施？**

答：（1）一般护理措施　参见锁骨骨折。

（2）主要的护理问题及相应的护理措施

① 肢体血液循环障碍：与骨折及肢体活动受限有关。

护理措施如下。

a. 注意观察患肢末梢血运、感觉，如患肢肿胀、疼痛明显，立即报告医师对症处理。

b. 遵医嘱使用活血的药物，配合物理治疗（微波、中频或低频理疗）。

② 疼痛：与手术创伤及周围组织损伤有关。

护理措施如下。

a. 抬高患肢，有利于血液回流，消除肿胀，减轻因肿胀引起的胀痛不适。

b. 采取舒适体位，应尽量采取健侧卧位，避免压迫伤口。

c. 予以心理疏导及分散注意力。

d. 遵医嘱予以药物镇痛。

③ 发热：与外科手术破坏、组织的分解产物及局部渗液、渗血吸收有关。

护理措施如下。

a. 监测体温，每天 3 次。

b. 若发热可采取物理降温、用冰敷或温水擦浴等，乙醇擦浴避开前胸、腹部、足心等；若物理降温效果不佳时，根据情况遵医嘱使用解热药，若持续发热须查明原因。

c. 做好床上擦浴和洗头等，及时更换衣服及床单，保持衣服及床单位清洁干燥。

d. 进清淡、易消化的饮食。

④ 自理能力缺陷：与疾病的治疗，骨折后患肢功能受限有关。

a. 加强巡视，从生活上关心体贴患者，了解生活所需，尽量满足患者的要求。协助患者在床上进食、大小便等，满足日常生活所需。

b. 指导患者使用呼叫器，将常用物品放置在患者易取的地方，鼓励患者完成部分或病情允许的自理活动。

c. 安慰患者不要急于活动，所有动作应缓慢而稳定，循序渐进。

## 外固定支架固定术后的护理措施有哪些?

答：(1) 预防和消除患肢肿胀　术后抬高患肢 30°～40°，并保持功能位，促进静脉血、淋巴液回流，防止或减轻患肢肿胀。

(2) 预防钉道感染　每日在钉道处滴碘伏消毒两次；钉道外的血痂不可自行去除；注意观察钉道分泌物的性质及颜色；观察周围皮肤有无红、肿、热、痛发生，若分泌物为脓性，且钉道周围红、肿、热、痛明显，提示有感染的发生，应给予抗生素治疗。

(3) 观察外固定支架的固定情况　术后患者进行功能锻炼时，可导致螺钉和固定支架松动，若发现有松动，应立即向医师报告，及时进行调整和修正，避免因松动致骨折移位而不利于骨折愈合。

(4) 预防并发症　定时协助患者翻身拍背，按摩受压部位，预防压力性损伤。

## 胫腓骨骨折术后的功能锻炼应怎样进行?

答：(1) 术后 1～2 天　行股四头肌收缩、踝关节和足趾关节自主屈伸活动，每天 2～3 次，每次 10～15min。

(2) 术后 3～7 天　主动或被动进行膝关节屈伸活动和直腿抬高锻炼，每天 2～3 次，每次 10～15min。

(3) 术后 2～3 周　髋、膝关节微屈 10°～15°，进行伸膝抗阻训练，每日 2～3 次，每次 5～10min。

(4) 术后 4～8 周　在医师的指导下扶双拐不负重行走。

（5）术后2～4个月　扶双拐逐渐负重行走。

**胫腓骨骨折术后若发生伤口感染，最严重的并发症是什么？其临床表现和治疗原则是什么？**

答：最严重的并发症是气性坏疽。

（1）临床表现

① 潜伏期一般为1～4天，多数在受伤后3日发病。

② 伤口“胀裂样”剧痛是最早出现的症状，一般镇痛药不能控制。

③ 伤口周围红肿，皮肤苍白、紧张、发亮，随后转紫色，最后变黑色，并出现流暗红色液体的大小水疱。伤口可流出带有恶臭的浆液或血性液体。

④ 轻压伤口周围可听到捻发音，可触及捻发感。

⑤ 伤口内肌肉呈熟牛肉状，失去弹性，刀割时不收缩，亦不出血。

⑥ 患者极度虚弱、表情淡漠、烦躁不安并有恐惧感，但神志清楚，也可发生谵妄，同时可伴体温升高。

（2）治疗原则

① 置单人间，严格隔离并落实各项消毒隔离措施，预防交叉感染。

② 清创引流，彻底开放伤口，伤口用大量3％过氧化氢（双氧水）冲洗。肢体广泛坏死者应行截肢术，以挽救生命。

③ 大量应用抗生素。

④ 其他治疗包括高压氧治疗、中药治疗。

**该患者如何进行出院指导？**

答：（1）加强营养，禁烟酒，促进骨折愈合。

（2）维持外固定支架固定的有效性，指导患者外固定支架的护理方法，掌握观察患肢血运的方法，如出现钉道口发红、肿痛、出现渗出液及时就诊。

（3）指导患者选择合适的裤子，穿裤子时，先穿患侧，再穿健侧；脱裤子时，先脱健侧，再脱患侧。

（4）4 周以后，随着骨折愈合的程度逐渐转良，肢体可逐步增加负重，并加做小腿带重物的伸膝抬举操练，以加强股四头肌肌力，增加膝关节的稳定度。

（5）扶拐行走时注意地面要平整，不能有水渍和油渍，避免摔倒而再次受伤。

（6）定期复查，时间为术后 1 周、3 个月、6 个月。如有不适，及时就诊。

## 【护理查房总结】

胫腓骨骨折是骨科常见病，由直接或间接暴力引起，如为开放性胫腓骨骨折，病情复杂，有时须做多次手术，费用高，预后不理想，患者心理负担重，护理难度大。护理重点是积极做好相关疾病和手术的介绍，减轻患者的心理负担，树立治疗疾病的信心；术后严密观察伤口以及患肢的末梢血运情况，预防骨筋膜室综合征、气性坏疽的发生，正确地进行功能锻炼以预防关节僵硬、肌肉萎缩等并发症。

查房笔记

# 病例9 • 踝部骨折

## 【病历汇报】

**病情** 患者男性，43岁，因“摔伤致左踝疼痛、肿胀伴活动受限1天”入院。患者既往无传染病史及家族遗传史，无药物、食物过敏史，无外伤史、输血史。

**护理体查** T 36.7℃，P 78次/分，R 20次/分，BP 132/82mmHg。神志清楚，痛苦面容。左踝关节处肿胀明显，肿胀处可见大面积瘀血及青紫，未见皮肤缺损及溃烂现象，触之疼痛剧烈，左踝关节间隙处压痛明显。左踝关节屈伸、内收、外展、内旋、外旋活动明显受限。左下肢感觉、肌力、肌张力大致正常。右下肢及双上肢未见异常。

**辅助检查** 左踝X线片示左三踝骨折和左踝关节脱位；CT三维重建示左侧外踝、内踝及后踝骨折。血常规、凝血四项、输血全五项、血沉、肝肾功能等检查无明显异常。

**入院诊断** 左三踝骨折。

**主要的护理问题** 疼痛、伤口出血等。

**目前主要的治疗措施** 入院后行跟骨持续牵引，制动镇痛；完善相关检查；无手术禁忌证，择期行左外踝、内踝、后踝骨折开放复位+钢板、空心螺钉内固定术。

## 护士长提问

### 什么是踝部骨折？

答：踝部骨折是指构成踝关节的胫骨远端、腓骨远端和距骨所发生的骨折，包括内踝、外踝、前踝、后踝骨折。踝关节的稳定性由骨关节、韧带、关节囊所决定。踝部骨折多由间接暴力引起，如外翻、内翻或外旋等，根据暴力作用的大小、方向和受伤时足的位置而产生不同类型和程度的骨折。踝部骨折无论在日常生活或运动场上均较为多见，加上该处的韧带损伤，占全身骨折的4%～5%。

### 术前准备中除了做三大常规、肝肾功能、心电图外，还须做哪些辅助检查？这些辅助检查有什么意义？

答：还须做X线片和CT三维重建。

（1）X线片　其意义参见锁骨骨折。

（2）CT三维重建　在不同的外力作用下，踝关节骨折块的数量、移位、关节面的受累情况，关节间隙内骨折碎片的位置情况十分复杂，仅凭X线片难以良好显示，轴位二维CT虽然分辨率高、影像无重叠，但缺乏立体感，难以准确、全面地评价骨碎片的整体情况，CT三维重建能够真实地反映踝关节骨折的病变情况，对踝关节骨折的分型诊断及治疗具有重要的临床意义。

### 该患者诊断为踝骨骨折的依据是什么？

答：（1）外伤史。

（2）主要的症状和体征　踝部剧烈疼痛、肿胀明显，活动障碍，足内翻。

（3）影像学检查　CT三维重建示左侧外踝、内踝及后踝骨折。

### 踝部骨折的临床表现有哪些？

答：（1）一般表现

① 疼痛：踝部剧烈疼痛，局部压痛，常规体查将加剧疼痛，故在检查时手法要轻柔。

② 皮肤肿胀：出现皮肤肿胀和皮下淤血等，患者不能行走，严重时出现张力性水疱。

③ 功能障碍：患肢不能活动，呈被动体位。

（2）特有体征　关节畸形，即患肢出现足内翻或外翻。

### 踝部骨折有哪些分型？

答：（1）Lauge-hansen分型　根据骨折发生的不同体位、不同类型和暴力程度下的骨折移位分型。

① 旋前外展型：又称 P-A 型，发生机制为当足部处于旋前位时遭受外展暴力所致，占 5%～20%。

② 旋后内收型：又称 S-A 型，发生机制为足部在旋后位时突然遭受内收暴力所致，最常见。

③ 旋前外旋型：又称 P-E-R 型，发生机制为足处于旋前位再加上外旋暴力所致，占 7%～19%。

④ 旋后外旋型：又称 S-E-R 型，发生机制为足处于旋后位受外旋暴力所致，占踝关节骨折的 40%～70%。

⑤ 垂直压缩型：由高处落下所引起的踝部压缩性骨折，一般分为单纯垂直压缩型与复合外力型。

（2）Denis-Weber 分型

① A 型：主要为旋后应力引起，外踝骨折低于近距关节水平间隙，外踝为撕脱骨折或韧带断裂，有的合并踝斜形骨折。

② B 型：为强力外旋引起，外踝为斜形骨折，位于胫腓联合水平，约有 50%发生下胫腓关节损伤，并可同时有后踝、内踝骨折或三角韧带损伤。

③ C 型：可分为 C1 型和 C2 型。C1 型为外展应力引起，胫腓骨折高于下胫腓联合水平；C2 型为外展与外旋联合应力引起，胫腓为高位骨折。两型均可同时合并后踝、内踝骨折或三角韧带断裂。

## 如何治疗踝部骨折？

答：（1）无移位的骨折　可用小腿石膏固定踝关节于背伸 90°中立位，1～2 周待消肿、石膏松动后，再更换一次，可下床不负重行走。一般石膏固定 6～8 周。

（2）有移位的骨折　可行手法复位、石膏固定或骨牵引术，如复位不理想行切开复位内固定术（螺钉内固定术、钢板内固定术）（图 4-21）。陈旧性踝部骨折应行切开复位内固定＋植骨术；踝部骨折已有创伤性关节炎、影响行走者，应考虑行关节融合术或关节置换术。

（3）开放性踝关节骨折　先彻底清创、植皮或转移皮瓣修复创

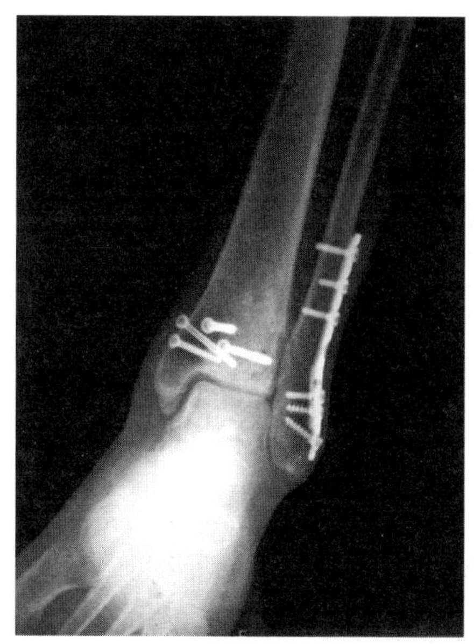

图 4-21　踝部骨折术后 X 线片

面，在彻底清创的基础上，对外固定不能达到解剖复位的骨折应予内固定。

（4）手术适应证

① 手法复位不成功，达不到解剖复位。

② 内翻骨折，内踝骨折块较大，波及胫骨下关节面1/2以上者。

③ 外翻外旋型内踝撕脱骨折，尤其内踝有软组织嵌入者。

④ 足背过度背伸造成的胫骨下关节面前缘大骨折块。

⑤ 经过彻底清创术后的开放性骨折；陈旧性骨折在 1～2 个月以内，骨折对位不良，踝关节有移位者；陈旧性骨折继发创伤性关节炎，影响功能者。

**该患者入院后予以骨牵引，什么是骨牵引？骨牵引的目的及注意事项有哪些？**

答：骨牵引（图 4-22）是在特定的部位，在无菌条件下，将

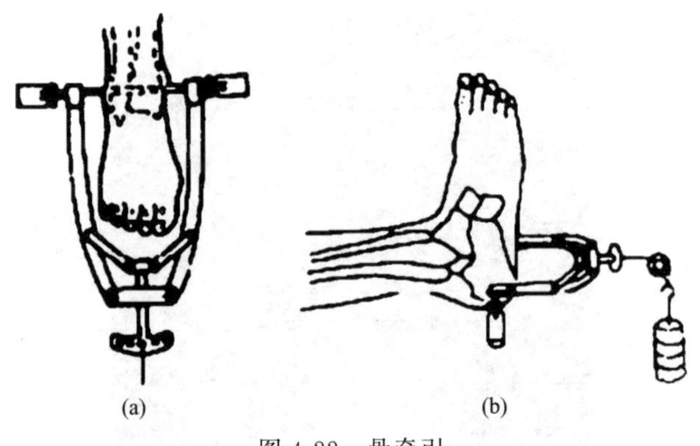


图 4-22　骨牵引

骨圆针穿入骨骼内，系上牵引装置进行牵引的方法。

（1）目的

① 使骨折复位，尤其是矫正骨折缩短移位；通过调整牵引角度，矫正成角和旋转移位。

② 预防肌肉萎缩、痉挛、关节挛缩、减轻疼痛，矫正关节畸形。

③ 通过肢体制动减少局部刺激，减轻局部炎症扩散，解除肌肉痉挛，增加静脉血液回流，减轻肢体肿胀。

④ 使脱位的关节复位，并可防止再脱位；使患肢相对固定，防止病理性骨折。

（2）注意事项

① 牵引重量应根据患者年龄、体重、肌肉情况、骨折部位、移位程度，结合 X 线检查来决定，跟骨牵引重量是体重 1/10～1/6。

② 下肢牵引时，可抬高床尾，充分利用患者体重做反牵引，加强牵引效果。

③ 每班检查牵引装置 1～2 次，保持牵引绳与肢体轴线方向一致，牵引锤不能掉在地上；注意牵引针是否松动，牵引绳有无障碍，以及患肢血液循环是否正常；足后跟部位应垫压疮垫或贴保护性贴膜，以保护皮肤，预防压力性损伤。

④ 牵引期间，应鼓励患者加强功能锻炼，防止肌肉萎缩、关节僵硬。

⑤ 注意观察针孔处有无渗血，针孔处皮肤有无红肿、疼痛、渗出等，针孔处有血痂时不能随意去掉。每天用碘伏消毒骨牵引针眼处 2 次。

## 该患者术前应采取哪些护理措施?

答：(1) 体位 适当抬高患肢，维持有效的牵引。

(2) 病情观察 严密观察肢端末梢感觉、运动、颜色、足背动脉搏动及皮肤温度情况，如有不适立即报告医师并处理。对严重的肢体肿胀，要警惕骨筋膜室综合征的发生。

(3) 皮肤护理 足跟可预防性地使用黏性敷料或减压垫等，避免足跟出现压迫性溃疡；肿胀明显出现水疱或破皮的及早使用烧伤湿润膏，促进皮肤早日愈合。

(4) 疼痛护理 局部冰敷，降低毛细血管通透性，减少渗出，遵医嘱使用镇痛药，注意观察药物的不良反应。

(5) 术前准备 完善常规术前准备，予以手术区域上下 15cm 剃除毛发。

## 该患者术后有哪些护理问题? 应该采取什么护理措施?

答：(1) 一般护理措施 参见锁骨骨折。

① 体位：抬高患肢，以利于静脉回流，利于消肿。

② 病情观察：观察患肢足背动脉搏动、感觉、运动、颜色以及肿胀情况，重视患者的主诉，有不适立即报告医师并处理。

(2) 主要的护理问题及护理措施

① 疼痛：与手术创伤周围组织损伤有关。

护理措施如下。

a. 用抬高垫抬高患肢，高于心脏水平，以促进血液循环，消除肿胀。采取舒适体位，应尽量采取健侧卧位，避免压迫伤口。

b. 肿胀明显可使用冰敷，降低神经纤维的敏感性，降低毛细血管通透性，减少渗出，减轻肿胀，减轻疼痛。

c. 必要时使用镇痛泵，疼痛剧烈者可加用口服、肌注和静脉镇痛药，并注意观察药物不良反应。

d. 如关节重度疼痛伴有足趾牵拉痛，应及时通知医师，松解敷料，加大脱水剂用量，必要时行切开减压。

e. 创造轻松的环境，分散患者的注意力。

② 伤口出血：与手术创伤有关。

护理措施如下。

a. 观察伤口渗血情况，因术中止血困难，故渗血较多，应及时更换敷料，保持伤口干燥，若有活动性出血，及时通知医师处理。

b. 密切观察患足足趾运动、感觉和动脉搏动情况，观察有无血管神经损伤。

c. 避免下肢过早负重，以免影响伤口愈合。

## 踝关节骨折常见的并发症有哪些?

答：(1) 假关节形成　较为多见，如已引起踝关节不稳，影响站立及步行时，应及早手术，一般采用张力带固定＋植骨术。

(2) 畸形愈合　主要由骨折对位不良或未行复位引起，应及早切开矫正对位。

(3) 创伤性关节炎　常见于粉碎性骨折，轻者可行理疗、关节镜下冲洗减压及外用护踝；中度宜切开或关节镜下行软骨面修整术；重者考虑行踝关节植骨术。

(4) Sudeck 骨萎缩　主要表现为局部持续性疼痛、肿胀压痛及皮肤发亮等症状，予以对症处理后多可自愈。症状持续较久者行局部钻孔减压。

(5) 距骨不稳　主要因外踝副韧带松弛所致；轻者予护踝保护，重者行韧带重建术。

(6) 骨软骨损伤　主要表现为关节活动及负重时疼痛，但 X 线无阳性所见。一般行非手术治疗，有条件者行关节镜下软骨面修整术。

### 踝关节骨折手术后如何进行功能锻炼？

答：（1）术后1～2天　行股四头肌收缩、足趾关节活动为主，注意活动应适宜，不要因剧烈活动而引起骨折端血肿增加，导致骨折畸形愈合；禁止足背伸。

（2）术后3～7天　膝关节屈伸活动和趾间活动，每天2～3次，每次10～15min；禁止踝关节内外翻和内外旋转活动。

（3）术后1～5周　进行踝关节跖屈、背伸运动；在床上主动或被动进行膝关节屈伸及直腿抬高锻炼，每日2～3次，每次10～15min。

（4）术后6～8周　6周后开始平缓进行踝关节内外翻和内外旋转活动，幅度不可过大，以不加重关节疼痛为度，在医师的指导下扶双拐不负重行走，7周后逐渐负重行走。

（5）3个月后　逐渐弃拐行走。

### 该患者如何进行出院指导？

答：（1）加强营养，禁烟酒，促进骨质愈合。

（2）石膏固定期间注意石膏的松紧度，维持有效固定；关节如有僵硬及疼痛，应在锻炼的基础上继续配合中药外洗并按摩，继续服用促进骨折愈合的药物。

（3）指导患者有计划地进行功能锻炼，循序渐进，以不疲劳为度，避免再次损伤。

（4）定期复查，时间为术后1个月、3个月、6个月，如有不适，及时随诊。

## 【护理查房总结】

踝关节骨折是一种常见的关节内骨折，常伴有周围韧带损伤，易出现踝关节脱位。作为人体最大的负重关节，其对治疗要求很高，否则术后容易出现踝关节疼痛、活动受限、创伤性关节炎，影响患者生活质量。手术后应加强功能锻炼，预防肌肉萎缩、肌腱粘连、关节僵硬。出院时告知患者石膏固定术的注意事项，如条件允许可配合物理治疗（如理疗、中药浸泡）以恢复踝关节功能。

查房笔记

# 病例 10 • 跟骨骨折

## 【病历汇报】

**病情** 患者女性，32岁，因“车祸致右足部疼痛伴活动受限3h”，急诊轮椅推送入院。患者无传染性疾病及家族性疾病史，无药物、食物过敏史，无手术史、输血史。

**护理体查** T 36.5℃，P 76次/分，R 20次/分，BP 120/80mmHg。神志清楚，痛苦面容，能配合体查。右足跟部及右足肿胀明显，局部皮肤张力稍高，未见明显张力性水疱；右足弓明显塌陷，右足外侧缘可见明显皮下青紫瘀斑，局部压痛明显，未扪及明显骨折端，有骨擦感，右踝关节活动度明显痛性受限，右足各趾活动正常，右足背动脉搏动正常，肢端血运、感觉正常。其他体查无异常。

**辅助检查** 右踝CT片示右跟骨骨折（图4-23）。凝血功能[凝血酶原时间（PT）、活化部分凝血酶时间（APTT）]、肝功能、血糖均示正常。

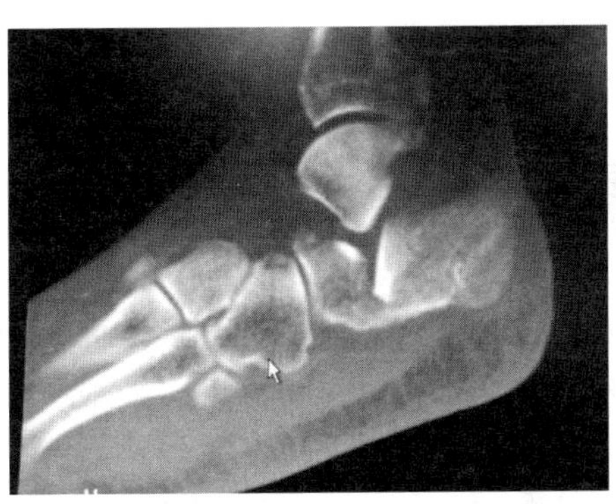

图4-23 右踝CT片

**入院诊断** 右跟骨骨折。

**主要的护理问题** 疼痛、伤口出血等。

**目前主要的治疗措施** 入院后予以患肢行石膏托外固定制动、消肿、镇痛；完善术前相关检查；无手术禁忌证，择期行右跟骨骨折切开复位植骨内固定术。

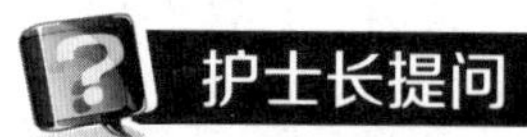

## 护士长提问

### 什么是跟骨骨折？

答：跟骨骨折是临床上常见的骨折之一，是跟骨的连续性或完整性中断，在全身骨折中占2%，跗骨骨折中占60%，易发生于中年男性。病因多为高能量损伤，例如高处坠落、足部着地后足跟遭受撞击或者车祸。跟骨骨折可严重地破坏跟距关节，引起粘连和僵硬，可遗留疼痛和运动功能障碍。

### 术前准备中除了做三大常规、肝肾功能、心电图外，还须做哪些辅助检查？这些辅助检查有什么意义？

答：还须做跟骨X线片和CT检查。

（1）X线片　其意义参见锁骨骨折。

（2）CT　跟骨CT扫描可以清楚地判断跟骨骨折的部位及移位程度，有助于骨折分型和手术治疗。冠状位CT片可以清楚地看到后关节面、载距突、足跟外形。水平位CT片应注意观察跟骰关节、跟骨外侧壁、载距突及后关节面的前下部。

### 该患者诊断为跟骨骨折的依据是什么？

答：（1）外伤史。

（2）症状和体征　右足跟部及右足肿胀明显，右足弓明显塌陷，右足外侧缘可见明显皮下青紫瘀斑，局部压痛明显，有骨擦感，右踝关节活动度明显受限。

（3）影像学检查　跟骨CT示右跟骨骨折。

### 跟骨骨折的临床表现有哪些？

答：（1）一般表现

① 疼痛：足跟部除有自发疼痛外，局部有压痛及叩击痛，足

跟不能着地。

② 肿胀：足跟部多肿胀较明显。

③ 功能障碍：踝关节及距下关节活动常受限。

（2）特有体征　畸形，患肢多有足跟增宽、内外翻畸形、足弓塌陷。

## 跟骨骨折有哪些分型？

答：（1）根据骨折是否累及距下关节面分型

① Ⅰ型：未波及距下关节的骨折，包括跟骨结节骨折和涉及跟骰关节的骨折。

② Ⅱ型：波及距下关节的骨折，按继发性骨折线的走向，又将其分为舌形骨折及关节面塌陷形骨折。

（2）根据后关节面骨折的情况分型

① Ⅰ型：无移位骨折。

② Ⅱ型：有 1 条骨折线和 2 个骨折块，骨折明显移位（≥2mm）。

③ Ⅲ型：有 2 条骨折线和 3 个骨折块。

④ Ⅳ型：有 3 条骨折线和 4 个骨折块及以上的粉碎性骨折。

## 跟骨骨折的治疗方式有哪些？

答：（1）非手术治疗　石膏外固定、手法复位。

适应证如下。

① 无移位的或微小移位的未波及距下关节的骨折。

② 存在局部及全身手术禁忌证。

（2）切开复位内固定手术　钢板（图 4-24）、空心加压螺钉、克氏针。

适应证：跟骨骨折的手术指征很宽，因为它属于关节内骨折，恢复关节面的对合关系十分必要。

① 骨的 Böhler 角：缩小≥15°、消失或反角。

② 跟骨的 Gissane 角：缩小≥90°或增大≥130°。

（3）功能修复手术　早期预防性关节融合术、后期截骨矫形

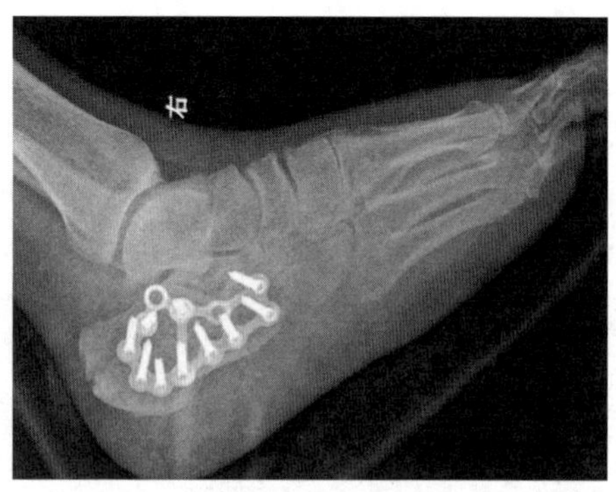


图 4-24　跟骨骨折术后 X 线片

手术。

适应证包括波及距下关节的严重粉碎性骨折。

## 什么是石膏外固定术？石膏外固定术的目的及注意事项有哪些？

答：石膏外固定术是利用高分子石膏绷带或树脂石膏绷带对患者肢体形状塑形，对关节部或近关节部骨折进行固定。其目的是固定骨折，制动肢体。

石膏外固定术的注意事项如下。

（1）护理措施

① 新上石膏的患者应进行床头交接班，冬季注意保暖，防止冻伤。石膏未干前不要随意搬动肢体，防止石膏变形、折断和发生压力性损伤。

② 石膏干后脆性增加，搬动时勿对关节处施压，应平托；翻身或改变体位时应加以保护，关节处垫软枕。

③ 石膏边缘修剪整齐，保持清洁、干燥，使患者舒适。

（2）严密观察患肢的血液循环，如皮肤颜色苍白、发绀，患肢剧烈疼痛、麻木时应立即报告医师。

（3）有伤口的患者，应观察伤口渗血和渗液的情况，如有渗湿，应通知医师及时换药。

（4）加强皮肤护理，石膏固定前将肢体清洗干净，固定前后观察石膏周围皮肤的情况。

（5）做好基础护理，指导和鼓励患者进行功能锻炼，预防并发症的发生。

（6）预防石膏固定术后并发症的发生，如压力性损伤、肌肉萎缩、神经受损、骨筋膜室综合征等。

（7）长期使用石膏固定的患者，在拆除或更换石膏时，应去除皮肤表面的死皮，可用热毛巾浸湿擦去，不可强行撕剥，每天按摩肌肉 2～4 次并加强功能锻炼。

（8）拆除石膏后的肢体可辅以中医治疗，如用中药浸泡、熏蒸或按摩、推拿等。

**该患者术前存在哪些护理问题？针对这些护理问题，应采取哪些护理措施？**

答：（1）体位　抬高患肢，使关节处于功能位。

（2）病情观察　观察患肢足背动脉搏动、感觉、活动、颜色以及患肢肿胀情况，重视患者的主诉，有不适立即报告医师并处理。

（3）疼痛护理　抬高患肢促进下肢静脉血液回流，维持关节功能位及舒适体位。遵医嘱应用镇痛药物，予以心理疏导，可通过聊天、看电视等分散注意力。

（4）术前准备　完善常规术前准备，予以手术区域上下 15cm 剃除毛发。

**右跟骨骨折切开复位内固定术后的一般护理措施是什么？针对主要的护理问题，应采取什么护理措施？**

答：（1）一般护理措施　参见锁骨骨折。

病情观察：观察患肢末梢血运、感觉、活动、颜色、足背动脉搏动以及患肢肿胀情况；重视患者的主诉，如有不适立即报告医师并处理。此患者术后行石膏外固定术，其目的是制动加强内固定的稳定性、减轻患肢肿胀、防止皮肤张力过大而影响伤口愈合，石膏固定约 4 周。

（2）主要的护理问题及护理措施

① 疼痛：与手术创伤及周围组织损伤有关。

护理措施参见病例9踝部骨折的相关内容。

② 伤口出血：与手术损伤有关。

护理措施如下。

a. 严密观察伤口渗血、渗液的情况，定时更换伤口敷料，如有渗湿及时更换；观察患肢足趾运动、感觉和动脉搏动情况，观察有无血管神经损伤。

b. 出血异常时，行局部加压包扎或止血带止血，立即报告医师并共同参与对出血患者的处理。协助医师打开敷料寻找出血点以油纱布填塞压迫止血，对血管破裂而引起的出血，送手术室将血管缝扎止血。对反复出血者，床旁应备切开缝合包，以便及时抢救。

c. 必要时遵医嘱使用止血药物。

d. 避免下肢过早负重，以免影响伤口愈合。

## 跟骨骨折术后如何进行功能锻炼？

答：（1）术后1天　可行被动的直腿抬高、股四头肌功能锻炼，足趾关节的活动，每天3～4次，每次15～30min。

（2）术后1周后　继续上述练习外，行主动的直腿抬高锻炼，可扶双拐不负重行走，每天2～3次，每次30min。

（3）术后4～6周　可进行踝关节的跖屈、背伸运动，禁止内外翻运动。

（4）术后8～12周　可进行踝关节的主动运动锻炼，扶双拐负重行走。

（5）术后12周　视骨折愈合情况弃双拐行走，进行步态练习，上楼时健侧先上，下楼时患侧先下。

## 跟骨骨折术后有哪些常见的并发症？当发生这些并发症时应该如何处理？

答：（1）感染　跟骨骨折术后感染比较常见，是早期并发症之一。感染一旦发生，切口则难以愈合，严重者会导致跟骨骨髓炎。因此术中应严格无菌操作，术后充分引流，保持伤口敷料清洁干燥。一旦发生感染应加强局部换药，选择敏感抗生素，若久治不愈的深部感染可取出内固定的钢板和螺钉。

（2）足部疼痛及距下关节功能障碍　手术时损伤腓肠神经，形成神经瘤；外伤或手术时广泛剥离致使足跟下脂肪垫坏死，或因跟骨结节骨突引起滑囊炎；粉碎性骨折累及距下关节面，未达到解剖复位或关节软骨的损伤引起创伤性关节炎；均会引起足部疼痛及距下关节功能障碍。手术时要解剖清晰，腓肠神经位于切口处的皮瓣中，要防止损伤，尽可能达到解剖复位。

（3）腓骨肌腱脱位　骨折后由于跟骨外侧壁突出，缩小了跟骨与腓骨间隙，挤压腓骨长短肌腱，引起肌腱脱位。故手术时要使跟骨外侧壁骨折解剖复位以保留跟骨腓骨的肌腱间隙；另外，腓骨长短肌支持带切开后一定要修复，可有效防止肌腱脱位。

**该患者如何进行出院指导？**

答：（1）加强营养，禁烟酒，促进骨质愈合。

（2）石膏托固定2～3周，出院后注意石膏的松紧度，维持有效固定。患肢持续抬高，促进血液回流、消肿。避免过早下床活动，避免患肢负重。

（3）指导患者日常生活，如选择宽松的裤子、穿裤时先穿患侧再穿健侧、脱裤时先脱健侧再脱患侧。

（4）定期复查，时间为术后1个月、3个月、6个月，如有不适，及时随诊。

## 【护理查房总结】

跟骨骨折在骨科较为常见，是最常见的跗骨骨折，多因从高处跌下或由暴力所致。本病的护理要点是观察患肢末梢血运、肿胀程度以及皮肤的温度、感觉等；指导患者术后进行正确的功能锻炼以预防关节僵直和肌肉萎缩；在病情允许的情况下指导患者如何使用拐杖；出院时告知患者石膏固定术的注意事项，如条件允许可配合物理治疗（如理疗、中药浸泡）以恢复其功能。

查房笔记

# 病例 11 • 跟腱断裂

## 【病历汇报】

**病情**　患者男性，42 岁，因“运动致右足跟部疼痛伴活动受限 2h”，轮椅推送入院。受伤后无昏迷史及呕吐史。既往无传染病及家族遗传病史，无药物、食物过敏史，无手术史、输血史。

**护理体查**　T 36.7℃，P 86 次/分，R 20 次/分，BP 118/71mmHg。神志清楚，自主体位，疼痛面容。患者右侧跟骨结节上方 2cm，可扪及原跟腱部位略有落空感；轻压痛、肿胀，踝关节背伸良好，跖屈力量明显减退，且有疼痛感；远端感觉及活动正常；其他体查无异常。

**辅助检查**　右跟腱 MRI 检查示右跟腱断裂。实验室检查示血常规、凝血功能、电解质、血沉、肝肾功能等均正常。

**入院诊断**　右跟腱断裂。

**主要的护理问题**　疼痛、肢体血液循环障碍、踝关节僵硬等。

**目前主要的治疗措施**　入院后予以右下肢石膏固定、抬高、制动、镇痛；完善相关术前检查；无手术禁忌证，择期在连硬外麻醉下行右侧跟腱探查＋吻合术。

## 护士长提问

### 什么是跟腱断裂？

答：跟腱断裂是指跟腱组织的断裂。跟腱是人体最粗大、最强壮的肌腱。跟腱长约 15cm，由小腿三头肌（比目鱼肌、腓肠肌内头、腓肠肌外头）肌腱在足跟上方 15cm 处融合形成。跟腱的腱纤维有 90°的扭转，跟腱的主要功能是屈小腿和跖屈踝关节，是小腿肌肉力量传导至足部的最主要的解剖结构。人的行走、跑、跳都依靠这条强有力的肌腱。临床上常见的跟腱自发性断裂一般发生在单侧肢体，这种断裂可以在跟腱-跟骨连接部，也可以在跟腱-肌腹连接处或是跟腱组织本身。70%以上的自发性断裂在运动时发生，患者多在进行羽毛球、篮球、足球、网球等球类运动或跑步等田径运动。

**术前准备中除了做三大常规、肝肾功能、心电图外，还须做哪些辅助检查？这些辅助检查有什么意义？**

答：还须做X线片和MRI检查。

(1) X线片　跟腱断裂患者需行X线线片检查以鉴别诊断损伤部位是否存在骨折。

(2) MRI检查　MRI是早期诊断跟腱损伤，尤其是确诊跟腱断裂的首选检查方法。它通过多方位、多序列成像，能够直观、立体地显示跟腱及周围组织的变化，具有极高的软组织分辨率，且可清晰地显示撕裂跟腱断端的形态及肌腱周围软组织的挫伤、出血、水肿和积液等情况，有利于及时确定最佳治疗方案。

**患者诊断为跟腱断裂的依据是什么？**

答：(1) 外伤史。

(2) 主要症状和体征　患者右侧跟骨结节上方2cm，可扪及原跟腱部位略有落空感；轻压痛、肿胀，踝关节背伸良好，跖屈力量明显减退，且有疼痛感。

(3) 影像学检查　MRI检查示右跟腱断裂。

**跟腱断裂的临床表现有哪些？**

答：(1) 一般表现

① 疼痛：跟腱部疼痛，有棒击感。

② 局部肿胀，或出现皮下瘀斑。

③ 肢体功能障碍：足跖屈无力、跛行。

(2) 特有体征　跟腱连续性中断，局部凹陷，跖屈力量明显减弱，提踵实验阳性。

## 跟腱断裂有哪些分型？

答：（1）根据跟腱断裂的类型分型

① 撕裂型：一般断裂发生在止点上 3～4cm，断端不整齐，断裂的纤维粗细不等。

② 横断型：由刀砍或切割所致，部位可见跟腱不同平面，断裂整齐，横形或斜短形，可呈完全断裂或不完全断裂。

③ 撕脱型：跟腱局部遭受直接打击或碰伤所致，跟腱与止点处或其上 1cm 左右撕脱，断端较为整齐，近端有腱纤维撕脱，回缩明显。

（2）根据跟腱断裂的时间分型

① 急性断裂：受伤 3 周以内的跟腱断裂。

② 亚急性断裂：受伤 3～4 周的跟腱断裂。

③ 陈旧性跟腱断裂：跟腱断裂后 4～6 周没有治疗；对于初次跟腱断裂治疗后（包括非手术或手术）的再次撕裂，一般也认为是陈旧性跟腱断裂。

## 如何治疗跟腱断裂？

答：根据患者断裂的类型选择不同的治疗方法。

（1）非手术治疗　无条件进行手术或局部皮肤有感染不宜手术的情况下，可用长腿石膏将踝固定于跖屈位 4 周，使跟腱断端接触，自行愈合。在此期间，需要严格扶拐行走，患肢绝对不能负重，也不能有小腿肌肉收缩的动作；以后再用支具固定 4 周，以确保充分愈合。

（2）手术治疗　伤后 3 周内的跟腱急性撕裂进行直接缝合均是可以的。而对于伤后 3 周以上的患者，可能由于跟腱组织变性和回缩而不能直接缝合，需要通过翻转肌腱来进行间接缝合或采用其他手术方式来处理。陈旧性跟腱断裂的手术疗法有很多种，大致上可以分为以下两类。

① 利用跟腱断端组织：将小腿肌肉（跟腱断裂近端）翻转弥补断端，或劈开下拉肌肉，使断端能吻合（V-Y 形修复）。

② 肌腱移植：采用周围或其他位置的正常肌腱组织来替代跟腱两端之间的缺损，可以尽可能减少手术难度、手术时间和并发症。可以根据缺损的长度来选择移植物，确保缺损区域有足够的肌腱组织。

### 该患者术前应采取哪些护理措施？

答：(1) 体位　取舒适卧位，患肢跖屈位石膏固定制动，使跟腱尽量吻合，并予以抬高。翻身或改变体位时勿对关节处加压，应平托，垫软枕。

(2) 病情观察　观察患肢足背动脉搏动、感觉、颜色以及患肢的肿胀程度。重视患者的主诉，如有不适立即报告医师并处理。

(3) 心理护理　加强沟通，做好疾病和手术的相关介绍，消除患者紧张情绪，并向患者介绍成功病例，增强其信心。

(4) 术前准备　完善常规术前准备，术前备皮的范围由足尖至膝关节，备皮时要特别注意防止皮肤刮破。因为足部皮肤粗糙，常可隐藏细菌，尤其注意足趾缝内，如无伤口，术前用肥皂水清洗干净，并泡脚。

### 该患者术后的一般护理措施有哪些？针对主要的护理问题，应采取哪些护理措施？

答：(1) 一般护理措施　参见锁骨骨折护理。此外，还应注意患者体位。患者应取舒适卧位，患肢抬高，膝关节下垫软枕，长腿石膏将患肢固定于屈膝60°～70°；踝关节处于中度跖屈位，不要将踝关节过度跖屈，否则会导致手术切口缝合处皮肤纹理之间的挤压力增加，不利于皮肤局部的血液循环和切口的愈合；但不要让踝关节处于太小的跖屈角度，这样会过多牵拉被缝合的跟腱。

(2) 主要的护理问题及护理措施

① 疼痛：与组织损伤及手术创伤有关。

护理措施如下。

a. 保持环境安静，予以心理疏导。

b. 采用放松疗法转移患者注意力，如听音乐、看报纸、家属陪伴聊天等。

c. 物理方法：理疗，如使用骨折治疗仪促进血液循环。

d. 镇痛药物：口服药、静脉用药。

② 肢体血液循环障碍：与损伤及肢体活动受限或长期石膏固定非功能位有关。

护理措施如下。

a. 密切观察患肢末梢血运、感觉，如出现皮肤发白或青紫、皮肤温度下降、感觉麻木等异常，及时报告医师对症处理。

b. 遵医嘱使用活血的药物，配合物理治疗（微波、中频或低频理疗）。

③ 自理能力缺陷：与疾病的治疗、骨折后患肢功能受限有关。

护理措施如下。

a. 加强巡视，从生活上关心体贴患者，了解生活所需，尽量满足患者的要求。协助患者床上大小便、进食等，满足日常生活所需。

b. 指导患者使用呼叫器，将常用物品放置在患者易取的地方，鼓励患者完成病情允许的自理活动或部分自理活动。

c. 安慰患者不要急于活动，所有动作应慢而稳，循序渐进。

## 跟腱断裂术后如何进行功能锻炼？

答：(1) 术后1～3天　进行足趾活动及股四头肌收缩练习，但不可以引起踝关节活动。每天2～3次，每次10～15min。

(2) 术后4天至2周　进行直抬腿、侧抬腿练习，每天2～3次，每次10～15min。可扶拐下床，但下床时间不要过长，只能健肢负重，患肢不要着地。

(3) 术后3周　长腿石膏改为短腿石膏，进行膝关节屈伸锻炼。

(4) 术后4周　每日去掉石膏托，将跟腱区放在温水或中药中浸泡，然后进行跟腱按摩，并适当增加踝关节背伸和跖屈的活动度。

(5) 术后5周　进行滚筒练习，练习时，应坐在高度合适的床或椅子上，筒的长度最好为 30～40cm，直径在 10～15cm，每天活动 1～2 次，每次活动 20～30min。

(6) 术后 6～8 周　去除短腿石膏，扶拐下床垫高后跟行走，可部分负重，可进行提踵练习（图 4-25）。

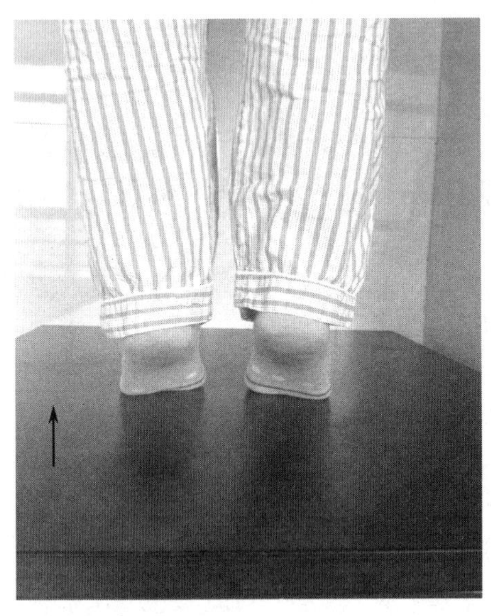

图 4-25　提踵练习

(7) 术后 9 周至 3 个月　全脚掌着地行走，并练习踝关节功能，使踝关节的活动度逐步正常。

## 跟腱断裂术后有哪些常见的并发症？

答：(1) 皮肤坏死及伤口感染　原因是多方面的，与跟腱的原发创伤、手术中的操作不规范、患者对跟腱吻合线异物反应或陈旧性跟腱断裂后的局部瘢痕组织抗感染能力差等有关。

(2) 跟腱再断裂　跟腱断裂术后再断裂时有发生，术后踝关节处石膏固定应牢靠，术后早期跟腱缝合处水肿、张力大，应避免患者足背伸引发跟腱再断裂；扶拐时，防止意外损伤；功能锻炼应循序渐进，在医务人员指导下进行。

（3）踝关节僵硬　长时间非功能位固定、局部粘连、跟腱挛缩、跟腱重建过程中跟腱张力过高及皮肤坏死后的局部瘢痕，均可影响踝关节活动。

### 该患者如何进行出院指导？

答：（1）向患者及家属说明注意预防感染和跟腱再次断裂等并发症的发生。加强营养，增进机体抵抗力。向患者强调正确使用拐杖以及不能过早脱拐行走。

（2）告知患者石膏固定的目的、注意事项以及观察患肢血运的方法。

（3）患肢避免剧烈运动，逐渐负重行走。

（4）定期复查，时间为术后 1 个月、3 个月、6 个月。如有疼痛、肿胀等不适及时就诊。

## 【护理查房总结】

跟腱断裂是一种常见的运动损伤，跟腱断裂经手术、石膏固定后，都有不同程度的瘢痕粘连和跟腱挛缩，进而影响足的跖屈活动。所以，在跟腱断裂的愈合及康复过程中，精心护理及严格按系统的康复程序指导功能锻炼，是手术后能否成功恢复的关键，而且能有效降低术后并发症的发生，促进患肢早期较好地恢复功能。

查房笔记

# 第五章 脊柱骨折与脊髓损伤

## 病例1 • 颈椎骨折与脊髓损伤

### 【病历汇报】

**病情** 患者男性，37岁，“摔伤后颈部疼痛并四肢活动受限5h”，平车入我科。自起病以来，精神差，未进食，大便未解，留置导尿管，体重无明显减轻。否认传染性疾病及家族性疾病史，无药物、食物过敏史，否认手术史、输血史。

**护理体查** T 38.5℃，P 80次/分，R 21次/分，BP 100/62mmHg，血氧饱和度（$SpO_2$）95%。神志清楚，被动体位，疼痛面容，查体不合作，平车推送入病房。颈椎下段压痛、叩击痛，颈6/7、颈7/胸1压痛明显，活动受限，双上肢肌力1级，脐以下感觉运动丧失；皮温较高，霍夫曼征阳性。

**辅助检查** 颈椎X线检查提示颈6/7骨折并脊髓损伤；颈椎MRI检查示颈6/7骨折并脊髓损伤。白细胞（WBC）$5.9\times10^9$/L，红细胞（RBC）$98\times10^{12}$/L，血红蛋白（Hb）100g/L，凝血酶原时间（PT）10s，白蛋白34.5g/L，钾（K）3.8mmol/L，钠（Na）130mmol/L，血糖（BS）6.7mmol/L。其他无异常。

**入院诊断** 颈6/7骨折并脊髓损伤。

**主要的护理问题** 疼痛、清理呼吸道无效、躯体活动障碍、潜在并发症（压力性损伤、肺部感染、有废用综合征的危险等）。

**目前主要的治疗措施** 术前甲泼尼龙大剂量冲击治疗，补充电解质，降低体温，颅骨牵引，颈部制动，保持呼吸道通畅，完善术前相关检查；择期行后路颈椎骨折开放复位内固定术；预防感染、保持呼吸道通畅等对症支持治疗。

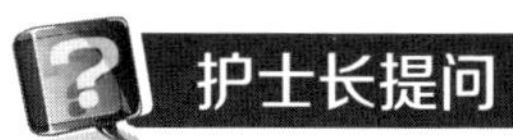

## 护士长提问

### 什么是颈椎骨折?

答：颈椎骨折是指直接或间接暴力作用于颈椎骨、关节及相关韧带引起的损伤，其常伴有脊髓神经结构的损伤，颈椎骨折占全身骨折的5%～6%。脊柱骨折可以并发脊髓或马尾神经损伤，特别是颈椎骨折-脱位合并有脊髓损伤者，往往能严重致残甚至致命，其病死率约为15%。

### 颈椎骨折根据部位不同有哪些分型？其各分型有哪些临床表现?

答：根据颈椎（图5-1）骨折的部位不同，其临床表现有所不同。

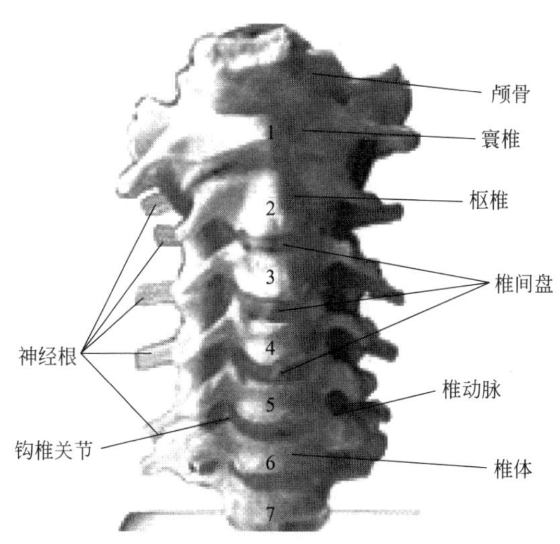


图5-1 颈椎解剖结构

(1) 颈上段骨折（颈1至颈3处） 多见于外伤病例，脊髓完全受损者，多死于现场，临床所见病例多为不全性脊髓损伤，其临床表现如下。

① 运动障碍：四肢轻重不一的瘫痪，肌张力增高，反射亢进及出现病理性反射。

② 感觉障碍：其根性痛以枕及颈后处为明显，面部亦可有感觉障碍。

③ 呼吸障碍：视膈神经受损程度不同而表现为呃逆、呕吐、呼吸困难或呼吸麻痹。

（2）颈中段骨折（颈 4 至颈 6 处）：此段为颈椎外伤及颈椎病好发部位，主要临床表现如下。

① 运动障碍：此段脊神经所支配的肌肉（肱二头肌、提肩胛下肌、冈上肌及冈下肌等）呈下运动神经元性瘫痪。

② 感觉障碍：根性痛多见于肩部及肩胛部，并常波及前臂桡侧，有时可达拇指。

③ 反射：肱二头肌反射多消失，肱三头肌以下则亢进。

（3）颈下段骨折（颈 7 至胸 1 处）

① 运动障碍：手指活动障碍及手部小肌肉萎缩，前臂肌群亦可累及。

② 感觉障碍：根性痛多位于手臂及手指，以中、小指多见；上肢及胸 2 平面以上可有感觉减退或消失。

③ 反射：肱三头肌反射、桡反射及指屈反射可减弱或消失。

## 颈椎骨折患者常见的辅助诊断有哪些？

答：颈椎骨折的诊断主要有 X 线、CT、MRI。

（1）X 线　对疑有颈椎损伤的患者，首先拍摄颈椎全长（颈 1 至胸 1）正侧位，可发现 90%～95%的颈椎损伤。

（2）CT　能清楚地显示颈椎骨性损伤和椎间盘突出，包括骨折部位、类型、移位程度和方向及椎管的侵占等。

（3）MRI　对脊髓和软组织损伤及血肿的诊断有独特的优越性。

## 该患者可能存在哪些护理问题？

答：（1）发热　与颈椎骨折致体温调节中枢功能紊乱有关。

（2）清理呼吸道无效　与咳痰无力有关。

（3）疼痛　与骨折引起周围软组织损伤及神经损伤有关。

（4）有皮肤完整性受损的危险　与活动障碍、长期卧床和感觉异常有关。

（5）躯体活动障碍　与骨折、脊神经损伤、肌力下降有关。

（6）有废用综合征的危险　与脊柱骨折长期卧床有关。

### 该患者发热的原因是什么?

答：颈脊髓损伤后，自主神经系统功能紊乱，受伤平面以下毛细血管网舒张而无法收缩，皮肤不能出汗，对室温的变化丧失了调节和适应能力。因此，当室温高于 32℃时，闭汗使患者容易发热。

### 为颈椎骨折患者降温通常采用哪些方法?

答：患者体温升高时，应以物理降温为主，如冰敷、乙醇或温水擦浴、冰盐水灌肠等，必要时给予输液和冬眠药物。夏季将患者安置在阴凉或设有空调的房间。目前，临床护理新产品亚低温治疗仪治疗中枢性高热也取得了较好的效果。

### 颈椎骨折合并脊髓损伤治疗的目的是什么?治疗方案有哪些?

答：颈椎损伤患者治疗的目的是恢复脊柱稳定性，维持解剖复位，保护和改善神经功能，防止畸形。其治疗方案主要包括以下几个方面。

（1）颈椎制动　妥善固定颈椎防止因损伤部位的移位而产生脊髓的再损伤，采用轴式翻身法翻身（图 5-2），一般选用颌枕带牵引或持续颅骨牵引。

（2）药物治疗

① 肾上腺皮质激素，常用地塞米松，合理应用甲泼尼龙冲击疗法也有较好的效果；

② 脱水剂，如甘露醇；

③ 神经营养药，如甲钴胺等。

（3）全身治疗

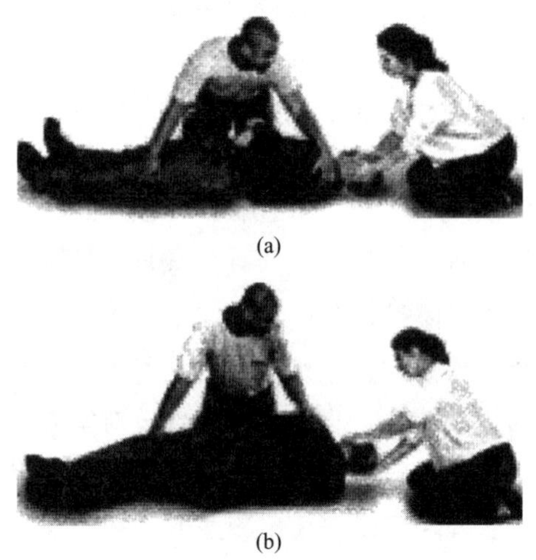

(a)

(b)

图 5-2　轴式翻身

① 吸氧，保持呼吸道通畅；

② 维持血液循环，保证收缩压在 90mmHg 以上；

③ 维持水电解质平衡，保证营养摄入；

④ 防治并发症。

（4）手术治疗　手术只能解除对脊髓的压迫和恢复脊椎的稳定性，无法使损伤的脊髓恢复功能。手术的途径和方式视骨折的类型和致压物的部位而定。

（5）康复治疗

① 高压氧治疗以改善脊髓缺氧；

② 肢体功能锻炼，主要是改善全身各个关节活动度和残存肌力增强的训练，以及平衡协调动作和体位交换及转移动作（例如卧位到坐位、翻身、从床到轮椅、从轮椅到厕所马桶等移动动作）。

**甲泼尼龙冲击疗法的适应证及禁忌证是什么？**

答：甲泼尼龙冲击疗法有其严格的使用指征，其适应证及禁忌证具体如下。

（1）适应证　脊髓损伤 8h 以内的患者。

（2）禁忌证

① 妊娠期间可能引起胎儿畸形；

② 全身性真菌感染；

③ 已知对药物成分过敏者；

④ 年龄<13 岁的儿童；

⑤ 患有烈性传染病的患者，如结核病、获得性免疫缺陷综合征；

⑥ 严重的糖尿病患者。

## 甲泼尼龙冲击疗法的标准用法及用量是什么？

答：（1）首剂冲击剂量　30mg/kg 加入 100ml 生理盐水中 15min 快速滴注，完毕后暂停使用甲泼尼龙，用生理盐水维持静脉通道 45min。

（2）维持剂量　脊髓损伤后 3h 内患者以 5.4mg/(kg·h) 维持 23h；脊髓损伤后 3～8h 内患者以 5.4mg/(kg·h) 维持 47h（在没有明显并发症的情况下）。

## 行甲泼尼龙冲击疗法治疗期间应注意哪些方面的问题？

答：（1）治疗时间　尽量避免在麻醉、昏迷、神志不清楚的状态下应用。

（2）准备工作　了解患者有无消化性溃疡、高血压病、冠心病、糖尿病、感染性疾病等病史。建立 2 条输液通路，保证输液畅通，采用输液泵以更好地控制输液速度。

（3）持续输液　在首剂和维持治疗间隙用生理盐水维持静脉通道；甲泼尼龙的输注必须持续，如果输注中断，则须按照原始时间表重新计算滴注时间以保证药物的治疗效果。

（4）心电监护　由于物质代谢和水盐代谢紊乱，交感肾上腺素能神经敏感性增强，甲泼尼龙治疗期间可能会引起心律失常，甚至猝死。所以自患者用药开始至用药后 3 天，常规进行心电监护，备好抢救车、肾上腺素等，有条件者床旁备除颤仪。

（5）观察并发症　大剂量甲泼尼龙治疗期间，有可能引起各系统紊乱，须密切观察患者病情，观察有无并发症的出现。

① 循环系统：代谢紊乱、水钠潴留可引起高血压。观察患者血压波动，及时纠正电解质紊乱，维持内环境稳定。

② 消化系统：可致应激性溃疡。密切观察患者有无反酸、呕吐症状，观察呕吐物及大便的颜色及性状，必要时行粪便隐血试验。常规应用保护胃黏膜药，使用前静脉推注奥美拉唑（洛赛克）。

③ 呼吸系统：可诱发严重肺部感染。治疗期间加强基础护理，保持病室空气流通，限制探视时间和人数，防止交叉感染；指导患者深呼吸，有效咳嗽、咳痰，加强翻身拍背次数，防止呼吸道感染，必要时给予雾化吸入、气道湿化及吸痰。

④ 代谢内分泌系统

a. 电解质紊乱：记录24h液体出入量，避免使用大剂量利尿药，根据生化检查结果及时纠正低钠、低钾。

b. 诱发高血糖：注意监测血糖，静脉输注葡萄糖时用适当胰岛素对抗。予以易消化、高蛋白、富含维生素饮食，适当控制糖的摄入量。

⑤ 预防其他部位的感染：每天会阴护理2次，定时更换引流袋。注意观察小便的量、色、质等，发现异常及时报告医师处理；做好口腔护理，鼓励多饮水；患者出汗后及时擦浴、更衣，防止受凉。

⑥ 精神方面：观察患者冲击疗法后是否有失眠、欣快感、抑郁等精神变化，对原有癫痫等精神病史的患者需要减少冲击疗法的剂量和抗精神病药物的剂量。

⑦ 远期影响

a. 骨质疏松症：补充钙及活性维生素 $D_3$。

b. 股骨头缺血坏死：定期观察、随访。

## 颈椎损伤手术治疗的指征有哪些？手术治疗的方式有哪些？

答：（1）手术指征

① 脊椎骨折，脱位有关节突交锁者；

② 脊柱骨折复位不满意或仍有脊柱不稳定因素存在者；

③ 影像学检查显示有碎骨片凸出至椎管内压迫脊髓者；

④ 截瘫平面不断上升，提示椎管内有活动性出血者。

（2）手术方式

① 上颈椎（$C_1$～$C_4$）损伤：可采用颈枕融合内固定术、寰枢椎后路融合术。

② 下颈椎（$C_5$～$C_8$）损伤：可采用后路开放复位、减压和（或）融合术及前路开放复位、减压和（或）融合术。

## 患者术后如何保持呼吸道通畅？

答：术后保持呼吸道通畅的措施主要有以下几步。

（1）有效给氧　颈脊髓损伤的患者易出现呼吸衰竭，应予以控制性氧疗（低浓度氧疗），根据血气分析结果调整给氧浓度、流量和持续时间，改善机体的缺氧状态。吸氧浓度为25%～33%，一般不超过40%。Ⅰ型呼吸衰竭患者吸氧浓度可适当提高，尽快使$PaO_2$＞60mmHg；Ⅱ型呼吸衰竭患者，宜从低氧浓度开始，逐渐加大吸氧浓度，一般不超过33%，其最终目标是$PaO_2$＞60mmHg。及时处理肠胀气、便秘，不要用沉棉被压盖胸腹，以免影响患者呼吸。

（2）呼吸道观察　常规备吸痰装置及气管切开包于床旁，必要时吸痰，注意观察患者面色和唇、指（趾）端的颜色、血氧饱和度，重视患者的主诉。术后早期呼吸困难主要是颈深部血肿压迫、喉头痉挛和痰液阻塞所致，严重者会发生窒息死亡。如出现声音嘶哑、憋气、呼吸表浅提示喉头水肿的可能，须立即通知医师，切不可盲目吸痰；如出现呼吸肌无力，或气道痉挛，或血氧饱和度持续下降等症状可配合医师行气管切开。

（3）鼓励有效咳嗽　术后定时翻身拍背，并指导咳嗽；常规行超声雾化吸入，每日3次，预防呼吸道感染。

## 颈椎损伤后患者容易出现低钠血症，低钠血症的临床表现有哪些？如何治疗？

答：低钠血症是颈髓损伤后常见的并发症，其发生率为39.5%～85.7%。一般于伤后2～15天出现，若得不到及时纠正，尤其是急性重度低钠血症，不但可以引起脑水肿和脑缺血，也可以导致脊髓水肿、缺血，从而加重脊髓损伤的程度，给颈髓损伤的治疗带来一定的困难。

(1) 临床表现　在盐摄入或补给正常情况下，出现低血钠（血钠＜130mmol/L）、高尿钠（高尿钠＞80mmol/24h）。典型患者往往是在原发病治疗过程中出现精神异常和意识改变，表现为烦躁、精神萎靡、嗜睡，进而抽搐、昏迷，部分患者有腹胀、腹泻、恶心、呕吐和惊厥等表现。

(2) 治疗原则　积极补液，扩充血容量并维持钠盐代谢正平衡。根据尿量决定补液量。补钠量根据血钠计算［补钠量(mmol/L)＝(血钠正常值－测量值)×体重(kg)×0.6(女性为0.5)］，再按17mmol/L钠相当于1g氯化钠计算，换算成盐水量，先补给一半，并根据每天血钠测定值调整静脉补钠量。补充钠盐不宜过多和过快，因缺钠使神经细胞的钠离子向细胞外转移，神经细胞水肿，当大量快速补充钠盐时，神经细胞内离子浓度不能迅速恢复可引起神经细胞脱水甚至神经鞘断裂，出现脱髓鞘改变。

**颈椎骨折合并脊髓损伤患者出现截瘫表现，什么是截瘫？如何判断其严重程度？**

答：(1) 截瘫的定义　截瘫是一种由不同致病因素引起的脊髓结构和功能的损害，造成损害水平以下正常运动和感觉的减退或丧失、大小便功能障碍。通常把涉及双下肢和部分（或全部）躯干的损害称为截瘫。其中，上述功能完全丧失者，称完全性截瘫；还有部分功能存在的，称不完全性截瘫。截瘫早期表现为松弛性瘫痪，3～4周后逐渐转为痉挛性瘫痪。截瘫病因与脊髓外伤或本身病变有关。现代西医学除在脊髓损伤的急性期可采用手术治疗外，对本病症尚无理想的治疗方法。由于造成截瘫的原因不同，所以无法统计出截瘫病的发病率。作为医学上严重的病种之一，截瘫病给患者带来了巨大的痛苦。所以，外伤性截瘫者应积极早期进行抢救与合理治疗，加强护理，争取脊髓功能早期最大限度地恢复。

(2) 截瘫的严重程度　可以通过截瘫指数加以判断，即以“0、1、2”表示肢体的运动、感觉、内脏括约肌功能障碍程度（“0”表示功能正常，“1”表示功能部分障碍，“2”表示功能完全障碍），总分加起来0为正常，6为完全性瘫痪，1～5表示不完全性瘫痪。在治疗和康复过程中，指数升高，说明病情加重；指数降低，说明病情好转。

## 截瘫患者有哪些常见的并发症？如何护理？

答：截瘫的常见并发症有压力性损伤、便秘、肺部感染、尿路感染、深静脉血栓、肌肉萎缩等。为了更好地照顾好截瘫患者，须加强以下几个方面的护理。

（1）预防压力性损伤　及时行患者的压力性损伤危险因素评估评分，按压力性损伤危险性等级进行护理。将患者放置于气垫床上，2～3h翻身一次，以避免皮肤长期受压，必要时予以局部喷涂赛肤润按摩及外敷美皮康，加强观察及交接班；鼓励患者保证足够的营养摄入，提高机体抵抗力。

（2）预防肺部感染

① 定期行室内空气消毒，每天开窗通风半小时，保持室内清洁卫生，严格控制陪护及探视人数。

② 胸部物理治疗：采用一定的手法振动和叩击患者胸背部，每4h进行1次辅助排痰。

③ 呼吸训练：卧床期间鼓励患者每小时重复做深呼吸5～10次。呼吸训练可保证所有可利用的呼吸肌都得到均衡使用，使肺的各部分得到适当的通气。呼吸训练应从缓慢、放松的膈式呼吸开始，逐渐过渡到用手法将一定阻力施加于患者膈肌之上的呼吸方式。最后，当患者试图保持良好的膈肌活动度时，给患者上腹部增加一定的重量（如放置沙袋等），每次训练15min。

④ 助咳技术：将手掌放在患者剑突下并用一个向内、向上的动作对患者腹部加压，以促使患者腹肌收缩，从而增加咳嗽力量，这个动作应和患者用力呼气相协调，可配合使用雾化吸入和负压吸引。

（3）预防尿路感染

① 如病情允许，保证每日饮水量在3000ml以上，尿量在1500ml以上，尿液应清亮。

② 注意会阴部的清洁，尤其是女性，在月经期应注意加强个人卫生。

③ 留置导尿管期间，每日行会阴抹洗 2 次。

④ 每周更换一次导尿管，可酌情延长硅胶管留置时间，注意无菌操作。

⑤ 尿袋悬挂于床边，不能接触地面。

⑥ 尿液浑浊、有絮状物时，行膀胱冲洗。

（4）预防肌肉萎缩、关节僵硬畸形等　每天做肌肉按摩和关节活动 4 次，预防肌肉萎缩和关节畸形发生；足部用软枕支垫或穿“丁”字鞋使踝关节保持 90°位置，预防足下垂畸形。双上肢进行抓握、上举等功能锻炼，双下肢进行主动或被动的关节伸屈活动及肌肉按摩，逐步进行翻身、坐床、平衡、转移、坐轮椅等功能锻炼。

（5）下肢深静脉血栓形成

① 抬高下肢，使其与床面形成 20°～30°角，避免将软枕单独垫在患者腘窝下或小腿处，防止深静脉回流障碍。

② 补足液体，并建议患者多饮水，使血液得到稀释，避免脱水而增加血液黏稠度。

③ 观察下肢的血液回流情况，如皮肤颜色、温度、肿胀程度。

④ 鼓励患者早期行肢体活动及功能锻炼。截瘫患者以被动运动及按摩为主，以促进下肢静脉血液回流。

⑤ 避免在下肢进行静脉穿刺。

⑥ 按时进行血栓危险性评估，筛查血栓。无血栓者，应尽早行间歇式充气加压装置治疗，根据患者病情，必要时予以抗凝治疗。

## 【护理查房总结】

颈椎骨折并脊髓损伤大多源于交通伤、坠落伤、暴力或运动伤。患者多数为健康的青壮年，脊髓损伤患者常发生多种并发症，护理工作难度大。应积极认识、及时正确处置、做好预见性的护理。预见性护理体现在整个护理的全过程，采取预见性的护理措施及治疗，可以提前预防可能会发生的不良反应，明显降低并发症的发生，最大限度地提高患者的生存质量、改善心理状态、康复残存功能，使患者尽可能地实现生活自理、回归社会。

查房笔记

# 病例 2 • 胸椎骨折

## 【病历汇报】

**病情** 患者女性，36 岁，因“外伤致腰背部疼痛、活动受限并双下肢截瘫 8h”，平车入院。患者自起病以来，精神、食欲、睡眠差，大小便正常，体重无明显减轻。患者否认传染性疾病及家族性疾病史，无药物、食物过敏史，否认外伤手术史、输血史。

**护理体查** T 36.4℃，P 78 次/分，R 20 次/分，BP 110/70mmHg。神志清楚，被动卧位，疼痛面容，查体合作，平车推送入病房。胸腰段明显后突畸形，压痛明显，纵向叩击痛阳性，活动受限。胸部、左肩、背部等多处压痛。脐上一横指至脐下 4cm 处感觉减退，脐下 4cm 以下感觉消失，双下肢肌力 0 级。其他体查无异常。

**辅助检查** 胸椎 CT 示胸 9 至胸 10 椎管骨折并椎管狭窄；心电图示 T 波改变，窦性心律；实验室检查示血糖（BS）7.63mmol/L，尿素氮（BUN）8.3mmol/L，三酰甘油（TG）0.36mmol/L，乙肝表面抗原（HBsAg）（+），乙肝 e 抗体（HBeAb）（+），乙肝核心抗体（HBcAb）（+）。其他无异常。

**入院诊断** 胸 9 至胸 10 椎管骨性狭窄并截瘫；胸 9 椎体爆裂骨折；右侧气胸，双侧胸腔积液。

**主要的护理问题** 疼痛、低效性呼吸形态、躯体活动障碍、潜在并发症（肺部感染、压力性损伤）。

**目前主要的治疗措施** 局麻下行右侧胸腔闭式引流，制动、镇痛，完善相关术前准备；择期行胸椎骨折开放复位内固定术；预防感染、脱水、激素冲击，营养神经等对症治疗；进行瘫痪肢体的功能锻炼，结合康复综合治疗。

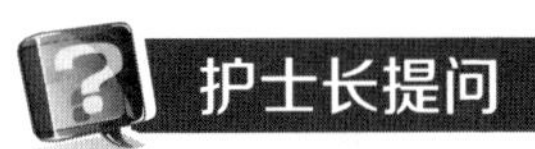


## 什么是胸椎骨折?

答：胸椎骨折是以胸椎局部肿胀、疼痛，骨折处两侧肌肉紧张，不能站立，翻身困难，运动障碍等为主要表现，发生在胸椎部的骨折。多由间接外力引起，为由高处跌落时臀部或足着地、冲击性外力向上传至胸腰段发生骨折；少数由直接外力引起，如房子倒塌压伤、汽车压撞伤或火器伤。病情严重者可致截瘫，甚至危及生命；治疗不当的单纯压缩骨折，亦可遗留慢性腰痛。

## 胸椎骨折有哪些分类?

答：临床常按骨折的形态分类。

（1）压缩骨折　椎体前方压缩骨折，为上位椎间盘压其下方椎体上缘骨折。压缩程度以椎体前缘高度占后缘高度的比值计算，分为以下 3 度：①Ⅰ度（轻度），压缩 1/3；②Ⅱ度（中度），压缩 1/2；③Ⅲ度（重度），压缩 2/3。Ⅱ度及Ⅲ度压缩骨折常伴有其后方棘韧带断裂。

（2）爆裂骨折　髓核突入椎体致爆裂骨折，其骨折块可向左右前后移位，但主要是向椎管内移位，并常损伤脊髓。骨折向两侧移位，致两侧椎弓根距离加宽。

（3）Chance 骨折　骨折线呈水平走行，由椎体前缘向后经椎弓根至棘突发生水平骨折或致棘间韧带断裂，常见于安全带损伤。骨折移位不大，脊髓损伤少见。

（4）脱位　分离屈曲损伤常致脊柱关节脱位而无压缩骨折，有单侧脱位及双侧脱位。

## 胸椎骨折合并脊髓损伤的临床表现有哪些?

答：（1）局部疼痛、肿胀、脊柱活动受限、骨折处棘突有明显压痛和叩击痛。

（2）胸腰椎骨折常有后突畸形。

（3）合并截瘫时，损伤脊髓平面以下感觉、运动、反射障碍，高位截瘫可出现呼吸困难，甚至呼吸停止。

## 胸椎骨折的治疗方法有哪些？该患者采取的是何种治疗方法？

答：(1) 非手术治疗　椎体压缩不到1/5者，或年老体弱不能耐受复位及固定者可仰卧于硬板床上，骨折部位垫厚枕，使脊柱过伸，同时嘱患者3日后开始进行腰背部肌肉锻炼，2个月后骨折基本愈合，第3个月内可以下地稍许活动，但仍以卧床休息为主。3个月后逐渐增加下地活动时间。椎体压缩高度超过1/5的青少年及中年伤者，可用两桌法过仰复位。复位后即在此位置包过伸位石膏背心，石膏干透后，鼓励患者起床活动，固定时间约3个月。在固定期间，坚持每天做腰背肌锻炼，并逐日增加锻炼时间。

(2) 手术治疗　爆破骨折的治疗，对没有神经症状的爆破骨折患者，经CT证实没有骨块挤入椎管内者，可以采用双踝悬吊法复位，因其纵向牵引力较大，比较安全，但需小心谨慎。对有神经症状和有骨折块挤入椎管内者，不宜复位，对此类伤员宜经侧前方途径，去除突入椎管内的骨折片以及椎间盘组织，然后施行椎体间植骨融合术，必要时还可置入前路内固定物，后柱有损伤者必要时还须做后路内固定术。该患者行胸椎骨折后路开放复位内固定、椎管减压术。

## 该患者术前主要的护理措施有哪些？

答：(1) 体位护理　患者绝对卧床，每2h轴式翻身一次。

(2) 饮食护理　保证充足的营养，多食高蛋白、高热量、高维生素、富含果胶和粗纤维的食物，如鸡蛋、鱼汤、牛奶、芹菜、西红柿等，多饮水，注意预防感冒和便秘；为做手术打好基础，也利于术后伤口愈合。

(3) 活动与休息　可定时翻身预防压力性损伤发生，但应禁止下床活动，以免加重骨折损伤。

(4) 病情观察　定时观察生命体征。重视患者主诉，如有异常及时报告医师。

(5) 心理护理　帮助患者适应陌生环境，帮助患者认识手术和疾病，消除紧张情绪。

(6) 疼痛护理　尽量减少不必要的搬动，翻身时注意保持头、颈、腰在同一直线，如患者垫有气垫床，可适当延长翻身的时间，必要时可遵医嘱给予镇痛药。

(7) 术前准备　术前 8h 禁食、2h 禁饮，目的是防止因麻醉发生呕吐、误吸造成窒息或肺炎。体温升高或女性患者月经来潮，应及时报告医师。

**该患者术后应采取的一般护理措施有哪些？针对主要的护理问题，应采取哪些护理措施？**

答：(1) 一般护理措施

① 体位护理：术后 6h 内，去枕平卧，头偏向一侧，防止呕吐误吸，6h 后方可睡枕头。

② 饮食护理：术后 6h 禁食禁饮，6h 后可进流质饮食，术后当日禁牛奶及甜食，防止肠胀气。术后第 2 天开始进高蛋白、高热量、高维生素、富含粗纤维及果胶成分的食物，如各种肉类、鱼类、蔬菜、水果等食物。大量饮水，每天饮水量为 2000～3000ml。

③ 活动和休息：定时翻身，在床上做相关功能锻炼。

④ 病情观察：术后返回病房，遵医嘱予以心电监护和氧气吸入。密切观察患者生命体征，由于术后失血常较多，尤其注意血压及心率的变化，防止出现失血性休克。密切观察伤口的渗血情况及引流液情况，伤口敷料渗血较多者及时更换敷料，防止感染，引流液过多时报告医师予以夹管。重视患者主诉，不适立即报告处理。

⑤ 伤口引流管护理：妥善固定引流管，注意保持伤口引流管的通畅，密切观察其颜色、性质和量。引流液一般为暗红色液体，如为鲜红色且量较多，考虑有出血，应立即报告处理；如为淡黄色清亮液体且量较多，考虑可能有脑脊液外漏，应立即夹管，抬高床尾，暂停使用脱水药物。

⑥ 心理护理：重视患者主诉，给予患者合适的心理安抚。

(2) 主要的护理问题和护理措施

① 低效性呼吸形态：与气胸、胸腔积液、伤口疼痛有关。

护理措施如下。

a. 保持环境相对安静，注意通风保暖。

b. 保持胸腔闭式引流的密闭与通畅，观察并记录引流液的量、颜色、性状、水柱波动范围。

c. 指导并协助患者有效咳嗽，鼓励患者做扩胸运动及深呼吸训练，在呼气2/3时咳嗽，反复进行；患者无力咳痰时，可用双手压迫患者上腹部或下腹部，增强膈肌反弹力量，协助患者咳嗽、咳痰，忌拍背。给予抗生素、糜蛋白酶雾化吸入，以利排痰。

d. 保持舒适的姿势，髋关节外展、肩外展、足跟维持90°的姿势。在搬动患者时，避免脊柱弯曲、扭转引起脊柱移位，加重损伤。

② 疼痛：与手术损伤周围组织、术后由于知识缺乏长期保持同一姿势有关。

护理措施如下。

a. 定时翻身，动作轻柔，避免剧烈搬动患者，减少因长时间仰卧或俯卧引起的腰背肌酸痛和不适；尽量采取健侧卧位，避免压迫伤口。

b. 与患者聊天，予以心理疏导，告知患者可看书、听音乐，以分散注意力。必要时遵医嘱予以镇痛药。

③ 恶心、呕吐：与手术应激有关，是麻醉后的常见反应。

护理措施如下。

a. 术后6h禁食禁饮，6h后可先饮少量温开水，没有呕吐反应时再进食，宜食清淡的流质或半流质食物，勿食油腻、辛辣、冰凉的食物，少量多餐。

b. 若发生呕吐，应嘱咐患者放松，深呼吸，分散注意力，必要时根据病情予以镇呕药，并及时使用保护胃黏膜药物。

④ 便秘：与长期卧床有关。

护理措施如下。

a. 予饮食指导，预防便秘。

b. 可进行腹部的顺时针环状按摩，促进肠蠕动，协助排便。

c. 必要时，给予患者大黄碳酸氢钠片口服、开塞露塞肛、灌肠等措施促进排便。

⑤ 躯体移动障碍：与脊髓损伤有关。

护理措施如下。

a. 协助卧床患者洗漱、进食、排泄及个人卫生活动等。

b. 移动患者躯体时，动作“稳、准、轻”，以免加重肢体损伤。

c. 告诉患者疾病康复过程，如成年患者骨折一般2～3个月后愈合，使患者心中有数，增强自理信心，并逐渐增加自理能力。

d. 指导并协助患者进行功能锻炼，预防关节僵硬或强直。

⑥ 自我形象的紊乱：与肢体瘫痪、他人评价、生活方式改变、心理及社会因素有关。

护理措施如下。

a. 与患者交流，介绍同种病情的成功案例，使患者重拾信心，克服心理障碍，锻炼自理能力。

b. 可安排同种病患在同一病房，促进彼此间交流。

⑦ 潜在并发症：坠积性肺炎、泌尿系统的感染、压力性损伤、下肢静脉血栓等。

护理措施如下。

a. 坠积性肺炎：鼓励患者有效咳嗽咳痰，定时予以翻身拍背，及时清除气管内痰液。可配合雾化吸入每日2次。鼓励患者深呼吸，每日定时吹气泡或吹气球，以锻炼肺功能。

b. 泌尿系统的感染：在无菌操作下消毒尿道口每日2次。

c. 压力性损伤：定时翻身，垫气垫床，保持床单位干燥、整洁、无褶皱，避免拖拉患者。可按摩骶尾部、肩胛部、足跟等骨隆突处的皮肤，预防压力性损伤；对已出现压力性损伤的患者，应停止按摩，以免加重组织损伤，可在发生压力性损伤的部位垫气圈悬空受损皮肤，并酌情使用外用药。嘱患者加强营养，提高自身抵抗力。

d. 下肢深静脉血栓形成：应鼓励患者在床上主动或被动地进

行屈伸下肢及趾屈背伸运动、踝关节旋转运动，以促进下肢血液循环。保持大便通畅以减少因用力排便致腹压增加而导致的下肢静脉回流受阻。对于血液高凝状态的患者，应给予积极的药物干预，预防深静脉血栓形成；常用的药物有利伐沙班片、低分子肝素钠（钙）等。患者还应穿弹力袜，根据测量的下肢周径选择合适的型号，注意穿着方式，不要用力拉扯袜子，建议全天穿着，每日脱下时间不超过30min。也可使用气压泵治疗，每日2次。一旦发生下肢深静脉栓塞，禁止剧烈搬动患者，患肢制动，禁止按摩、热敷，以防栓子脱落引起肺栓塞等严重后果；进行溶栓治疗；注意观察下肢颜色及肿胀程度。

## 胸腔闭式引流的护理要点有哪些？

答：（1）保持管道的密闭和无菌　更换引流瓶时，必须先双重夹闭引流管，以防空气进入胸腔，严格执行无菌操作规程，防止感染。

（2）体位　患者一般采用半卧位，以利呼吸和引流。

（3）维持引流通畅

① 观察水封瓶内水柱波动，一般水柱随呼吸运动上下波动4～6cm，表示引流通畅；若水柱波动过大，提示可能存在肺不张；若停止波动，提示引流管堵塞或肺已复张。

② 保持胸壁引流口与水封瓶的垂直距离在60～100cm，防止液体逆流入胸腔。

③ 防止引流管受压、扭曲。

④ 鼓励患者深呼吸，促进引流。

⑤ 定时挤压引流管，防止堵塞，一旦堵塞应及时处理。

⑥ 密切观察引流液的量、颜色及性质，若发现异常，及时报告医师。

（4）妥善固定　运送患者时双钳夹管，下床活动时，引流瓶位置应低于膝关节，保持密封。若引流管从胸腔滑脱，立即用手捏闭伤口处皮肤，消毒后用凡士林纱布封闭伤口，协助医师做进一步处理。如引流管连接处脱落或引流瓶损坏，立即双钳夹闭胸壁导管，按无菌操作规程更换整个装置。

(5) 观察记录　观察引流液的量、颜色、性状、水柱波动范围并准确记录。开始时为血性，以后颜色为浅红色，不易凝血。若引流量多，颜色为鲜红色或红色，性质较黏稠，易凝血，则疑为胸腔内有活动性出血。每日更换水封瓶，做好标记，记录引流量。如是一次性引流瓶无需每日更换。

(6) 拔管指征　胸腔置管引流24～48h后水柱停止波动，如无气体溢出及异常液体排出；24h引流液小于50ml，脓液小于10ml，胸部X线片示肺膨胀良好，切口无漏气，患者无呼吸困难即可拔管。

(7) 拔管后观察　患者有无胸憋、呼吸困难、切口漏气、渗液、出血、皮下气肿等症状。

**● 该患者治疗过程中使用了激素冲击治疗，激素冲击治疗的作用机制是什么？临床上如何应用？**

答：(1) 作用机制

① 有利于脊髓冲动的发生；

② 增加脊髓血流；

③ 降低脊髓脂质过氧化反应及组织退行变性。

(2) 临床应用　参见本章颈椎骨折合并脊髓损伤。

**● 胸椎骨折合并脊髓损伤患者的搬运方法是什么？**

答：(1) 三人搬运法（图5-3）　将患者移至床边，搬运者甲托住患者的头、颈、肩及胸部；搬运者乙托住患者的背、腰、臀部；搬运者丙托住患者的膝及脚部；三人同时抬起，使患者身体稍向搬运者倾斜，同时移步将患者放于平车上，盖好盖被。

(2) 四人搬运法（图5-4）　在患者腰、臀下铺帆布兜或中单。搬运者甲、乙分别站于病床头、尾端，分别抬起患者的头、颈肩及双腿；搬运者丙、丁分别站于病床及平车两侧，紧紧抓住帆布兜或中单四角；四人同时抬起，将患者轻放于平车中央，盖好盖被。

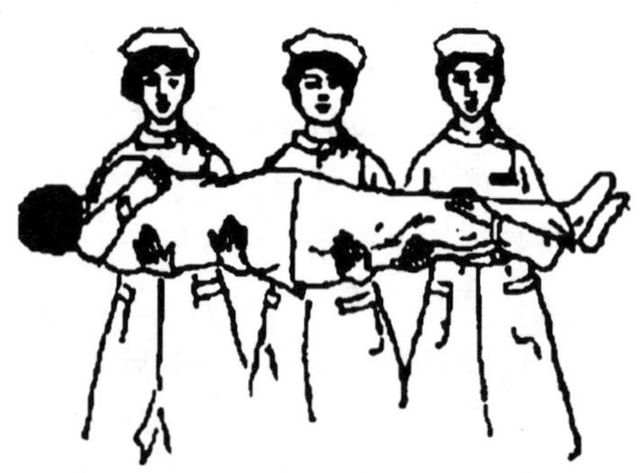

图 5-3　三人搬运法

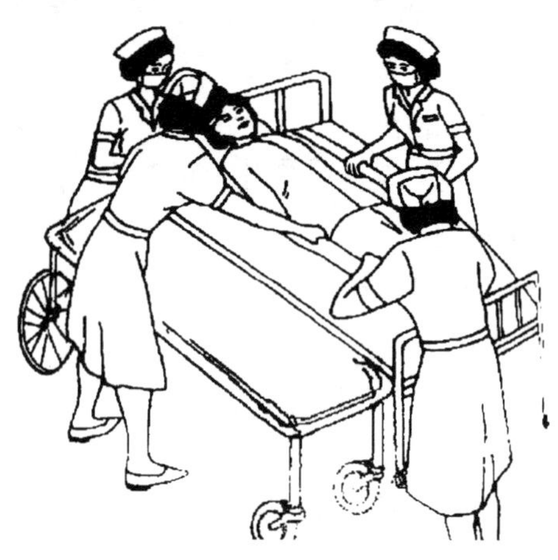

图 5-4　四人搬运法

## 怎样协助该患者术后翻身？

答：可采用二人轴式翻身法或三人轴式翻身法。

（1）二人轴式翻身法（图 5-5）　第一操作者将双手分别置于肩部、腰部，第二操作者将双手置于患者腰部、臀部，使颈、肩、腰、髋保持在同一水平线上，同时用力，将患者翻转至侧卧位。

（2）三人轴式翻身法（图 5-6）　可分为旁侧法和头侧法。

① 旁侧法（图 5-7）　第一人站在患者头端，双手固定患者头

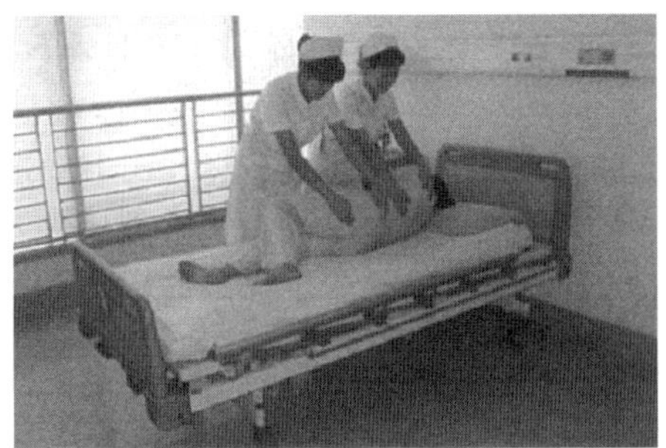

图 5-5　二人轴式翻身

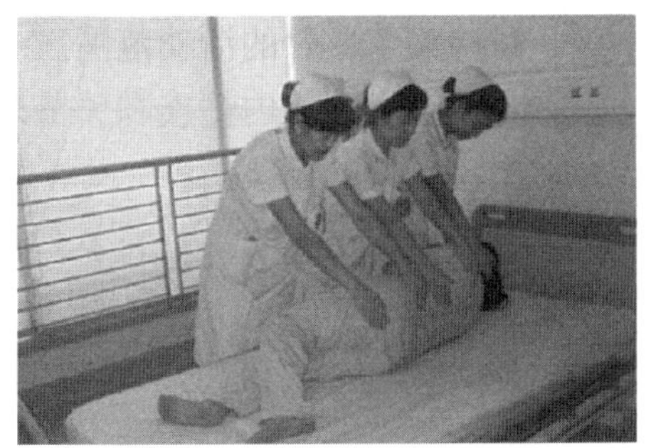

图 5-6　三人轴式翻身

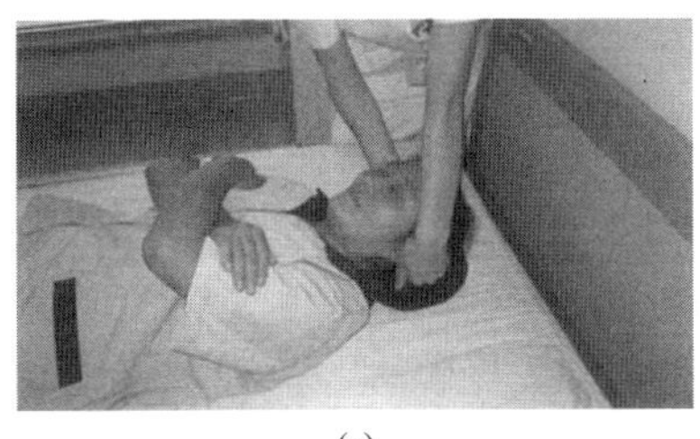

(a)

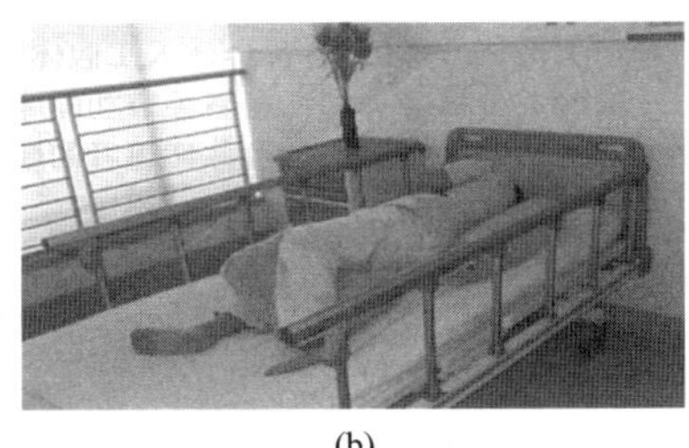

(b)

图 5-7　旁侧法

部，持续并沿纵轴向上略加牵引头部，第二人将双手分别置于患者的肩部、腰部，第三人将双手分别置于患者腰部、臀部，使颈、肩、腰、髋保持在同一水平线上，三人一起用力，将患者翻至侧卧位。

② 头侧法（图 5-8） 第一人站在患者头端，双手抓住患者肩部，前臂紧贴患者耳部，双臂夹紧，使患者头部固定于操作者两臂之间；第二、第三人操作同旁侧法操作进行翻身。

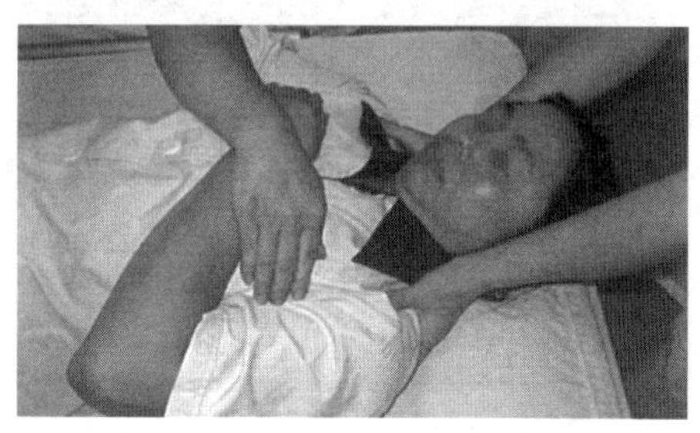

图 5-8 头侧法

## 怎样指导患者术后进行腰背肌的功能锻炼?

答：患者术后进行腰背肌功能锻炼的原则如下。

(1) 胸腰椎术后的功能锻炼计划要因人而异，根据年龄、病情、手术方式及患者的身体状况及耐受性决定康复训练的强度，切不可盲目追求锻炼强度。

(2) 任何功能锻炼都要遵循“循序渐进”的原则，数量由少到多，时间由短到长，强度由弱至强，次数逐渐增加，以双下肢腰部肌肉无明显酸痛感为度。

腰背肌功能锻炼的两种锻炼方法如下。

① 仰卧位锻炼法

a. 五点支撑法（图 5-9）：患者采用仰卧体位，利用五点（头、双肘、双足）为支点，尽量将臀部抬起离开床面，腰背部尽量悬空，以达到锻炼腰背肌的目的。此方法简单易学，每次持续 5～10s，然后放下休息 5～10s，此为一组运动，再重复上述动作，如此反复 5～10 组为一次，每日 2～3 次。

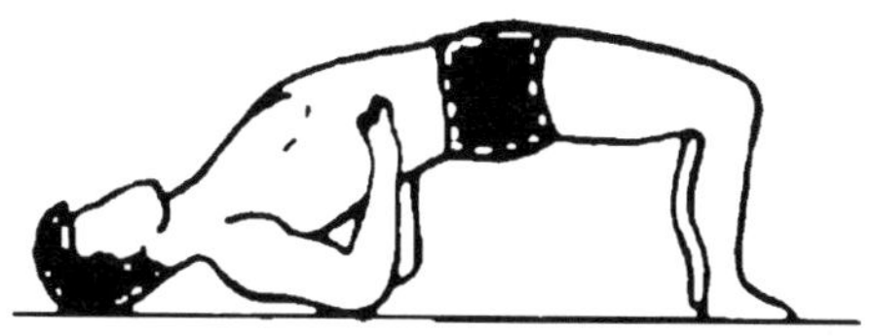

图 5-9　五点支撑法

b. 四点支撑法（图 5-10）：此法难度较大，适用于青壮年。患者用双手及双足支撑，使全身腾空后伸，呈拱桥形。

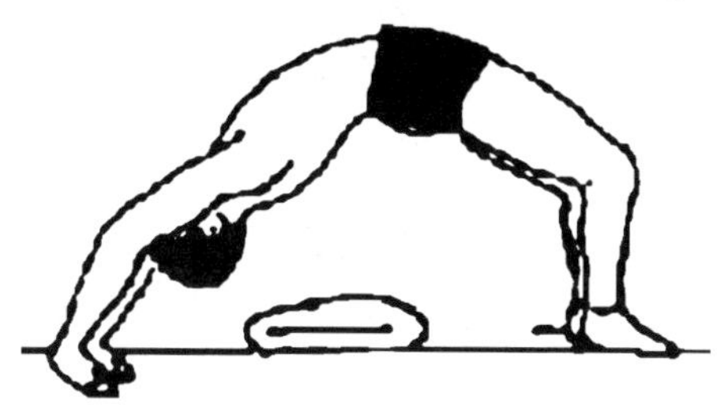

图 5-10　四点支撑法

c. 三点支撑法（图 5-11）：仰卧位，上肢放于胸前，采用三点（头、双足）为支点，腰背部尽量后伸，使背悬空。该方法是在五点支撑法的基础上，进一步锻炼腰背部肌肉。

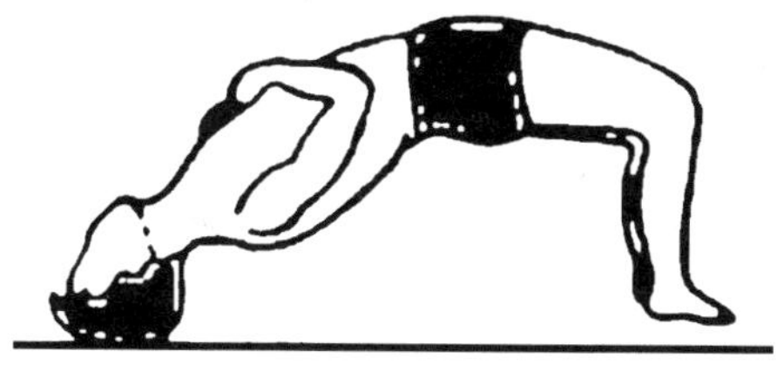

图 5-11　三点支撑法

② 飞燕点水法

a. 第一步：患者俯卧于床上，两上肢向背后伸，抬头挺胸，使头、胸及两上肢离开床面。

b. 第二步：双腿伸直，向上抬起，离开床面，可交替进行抬起，然后同时后伸抬高。

c. 第三步：患者头颈胸及双下肢同时抬起，双上肢后伸，腹部着床，身体呈弓形，如飞燕点水，故名“飞燕点水法”（图5-12）。该方法对腰背肌肉力量要求较高，可在上述锻炼的基础上进行强化锻炼。

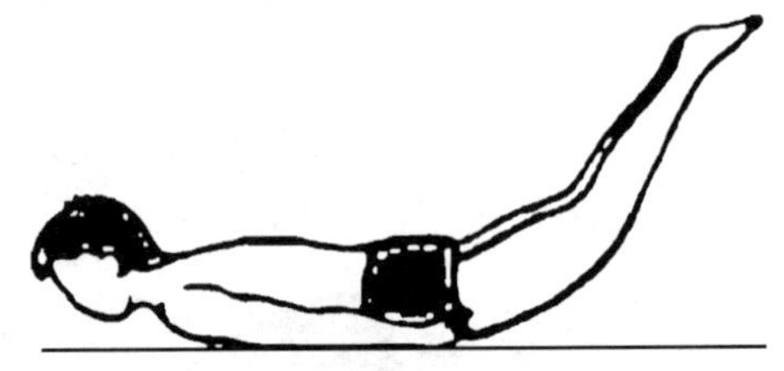

图 5-12　飞燕点水法

### 术后佩戴胸部支具的目的是什么？

答：① 保持胸椎正常的生理位置，增加脊柱的稳定性。

② 减轻脊柱的负荷。

③ 防止胸部过度扭曲、旋转，加快植骨融合。

### 如何给该患者进行出院健康指导？

答：（1）饮食　进食高蛋白（瘦肉、蛋、鱼）、富含维生素、粗纤维、易消化的食物（新鲜水果、蔬菜），多饮水。

（2）排泄　每日保证大便通畅，必要时服缓泻药。

（3）锻炼　继续坚持腰背部训练半年以上。

（4）下地前佩戴围腰或支具，支具佩戴 3 个月。

（5）忌坐矮凳、沙发，不提重物、不弯腰、不做剧烈活动，捡拾物品时屈髋屈膝，保持腰部直立。

（6）伤口拆线 2 周后可以沐浴，时间不宜过长，注意安全。

（7）术后 3 个月、6 个月、1 年复查直至骨折愈合，不适随诊。

（8）一年后视骨折愈合情况考虑再次手术取出内固定。

## 【护理查房总结】

脊柱骨折合并脊髓损伤常见于工伤和交通事故，多因间接暴力所致，如自高空坠落，头、足或臀部触地力量传导至椎骨，多数为屈身而下，引起椎体压缩或伴有粉碎性骨折，严重者甚至合并关节突脱位或脊髓损伤。

对脊柱骨折合脊髓损伤的护理须特别关注术前急救护理和术后功能锻炼以及截瘫后继发并发症的防治，如呼吸道感染、泌尿系感染、深静脉血栓、压力性损伤、肌肉萎缩和关节僵硬等。所以应做好各项基础护理，满足患者生活需要，加强翻身与功能锻炼，鼓励患者做深呼吸及吹气泡、吹气球活动，做好预防肺部感染的护理措施。留置尿管者注意会阴部的护理以防止泌尿系感染。患者长期卧床后可引起深静脉血栓形成，术后应抬高双下肢30°，对双下肢进行被动活动锻炼并穿加压弹力袜，使用间歇外部加压装置促进腿部静脉回流。另外对于截瘫患者，应加强心理支持，主动关心患者，使其正视现实，增强治疗信心；正确指导患者练习坐起，逐渐使用拐杖或轮椅下地活动。

查房笔记

# 病例 3 • 腰椎骨折与脊髓损伤

## 【病历汇报】

**病情** 患者女性，50 岁，因“车祸致双侧腰腿胀痛乏力伴小便困难 2 天”，以“腰椎骨折合并不全瘫”平车入本科。起病以来，精神一般，饮食可，睡眠可，留置尿管，大便未解，体重无明显变化。否认传染性疾病及家族性疾病史，无药物、食物过敏史，否认外伤手术史、输血史。

**护理体查** T 37℃，P 76 次/分，R 18 次/分，BP 118/80mmHg。既往体健，发育正常，查体合作。腰椎生理曲度可，胸 12 至腰 2 棘突有压痛、放射痛，椎旁有压痛、放射痛，腰椎屈伸、旋转受限。下肢肌力左侧 3 级，右侧 4 级。会阴感觉稍减退。下肢直腿抬高实验左侧（20°）阳性，右侧阴性。直腿抬高加强实验左侧阳性。股神经牵拉实验双侧阳性。膝反射可，踝反射双侧减弱。髌阵挛双侧阴性；踝阵挛双侧阴性。Babinski 征双侧阴性。下肢肌张力可。末梢血运四肢正常。余四肢查体无明显异常。

**辅助检查** 脊柱 X 线检查示腰 1 椎体爆裂骨折。脊柱 MRI 检查示腰 1 爆裂性骨折。心脏彩超示二、三尖瓣轻度反流。实验室检查示红细胞（RBC）$4.3\times10^{12}$/L，白细胞（WBC）$4.2\times10^{9}$/L，中性粒细胞（N）$2.3\times10^{9}$/L，血小板（PLT）$200\times10^{9}$/L，纤维蛋白原（FIB）3.6g/L，C 反应蛋白（CRP）8.6g/L，血沉（ESR）22mm/h，白蛋白（ALB）42.8g/L，总蛋白（TP）61.9g/L，血清钾（K）4.3mmol/L，血清钠（Na）138mmol/L，血清氯（Cl）96mmol/L，血糖 5.8mmol/L。

**入院诊断** 腰椎骨折合并不全瘫。

**主要的护理问题** 疼痛、躯体活动障碍、潜在并发症（压力性损伤、深静脉血栓形成）。

**目前主要的治疗措施** 术前制动、镇痛，完善术前相关检查；择期行腰椎后路骨折开放复位植骨融合钉棒内固定术；积极进行抗炎、维持水电解质平衡等对症支持治疗。

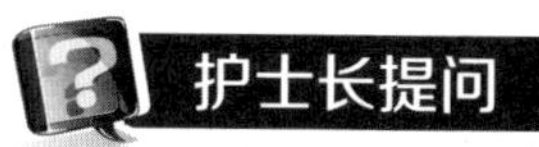


## 什么是腰椎骨折合并不完全性截瘫？

答：腰椎骨折是指腰段脊椎骨的连续性中断，主要表现为腰椎局部肿胀、疼痛，骨折处两侧肌肉紧张，不能站立，翻身困难，运动障碍等。脊髓损伤是脊柱骨折最严重的并发症，受伤平面以下的感觉、运动、反射完全消失，括约肌功能完全丧失，称完全性截瘫，而部分丧失时称不完全性截瘫。

## 腰椎骨折分为哪几型？

答：根据损伤的机制、放射学特点或稳定性，可将腰椎骨折分为以下几型。

（1）单纯压缩骨折　指的是脊柱受后屈曲压力，伤后椎体前柱压缩、中柱完整、后柱受到牵张，极少数伴有脊髓损伤。

（2）爆裂骨折　指脊柱受到垂直压力致伤，伤后脊柱如同炸裂开，三柱都有损伤，椎体向后移位，可压迫椎管内的神经，多伴有脊髓损伤。

（3）屈曲牵张型损伤　此型为牵张性剪力所致，是一种经后柱结构水平剪力伴有屈曲型应力的损伤，后柱、中柱呈张力性损伤，棘上、棘间韧带、黄韧带甚至后纵韧带断裂，前柱呈轴向屈曲，可发生压缩骨折，也可呈铰链作用不受损伤。严重者椎体可呈切片样断裂、椎弓根断裂。伴水平样的骨折不稳定，脊髓损伤较为严重。

（4）骨折脱位型损伤　此型损伤是严重暴力所致，机制较为复杂，可由屈曲、剪力、牵拉或旋转等复合应力所致。该型累及三柱，造成不同程度的神经损伤。

## 腰椎骨折的病因和发病机制是什么？

答：（1）间接暴力　以高处坠落、足臀部着地而产生屈曲型损伤多见。

(2) 直接暴力　工伤、交通事故、弹击伤。

(3) 肌肉拉力　因肌肉突然收缩而致的横突骨折或棘突撕脱性骨折。

(4) 病理性骨折　脊柱肿瘤或其他骨病加上轻微外伤。

## 腰椎骨折的临床表现有哪些?

答：(1) 局部疼痛，压痛、叩击痛。

(2) 椎旁肌紧张，腰椎活动受限，不能翻身起立。

(3) 受损部位棘突后凸或出现成角畸形。

(4) 腹胀、腹痛　主要因骨折所致的后腹膜血肿刺激腹腔神经丛，引起腹肌反射性紧张或痉挛。

(5) 急性尿潴留　因脊髓损伤或后腹膜血肿刺激引起膀胱括约肌反射性痉挛所致。

(6) 腰髓损伤表现　受累平面以下出现感觉、运动及肛门、膀胱括约肌功能障碍。腰骶椎的损伤可造成马尾神经的受压、挫伤或断裂，表现为下肢的松弛性瘫痪、感觉丧失或会阴区括约肌功能障碍。

## 腰椎骨折患者要做哪些检查?

答：(1) 神经系统检查　除脊柱本身损伤外，须全面检查脊髓神经功能，确定脊髓损伤平面，包括感觉与运动检查、反射检查、肛门检查。

(2) 影像学检查　X线检查可确定骨折部位及类型，CT检查判定移位骨折块侵犯椎管程度和发现突入椎管的骨块或椎间盘，MRI检查可判定脊髓损伤状况。

## 腰椎骨折合并脊髓损伤患者行手术治疗的目的是什么?

答：(1) 摘除椎管内占位物，减轻或消除脊髓的机械性压迫，阻止脊髓的继发性损伤。

(2) 清除毒性代谢产物。

(3) 探查脊髓神经根，松解粘连，解除压迫。

(4) 重建脊柱稳定性。

(5) 预防各种并发症。

## 该患者主要的护理问题有哪些?

答:(1) 疼痛 与脊柱骨折、软组织损伤及手术有关。

(2) 躯体活动障碍 与疼痛及神经损伤有关。

(3) 排尿异常 与膀胱功能障碍有关。

(4) 焦虑、恐惧 与担心疾病的预后可能致残有关。

(5) 知识缺乏 缺乏有关功能锻炼的知识。

(6) 潜在并发症 压力性损伤、坠积性肺炎、泌尿系统感染、下肢深静脉血栓形成、废用综合征等。

## 该患者术前的护理措施主要有哪些?

答:(1) 心理护理 胸腰椎骨折伴有截瘫的患者对突如其来的疾病往往难以接受,情绪波动大,同时对手术存在过度的依赖或悲观失望,应及时予以心理疏导,正确认识疾病的转归和预后,调整心态,缓解压力,积极正确地接受手术。

(2) 饮食 术前予高蛋白、高热量、高维生素饮食,以提高机体的抵抗力和对手术的耐受性。

(3) 术前准备 指导患者进行深呼吸和咳嗽功能的锻炼;禁烟、酒,保暖,防止感冒及咳嗽;指导患者练习在床上大小便。以促进伤口愈合,预防便秘以提高机体的抵抗力和对手术的耐受性。

## 该患者术后应该采取哪些护理措施?

答:(1) 心理护理 参见上文术前心理护理。

(2) 予以高蛋白、高热量、高维生素、粗纤维的多样化饮食。

(3) 监测生命体征,观察伤口敷料及双下肢感觉和活动情况,做好引流管及导尿管的护理。

(4) 并发症的预防

① 肺部感染:给患者保暖,避免因受凉而诱发呼吸道感染;同时鼓励患者有效咳嗽、咳痰,翻身时可用手叩击患者的背部,使痰液松动易咳出,必要时可予以雾化吸入;同时合理使用抗生素,

以减少肺部感染。

② 压力性损伤：下肢瘫痪者予以气垫床，每 2h 予轴式翻身，并注意保持皮肤的清洁干燥。

③ 泌尿系感染和结石：鼓励多饮水，每日会阴护理 2 次；观察尿液颜色、量、性质，每周检验尿常规。

④ 腹胀与便秘的护理：脊柱骨折合并截瘫患者，伤后由于腹后壁血肿刺激以及过伸位，因而常有腹胀，对腹胀严重者用胃肠减压器或肛管排气；便秘早期可用灌肠法，每周 2 次。

⑤ 防关节僵硬和挛缩畸形：每日 2 次按摩肌肉和活动关节，以防肌肉萎缩和发生关节畸形；足部用软枕支垫使踝关节保持 90°位置，以防足下垂畸形。

⑥ 烫伤、冻伤：截瘫患者感觉减退，家属应慎用热水袋，洗澡、洗脚时水温应低于正常人使用的水温，局部热敷时水温保持在 50℃为宜。

（5）体位护理　患者平卧位时，可用木蹬或沙袋、防旋鞋保持患者踝关节 90°，膝关节下垫软枕屈 5°，防止内旋或外旋。侧卧位时用枕头将位于上面的大腿垫起，以防髋内收及畸形。足部用沙袋支撑，以防足下垂。截瘫患者会因肌肉废用性萎缩而产生肌群挛缩畸形，除了功能位的维持，还应协助患者进行被动功能锻炼或指导患者进行主动功能锻炼，为患者制订康复计划。

### 该患者如何进行功能锻炼?

答：（1）腰背肌训练　不全瘫者，术后 2～5 天在主管医师的指导下帮助患者进行挺胸抬腿的训练，逐渐过渡到五点式；术后 10 天左右进行三点式锻炼。当切口拆线后，可行飞燕点水法锻炼背部的肌肉，具体锻炼方式参见本章胸椎骨折。

（2）四肢关节肌肉的锻炼　术后第 1 天即开始做肌肉的被动运动，每天 2 次，每次 30～60min；同时加强四肢关节、肌肉的主动功能锻炼，将主动与被动锻炼结合，以预防肌肉萎缩和关节僵硬，防止发生足下垂。

## 长期留置尿管的截瘫患者如何预防尿路感染？

答：尿路感染简称“尿感”，是指病原体侵犯尿路黏膜或组织引起的尿路炎症，其预防措施如下。

（1）严格无菌操作是预防留置尿管并发尿路感染的关键。同时还应尽量缩短操作时间，避免反复多次插入。

（2）合理选择导尿管　选择光滑和粗细适宜的导尿管，根据尿道内径与尿管直径的相关性选择合适的导尿管。一般以 12 号硅胶尿管为佳。

（3）避免反复插管，保持引流系统的密闭可使感染率明显降低。

（4）每日清洁尿道口 2 次，定期更换引流袋，硅胶导尿管每月更换 1 次。

（5）避免不必要的膀胱冲洗，鼓励多喝水，每天 2000～3000ml。控制尿液的 pH 值在 6.5～7.0，可预防感染的发生。

## 该患者诊断为马尾神经损伤，什么是马尾综合征？马尾综合征和圆锥综合征有什么联系和区别？

答：脊髓圆锥通常位于胸 12 至腰 1 水平，此部是二便和性中枢（骶 2～4）；马尾神经支配下肢的感觉和运动，支配会阴区的感觉及盆腔脏器，对排尿、排便、性功能有重要的协调作用，脊髓圆锥或马尾神经损伤后可以出现马尾综合征。

（1）马尾综合征　最常见的原因为肿瘤（如室管膜瘤和脂肪瘤）、椎间盘突出和外伤。主要表现随位置高低而有所不同（腰 4 至骶 5 神经根），从下往上可出现的表现有：①鞍区感觉障碍（骶 3～5 神经根）；②由鞍区扩散到小腿的感觉障碍（腰 4 至骶 2 神经根）；③直肠失禁（骶 2～4 神经根）；④膀胱失禁（骶 2～4 神经根）；⑤球-门反射消失或减弱；⑥勃起功能障碍（骶 2～4 神经根）；⑦下肢松弛性瘫痪（腰 4 至骶 2 神经根）和反射消失。典型的缓慢发病的马尾综合征表现为起于坐骨神经分布区的根性痛和严重的膀胱痛，在腹压突然增加（如咳嗽和打喷嚏）时加重，随后可发展为从腰 4 平面向下扩散的根性感觉障碍。

（2）圆锥综合征（骶3～5和Co脊髓节段） 该综合征很少见，其原因排第一位的是脊髓的原发性或者转移性肿瘤，第二位的是椎间盘突出，其他还可见于脊髓供血不足等。外伤情况下由于外力很少能在不损伤圆锥周围的神经根的情况下损伤到圆锥，故外伤性的圆锥综合征常伴有马尾损伤的症状。单纯的圆锥综合征表现为：①直肠失禁；②松弛性膀胱伴尿失禁；③鞍区（骶3～5脊髓节段）感觉消失；④勃起功能障碍；⑤球-肛门反射消失；⑥下肢无瘫痪且跟腱反射（腰5至骶2）存在。单纯的圆锥综合征和马尾综合征共同表现为鞍区感觉障碍、膀胱和直肠失禁、球-肛门反射减弱或消失、勃起功能障碍。

**该患者出院后有哪些注意事项?**

答：（1）继续预防长期卧床并发症。

（2）限制腰部负重和剧烈运动，逐渐增加活动量。

（3）定期复查，时间为内固定术后1个月、3个月、6个月后，检查内固定有无松动移位、骨折愈合及神经恢复情况。

（4）不适随诊。

## 【护理查房总结】

腰椎骨折合并脊髓损伤、截瘫患者由于卧床时间长，截瘫部位以下神经麻痹、感觉丧失，以致生活不能自理，给家庭和社会增加一定的负担，使患者产生不良的心理反应。因此，患者住院期间心理护理及并发症预防极为重要。在护理过程中，医护人员的责任心和工作主动性是患者康复的关键。认真细致地做好每项护理工作及交接班工作才能收到良好的效果。在工作实践中还应针对患者不同的心理特点，制订相应的护理措施，并不断地更新完善护理知识，才能更好地为患者服务。

# 第六章 脊柱病变与脊柱畸形

## 病例1 • 颈椎病

### 【病历汇报】

**病情** 患者男性，47岁，因“无明显诱因出现双上肢麻木乏力4年，双下肢麻木乏力1年”，扶助步行入本科。患者行走时有踏棉花感。自起病以来，精神食欲良好，睡眠差，大小便正常，体重无明显变化，否认传染性疾病及家族性疾病史，有高血压病、糖尿病病史，无药物、食物过敏史，既往于20年前行扁桃体切除术，有吸烟史。

**护理体查** T 36.8℃，P 70次/分，R 18次/分，BP 145/90mmHg。神志清楚，自主体位，无病容，表情自如。颈椎曲度变直，颈椎屈伸活动及颈椎旋转活动度降低，双手痛触觉减退，以左侧为甚，膝反射、踝反射双侧亢进，腹壁反射、提睾反射减弱，踝阵挛双侧阳性，霍夫曼征阳性，巴宾斯基征双侧阳性，双侧上下肢肌张力稍增高。

**辅助检查** 脊柱MRI检查示颈3/4椎间盘突出，脊髓受压，椎管狭窄。空腹血糖8.0mmol/L。其他无异常。

**入院诊断** 脊髓型颈椎病并不全四瘫、糖尿病、高血压病。

**主要的护理问题** 疼痛、潜在并发症（窒息）。

**目前主要的治疗措施** 术前颈围制动，完善术前相关检查；择期行颈椎前路椎管减压植骨融合术；定时轴线翻身，预防压力性损伤形成。

### 护士长提问

**什么是颈椎病？引起颈椎病的原因有哪些？**

答：颈椎病是一种退行性疾病，是指颈椎间盘退变及其继发椎间关节退变使其周围组织（脊髓、神经根、交感神经及椎动脉）受累，并引起相应的临床症状。相关调查也显示，目前，全国有7%～10%的人患上了颈椎病。50～60岁年龄段颈椎病的发病率为20%～30%，60～70岁年龄段达50%。与此同时，颈椎病在中老年中发病率更高的传统正逐渐被现实打破，发病明显趋向低龄化，年轻人颈椎病的发病率正急速上升。

引起颈椎病的原因如下。

(1) 退变因素　椎间盘变性、韧带-椎间盘间隙的出现与血肿的形成、椎体后缘骨赘形成、颈椎其他部位的退变等。

(2) 慢性劳损　睡眠姿势不良、工作姿势不当、日常生活习惯不良等。

(3) 头颈部外伤　包括交通意外、运动性损伤、生活与工作中的意外、医源性损伤和灾害意外等，与颈椎病的发生有直接关系。

(4) 咽喉部炎症　当咽喉部及颈部有急性或慢性感染时较易引起颈椎病的症状出现，或使病情加重。其对上颈椎的影响较多，特别是儿童中绝大多数自发性颈1～2脱位者，都与咽部或喉部的炎症有关。

(5) 发育性颈椎管狭窄　颈椎管狭窄症与颈椎病，两者实质上是一对孪生兄弟，前者为后者的发病基础。

(6) 先天性畸形　与颈椎病的发生具有相关性的畸形主要有先天性椎体融合、颈1发育不全或伴颅底凹陷症、颈椎韧带钙化、棘突畸形。

**术前除常规检查外还需要做哪些检查来辅助诊断？这些检查分别有什么意义？**

答：还需要做X线检查、CT检查、MRI检查、肌电图检查。

(1) X线检查　是颈椎影像学中利用最多和最基本的检查。能够清楚地显示颈椎的退行性改变。检查时摄片的体位包括正、侧位、双斜位及颈椎开口位，患者在住院期间须多次进行X线检查，术前摄片主要用于明确诊断，术后主要用于确定手术效果。

(2) CT检查　在脊柱外科中逐渐成为一项常规的影像学检查

技术，它可获得更多更准确的影像，弥补X线片的检查盲区，明显提高诊断准确率。如CT可了解脊柱损伤时骨折片压迫脊髓的情况；可协助骨质疏松和骨关节病、骨和软组织肿瘤的诊断，特别是椎体或椎管内的肿瘤，可了解椎体是否破坏、肿瘤是否向周围扩散，有无侵入椎管内或椎管内占位性病变压迫脊髓的情况。

（3）MRI检查　能提供病变的位置、性质等方面的重要信息，可观察颈椎间盘退变的程度、颈椎管内径有无狭窄、颈脊髓受压的程度、椎体后缘增生、颈椎后韧带有无钙化等，MRI对脊髓型颈椎病有较高的临床诊断价值。

（4）肌电图检查　是通过描述神经肌肉单位活动的生物电流来判断神经肌肉所处的功能状态。肌电图能观察并记录在静止状态下主动收缩和刺激周围神经时所产生的电活动，可帮助区别病变是肌源性或是神经源性。肌电图主要用于神经根型颈椎病和脊髓型颈椎病的诊断，用其来判断神经根损害程度、神经功能的恢复情况以及鉴别肌肉萎缩的病因。

### 该患者诊断为脊髓型颈椎病的依据有哪些?

答：（1）临床上具有脊髓受压表现。

（2）影像学检查显示椎管矢状径狭窄、椎节不稳、骨质增生、硬膜囊受压征及脊髓信号异常等。

（3）排除其他疾病，包括萎缩性脊髓侧索硬化症、脊髓空洞症、颅底凹陷症、多发性神经炎、脊髓肿瘤、继发性粘连性脊蛛网膜炎、共济失调症等。

### 脊髓型颈椎病的临床表现有哪些?

答：该型患者以40～60岁多见，起病慢，大约20%有外伤史。脊髓型颈椎病的临床表现主要包括以下几个部分。

（1）锥体束征　为该型颈椎病的主要特点，症状先从双侧或单侧下肢无力、拖步双腿发紧及抬步沉重等开始，渐而出现足踏棉花、跛行、易跌倒、足尖不能离地、步态笨拙及束胸感等症状。查体时可发现反射亢进、踝和膝阵挛及肌肉萎缩等典型的锥体束症状。腹壁反射及提睾反射大多减退或消失，手部持物易坠落，最后呈现为痉挛性瘫痪。

（2）肢体麻木　出现症状的部位及分布与锥体束征相吻合，部分患者可出现痛温觉和触觉的分离性感觉障碍。

（3）反射障碍　生理反射早期多亢进或活跃，后期则减弱或消失，病理反射以霍夫曼征阳性率高。

（4）自主神经症状　以胃肠、心血管及泌尿系统症状多见。

（5）排便排尿功能障碍　多在后期出现，起初以尿急、排空不良、尿频及便秘为多见，渐而引起尿潴留或大小便失禁。

## 颈椎病的分型有哪些？

答：目前临床主要有两种分类方法，即简易分型法和专科分型法。

（1）简易分型的分型标准是根据患者的症状或症候群特点确定的，是一种易为大家所理解的分型，包括以下几类。

① 颈型颈椎病：临床上多见，是各型颈椎病的早期阶段，大多处于颈椎椎节退行性变开始，主要表现为局部变性组织刺激窦-椎神经反射而引起的颈部症状。

② 神经根型颈椎病：临床上较为多见，因单侧或双侧脊神经根受刺激或压迫所致，表现为与脊神经根分布区相一致的感觉、运动及反射障碍，预后大多较好。

③ 脊髓型颈椎病：本型颈椎病症状严重，且多隐匿起病，易误诊为其他疾病而延误治疗时机。

④ 椎动脉型颈椎病：大多由于椎节不稳所致，非手术疗法易治愈或好转，主要引起头痛症状。

⑤ 交感型颈椎病：颈椎间盘突出、不稳、椎间孔变小、小关节重叠等刺激或压迫颈部交感神经纤维引起一系列反射性的交感症状，如头晕、头痛、胸闷、心律失常、心绞痛等。

⑥ 混合型颈椎病：上述五种类型中有两型以上共存于同一患者身上者。其在临床上较为多见，尤其是病程较久的老年患者，常是多型并发。

（2）专科分型的分型标准是根据病变的病理解剖和病理生理不同阶段的不同特点，将颈椎病分为颈椎间盘症期、骨源性颈椎病期及脊髓变性期。

## 颈椎病的治疗方式有哪些？

答：治疗方式主要包括非手术治疗和手术治疗。

（1）非手术治疗 是对颈椎病有效的治疗手段，它不仅可使颈椎病患者病情减轻或明显好转，亦可治愈，尤其是本病的早期阶段。非手术疗法适用于年迈体弱或肝脏、心脏等重要脏器患有严重疾病，不能耐受手术者；有严重神经功能症，或精神失常兼有颈椎病者；诊断尚不能完全肯定，需要在治疗中观察者。由于颈椎病的复杂性，不同类型、不同时期的颈椎病在治疗上各有不同的要求，各种疗法均有其应用范围，差异性较大。常用的治疗方法包括良好的体位、牵引与制动、手法及封闭疗法、物理疗法。

（2）手术治疗 当颈椎病发展到一定程度，经正规非手术治疗无效时，则需行手术治疗，以终止其对神经组织的进一步损害，解除患者的痛苦，改善其功能障碍，促进神经功能恢复。在临床上，当颈椎病患者出现以下情况应当采取手术治疗。

① 颈椎病发展至出现明显的脊髓、神经根、椎动脉损害，经非手术治疗无效即应手术治疗。

② 原有颈椎病患者在外伤或其他原因的作用下症状突然加重者。

③ 伴有急性颈椎间盘突出症经非手术治疗无效者。

④ 颈椎病患者，出现颈椎某一节段明显不稳，颈痛明显，经正规非手术治疗无效，即使无四肢的感觉运动障碍，亦应考虑手术治疗以终止可以预见的病情进展。

## 该患者入院后给予其颈围制动，术前应用颈围的作用有哪些？

答：（1）将患者的头颈部进行制动，稳定颈椎局部，维持正常体位，防止患者因过屈、过伸或旋转而引起颈部的病情加重。

（2）提高术后颈围佩戴的依从性，达到颈部制动的要求，从而对术后恢复具有积极作用。

## 该患者术前的护理措施有哪些?

答：(1) 心理护理　首先与患者进行良好的沟通，取得患者的信任，建立良好的护患关系，了解患者的心理状态，针对存在的心理问题采取相应的措施。可以向患者介绍疾病的病因和治疗过程；科室的医疗特点及优势；请手术成功的患者现身说法，让患者了解到医务人员会通过准确实施治疗方案和各种护理技术，以尽量缩短病程、减轻痛苦、恢复自理生活能力，提高患者战胜疾病的信心。

(2) 一般护理

① 保持病房环境整洁、舒适。

② 患者卧硬板床，绝对卧床休息。

③ 指导患者进食高蛋白、高维生素、粗纤维、易消化饮食，对于合并有糖尿病的患者须进行糖尿病饮食的宣教，控制血糖水平；对于合并高血压患者应指导进食清淡、易消化低盐的饮食。

④ 配合医师，协助并指导患者完善术前各项检查。

(3) 糖尿病护理　患者合并有糖尿病，指导患者控制饮食，进行糖尿病饮食，须使用胰岛素控制血糖，密切监测患者血糖变化，预防低血糖反应的发生。

(4) 高血压病护理　患者合并高血压病，围手术期高血压可导致手术切口出血，诱发心功能不全，增加手术并发症的发生率及围手术期的病死率。具体护理措施包括术前加强血压监测、指导患者用药、预防药物性低血压、防止患者发生跌倒。

(5) 适应性训练指导

① 床上大小便训练：由于术后须卧床一段时间，而患者大多不习惯床上大小便，术后如果小便困难致膀胱充盈，须导尿，会增加尿路感染的机会；而大便困难引起术后腹胀、便秘，易导致伤口内出血，因此术前学会在床上大小便非常重要。故手术前护士应督促患者行床上大小便的适应性训练。

② 气管推移训练（图 6-1）：可以增强患者的手术耐受能力，降低手术风险，减少术后并发症发生。患者自入院之日起就应开始

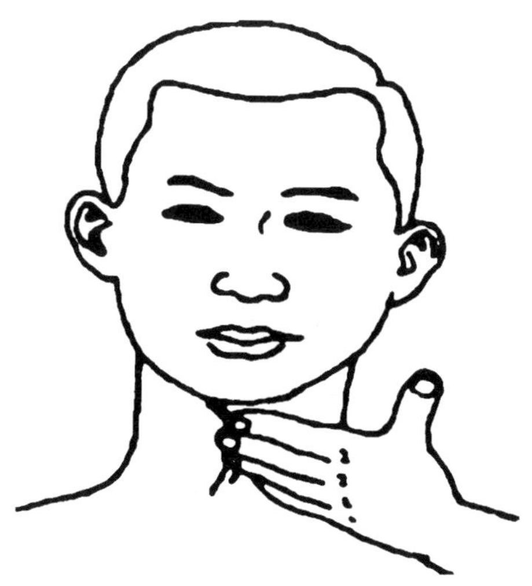

图 6-1　气管推移训练

进行气管推移训练。具体操作方法为训练时患者取仰卧位，枕头垫于肩下，头后伸，可使其颈部肌肉放松，训练者站在患者左侧或嘱患者用拇指或 2～4 指端在颈外皮下插入右侧胸锁乳突肌内侧缘的内脏鞘和血管神经鞘之间，持续地向非手术侧推移。开始时每次 10～20min，每天 3 次，2～3 天后逐渐增加至每次 30～60min，训练时动作幅度不能过大，由轻到重，循序渐进。训练初期给患者及家属进行示范、指导，使其掌握正确的方法。每次进行气管推移训练时，均要确认气管被牵拉过中线，保证训练有效。

③ 仰卧位训练：患者仰卧，肩后垫一薄枕，使颈部后伸且充分暴露，每天锻炼 3 次，每次 30min 至 2h。

④ 肺功能训练：术后卧床，肺活量明显减少，呼吸不畅致痰液淤积，容易形成坠积性肺炎，因此术前应告知吸烟的患者戒烟，指导患者深呼吸训练及有效咳嗽的方法，减少术后并发症的发生。

⑤ 深呼吸训练：深呼吸可帮助肺扩张，促进肺部气体交换，预防手术后肺炎和肺不张，具体方法为由鼻深吸一口气，当肺充满空气腹部亦往上突起时，屏息计数至 5，然后由口呼出所有的气

体，腹部内收；每做5次深呼吸后休息一下，如此重复15次。

⑥ 有效咳嗽的方法：进行数次深而缓慢的腹式呼吸后，从胸腔进行2～3次短促有力咳嗽，张口咳出痰液，咳嗽时收缩腹肌，或用自己的手按压上腹部，帮助咳嗽。经常变换体位也有利于痰液咳出。

（6）手术前日及手术当日的准备　同寰枢椎关节脱位。

**该患者术后的护理措施有哪些？存在哪些主要的护理问题？针对主要的护理问题，应该采取什么护理措施？**

答：（1）手术后护理　参见寰枢椎关节脱位。

（2）患者目前存在的主要护理问题

① 疼痛：与手术后卧床、留置各类引流管和创伤性反应有关。具体护理措施请参见寰枢椎关节脱位。

② 恶心、呕吐：与麻醉、手术应激有关。具体护理措施请参见寰枢椎关节脱位。

③ 有体液不足的危险：与手术创伤、术后禁食和摄入不足有关。护理措施应根据医嘱予以患者静脉输液；根据手术情况、患者器官功能状态、疾病严重程度和病情变化，调整输液成分、输液量和输注速度，以补充水、电解质和营养物质；必要时根据医嘱输全血或血浆等，维持有效循环血量。

④ 有窒息的可能：与全麻插管易造成喉头水肿、术后疼痛引起患者咳嗽排痰困难、颈部术后血肿等有关。

护理措施如下。

a. 术后密切观察患者呼吸情况，若患者出现呼吸困难并伴有颈部增粗者，常因颈深部血肿压迫气管所致，应立即告知医师采取紧急措施。若患者呼吸极度困难，并出现口唇发绀、血氧饱和度迅速下降时，应协助医师立即于床旁进行切口处理，必要时行气管切开。若不伴有颈部肿胀的呼吸困难者，多为喉头水肿所致，此时可在吸氧的同时，静脉推注地塞米松，做好气管内插管的准备，必要时行气管切开。

b. 遵医嘱给予雾化吸入，促进呼吸道分泌物的排除。

c. 指导患者进食温度适宜的流质食物。

⑤ 有加重脊髓损伤的危险：与颈椎术后可能发生脊髓水肿、深部血肿压迫脊髓有关。

护理措施如下。

a. 密切观察患者的意识、四肢活动情况。观察患者神志是否清楚，术后四肢感觉运动情况，并与术前比较，注重其主诉如肢体沉重感、刺痛、麻木或肢体活动受限等，异常时及时通知医师，做出相应检查和处理。

b. 术后用颈围加以固定与制动，减少头颈部活动，以减少局部创伤反应。

c. 遵医嘱使用脱水及消除水肿药物。

⑥ 排尿困难：与颈椎伤病导致神经受损、麻醉过深、体位改变等因素有关。

护理措施如下。

a. 术前常规留置尿管，术后争取早日拔除尿管，预防泌尿系感染。

b. 拔除尿管后出现排尿困难者应给予精神上的安慰与鼓励。可采用按摩下腹部、热敷和听流水声等方法诱导排尿。若仍解不出，可遵医嘱给予药物。

⑦ 潜在并发症：切口感染、坠积性肺炎、泌尿系感染、压力性损伤等。

护理措施如下。

a. 切口感染：严格执行无菌操作，术后加强营养支持，增强患者抗感染的能力，合理使用抗菌药物。合并糖尿病患者应严密监测血糖，控制血糖。

b. 预防压力性损伤及坠积性肺炎：定时协助患者进行轴式翻身，同时进行皮肤的清洁与按摩。保持床单位的整齐、清洁。由于患者长期卧床易引发分泌物淤积，从而导致肺不张，所以应鼓励患者进行深呼吸，有效咳嗽与排痰，定时拍背，必要时雾化吸入，以稀释痰液，有利于痰液排出。

c. 预防泌尿系感染：尽早进行膀胱功能锻炼，每3～4h开放1次尿管以提高膀胱的自律性收缩和反射功能，避免膀胱萎缩及泌尿系统的感染。建议患者适量饮水，增加尿量。每天用生理盐水对尿道口进行会阴护理，必要时使用稀释的络合碘消毒。

**患者术后须进行康复功能锻炼，应该如何为患者进行康复指导？**

答：根据脊髓受损程度、感觉、运动功能以及年龄、体质进行功能康复评估，确定功能锻炼计划，分阶段进行康复锻炼。

(1) 术后8h至3天，患者取平卧位，以床上锻炼为主。用颈围固定颈部于中立位，防止颈部过伸过屈或左右转动。①肢体保持功能位，尤其是对肌力下降和肌张力明显增高者。②定时为患者进行轴式翻身。③关节活动度锻炼，术后8h开始进行肩、肘、腕、手指和下肢的髋、膝、踝关节等主被动功能锻炼，如手指反复伸直握紧、股四头肌等长收缩运动、踝关节跖屈背伸运动。④四肢肌肉按摩锻炼，以促进血液循环，防止肌萎缩。

(2) 术后3～5天可戴外固定支具下床活动，进行四肢肌力锻炼、坐位和站立位平稳锻炼、步行功能锻炼、膀胱功能和大便功能锻炼以及日常生活活动能力等锻炼。脊髓型颈椎病可造成脊髓病手，指间肌麻痹使手指并拢及握拳障碍。因此，要尽早开始锻炼手的功能。手的功能锻炼方法（图6-2）有拇指对指对掌练习、手握拳然后用力伸指、分指练习外展内收、用手指夹纸、揉转石球或核桃、捏橡皮球或拧毛巾。每日轮流练习3～4次，每次15～20min。

(3) 术后2周至3个月，其间仍须颈围固定，锻炼内容主要包括以下几项。

① 站立锻炼：术后双下肢功能尚差者，先行站立锻炼，由倾斜床站立→扶持站立→独立站立，预计短期内不能恢复者，同时练习上下轮椅及轮椅操控锻炼。

② 行走锻炼：站立稳定后，先扶拐行走，然后脱拐行走。

③ 肢体运动锻炼：上下肢可以分别或组合进行各种动作，也

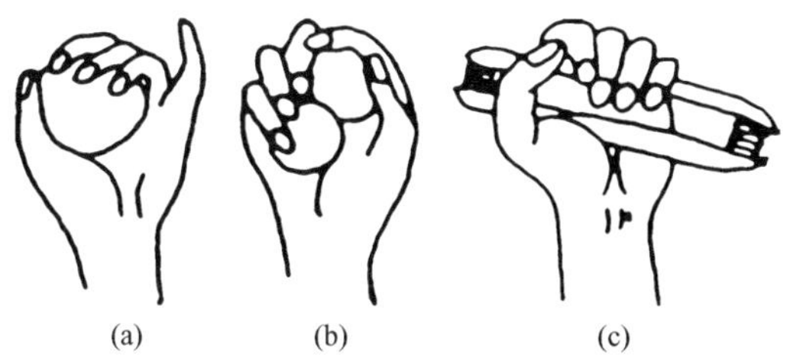


图 6-2　手的功能锻炼

可利用辅助器。

④ 手功能锻炼：此阶段仍须继续手功能锻炼。

⑤ 日常生活活动能力锻炼：在上肢运动基础上锻炼日常生活能力，如进食、洗漱、排泄等。

## 颈椎前路手术常见的并发症有哪些？预防并发症的发生应采取哪些措施？

答：颈椎前路手术早期常见的并发症有颈深部血肿、喉上或喉返神经损伤、食管或气管损伤。

（1）颈深部血肿　是颈椎前路手术较危急的并发症，处理不及时可造成患者窒息死亡。术后应严密观察，及时巡视，观察切口引流通畅情况、引流液的量、颜色及性状。对有高血压病史的高危患者，应注意控制血压，以预防和减少切口出血。床旁备气管切开包，如发现颈部肿胀、呼吸困难时立即通知医师，紧急情况下行床边拆除缝线，去除血肿，必要时行气管切开。

（2）喉上或喉返神经损伤　喉上或喉返神经损伤是由于手术暴露过程中牵拉、误夹或误切等原因所致，故术后应注意观察患者有无声音嘶哑、吞咽困难、憋气等情况。

（3）食管或气管损伤　发生多因术中操作所引起。常见症状为颈部或咽喉部疼痛，吞咽时疼痛、困难，有时有呕血，体温升高，局部发硬及压痛、皮下气肿、颈部脓肿等。若术后出现食管、气管损伤应立即修补，术后留置胃管。为预防此损伤的发生术前应做好气管、食管推移训练，术中注意操作，术后注意引流管的引流液及患者有无进食时胸口后方的灼痛感。

## 如何为患者进行出院指导？

答：（1）活动指导　术后3个月必须佩戴颈围或外固定支具护颈，防止颈部过度活动。继续手功能锻炼，并做四肢、颈部按摩，进一步进行较精确的活动训练，如写字、做针线活等。术后颈椎植骨块临床愈合后，开始进行颈部功能锻炼。

（2）饮食指导　按照糖尿病饮食配餐，一日至少进食三餐，而且要定时、定量，少食多餐，两餐之间要间隔4～5h。平衡膳食，选择多样化、营养合理的食物，随身携带糖粒以预防低血糖。

（3）用药指导　患者有高血压病及糖尿病，应咨询相关专科医师，遵医嘱服用相关药物，并定时监测血压及血糖。

（4）预防及保健知识指导　防止颈肩部外伤，如坐车不能打瞌睡，以防止突然停车时造成颈部损伤。防止慢性损伤，如伏案时间过长，每隔1h活动颈部1次。选用合适的枕头，最好有弹性和可塑性，睡眠时枕头高低适宜，以保证正常的颈部生理弯曲。预防生活中的不良姿势，如侧头俯卧位睡觉，把头靠在床栏杆上躺着看书等，都会造成椎间韧带损伤、脊椎失稳。注意颈肩部保暖，避免颈部过度扭曲。

（5）注意颈部局部、四肢活动及全身有无异常症状　颈部出现剧烈疼痛或吞咽困难，有梗死感，可能为植骨块移位或脱落，应立即与医师联系，及时就诊。定期复查。

## 【护理查房总结】

对于脊髓型颈椎病的治疗，由于脊髓受到突出的椎间盘或（和）后缘骨质增生的慢性压迫导致不可逆性损害，往往需要手术治疗。在整个治疗过程中，根据患者出现的生理、心理及其他情况，采取个性化的护理。

良好的心理状态、充分的术前准备、正确的术后护理是手术成功及提高疗效的重要环节。对于合并高血压病及糖尿病的患者，应将患者的血压及血糖控制在符合手术要求的范围内方可进行手术，同时术后应积极控制血糖和血压，指导患者用药及饮食。术后应密切观察患者生命体征，积极预防各种并发症。进行早期功能锻炼，促进患者尽早康复。为提高患者的生活质量，应加强出院后的健康宣教，尤其是出院后的功能锻炼指导及疾病的预防与控制。

查房笔记

# 病例 2 • 腰椎间盘突出症

## 【病历汇报】

**病情** 患者男性，39 岁，因“腰痛伴左下肢疼痛 2 个月，加重 3 天”，由他人背送入本科。自起病以来，精神食欲可，大小便正常，既往体健，否认高血压病、冠心病、糖尿病等慢性疾病史，否认传染病及家族性疾病史，无药物及食物过敏史，否认手术、创伤及输血史。

**护理体查** T 36.4℃，P 70 次/分，R 20 次/分，BP 110/70mmHg。神志清楚，自主体位，疼痛面容，查体合作，由他人背送入病房。腰椎生理曲度存在，腰 4～5 左侧椎旁压痛阳性，并向左下肢放射，无局部叩击痛。双下肢肌力 5 级，肌张力正常，深、浅感觉正常。双侧膝腱反射减弱。双下肢直腿抬高试验阳性，分别为 30°和 60°，加强试验阳性。双侧巴宾斯基征阳性。其他体查无异常。

**辅助检查** 腰椎 X 线片示腰椎退行性变。腰椎 CT 示腰 4～5 椎间盘膨出伴突出（中央偏左型）、钙化；腰3～4 椎间盘膨出。腰椎 MRI 示腰 4～5 椎间盘突出退变、椎管狭窄，腰 5 骶 1 椎间盘膨出退变。实验室检查示纤维蛋白原（FIB）5.16g/L，血沉（ESR）30mm/h，C 反应蛋白（CRP）42.5mg/L，白蛋白（ALB）24.3g/L，总蛋白（TP）43.6g/L。其他无异常。

**入院诊断** 腰 4～5 椎间盘突出。

**主要的护理问题** 疼痛。

**目前主要的治疗措施** 术前镇痛、绝对卧硬板床休息、积极完善术前准备；择期行腰 4～5 髓核摘除术并左侧椎管扩大减压、椎间 Cage 植骨融合、钉棒内固定术。

## 护士长提问

### 什么是腰椎间盘突出症？

答：腰椎间盘突出症（图 6-3）是指由于腰椎间盘髓核突出压迫其周围神经组织而引起的一系列症状，是临床上较为常见的一种腰腿痛。腰椎间盘突出症的发病率较高，在男性中占 1.9%～7.6%，在女性中占 2.2%～5.0%，是中老年人比较常见的疾病。大约在 20 岁以后，椎间盘开始退变，退变是腰椎间盘突出症的基本病因；除了人体自然衰老之外，该病还和生活习惯、劳累等诸多因素有关。腰椎间盘突出症患者最先出现的症状是腰痛，腰痛特点为“早不痛晚痛”，即早上腰痛减轻，甚至完全不痛；但是工作到中午过后腰痛即开始发作，越到傍晚就越痛。随着病情逐渐加重可出现下肢放射痛，严重者可出现大小便失禁及双下肢不完全性瘫痪等症状，但临床上少见。腰椎间盘突出症患者一部分可有自愈的可能，约有 70%的患者可以经非手术疗法治愈，但复发率较高。

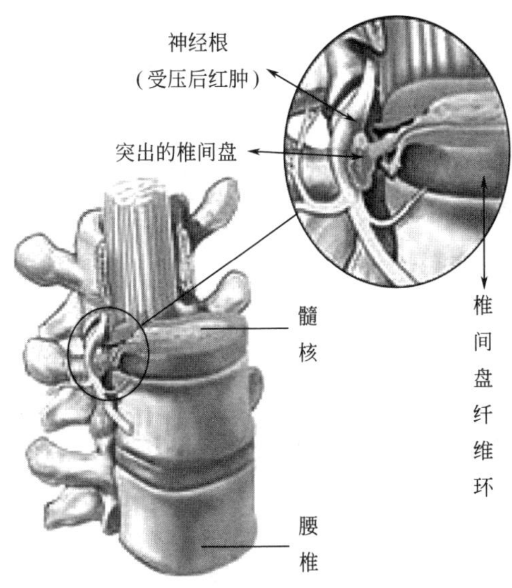


图 6-3 腰椎间盘突出侧面观

**除常规外，还须做哪些辅助检查？这些辅助检查都有什么意义？**

答：还须做X线片、脊髓造影、CT、MRI检查。

（1）X线片　X线征象虽不能作为确诊腰椎间盘突出症的依据，但可借此排除一些疾患，如腰椎结核、骨性关节炎、骨折、肿瘤和脊椎滑脱等。侧位片显示腰椎生理前突减少、消失或后突，患椎间隙前后等宽、后宽前窄或前后径均变窄，椎体后缘唇样增生等。正位片显示腰椎侧弯，弯度最大点常与突出间隙相一致。腰椎间盘突出症患者在住院期间须多次进行X线检查，术前摄片主要用于协助诊断，术后主要用于确定手术效果。

（2）椎管造影　阳性准确率达90%以上，主要用于明确术前诊断。椎管造影可以间接地显示腰椎间盘突出症的部位、突出的程度。造影时神经根显影中断或硬膜囊的受压对腰椎间盘突出和神经根管狭窄的诊断很有意义，但对极外侧型椎间盘突出不能显示。目前多选用水溶型碘剂，具有副作用少、排泄快等特点。

（3）CT　直接征象为向椎管内呈丘状突起的椎间盘阴影，或为软组织肿块影；硬膜囊压变形或移位，椎间盘与硬膜囊之间的脂肪组织层不对称或消失；神经根增粗，受压或淹没。继发征象如黄韧带肥厚，椎体后缘骨质增生，小关节增生，侧隐窝狭窄，椎板增厚，中央椎管狭窄等。CT主要用于明确术前诊断及确定突出部位。

（4）MRI　此种检查是可同时获得三维影像的新技术，不仅可用于诊断（阳性率可达98%以上），更为重要的是用于定位及分辨退变、膨出、突出、脱出、游离。MRI主要用于确定突出部位。

**该患者诊断为腰椎间盘突出症的依据是什么？**

答：主要诊断依据为以下两点。

（1）主要症状和体征　中年男性，有腰部伴左下肢疼痛症状，第4、第5腰椎棘突有压痛，腰椎活动受限，左小腿外侧及足背内侧浅表感觉减退。下肢直腿抬高试验示左侧（30°）阳性。

（2）影像学资料

① 腰椎X线片示腰椎退行性变。

② 腰椎CT示腰4～5椎间盘膨出伴突出（中央偏左型）、钙化和腰3～4椎间盘膨出。

③ 腰椎MRI示腰4～5椎间盘突出退变、椎管狭窄和腰5骶1椎间盘膨出退变。

## 腰椎间盘突出症的临床表现有哪些？

答：腰椎间盘突出症的全身表现很少，主要表现在局部症状及体征，具体如下。

（1）腰部疼痛　腰痛是大多数本症患者最先出现的症状，多为刺痛，常伴有麻木、酸胀的感觉，少数患者只有腿痛而无腰痛。

（2）下肢放射痛　任何使腹压增加的因素，如咳嗽、用力排便、大笑、喷嚏、抬举重物等，都容易诱发腰腿痛，或加重腰腿痛。

（3）腰部活动受限　如纤维环未完全破裂，腰椎取前屈、后伸位置受限。

（4）脊柱侧凸　这是腰椎间盘突出症患者为减轻疼痛所采取的姿势性代偿畸形。

（5）间歇性跛行　腰椎间盘突出症发生的跛行多为间歇性，即行走一段距离后出现下肢疼痛、无力，弯腰或蹲下休息后症状可缓解，仍能继续行走。随着时间的推移，症状缓慢加重，站立时间或者行走距离逐渐缩短，行走距离越短，病情越重。

（6）感觉麻木　大腿外侧是常见的麻木区域，当穿衣裤接触时可以有烧灼感，长时间站立可加重麻木感。

（7）马尾神经症状　可出现会阴部麻木、刺痛，大小便功能障碍；严重者可出现大小便失禁及双下肢不完全性瘫痪。

（8）特有体征

① 直腿抬高试验及加强试验阳性：患者仰卧，伸膝，被动抬高患肢。正常人神经根有4mm滑动度，下肢抬高到60°～70°始感腘窝不适。腰椎间盘突出症患者神经根受压或粘连使滑动度减少或

消失，抬高在60°以内即可出现坐骨神经痛，称为直腿抬高试验阳性。在阳性患者中，缓慢降低患肢高度，待放射痛消失，这时再被动屈曲患侧踝关节，再次诱发放射痛，称为加强试验阳性。

② 股神经牵拉试验阳性：患者取俯卧位，患肢膝关节完全伸直。检查者将伸直的下肢高抬，使髋关节处于过伸位，当过伸到一定程度出现大腿前方股神经分布区域疼痛时，则为阳性。此项试验主要用于检查腰2～3和腰3～4椎间盘突出的患者。

## 腰椎间盘突出症有哪些类型？

答：(1) 根据腰椎间盘损伤程度分类

① 腰椎间盘膨出：即纤维环没有完全破裂，髓核从破损处凸出压迫神经根。

② 腰椎间盘突出：纤维环破裂，髓核从破裂处挤出，压迫神经根。

③ 腰椎间盘脱出：纤维环破裂，髓核从破裂处挤出后突破后纵韧带，游离到椎管，压迫神经根脊髓。

(2) 根据髓核的病理阶段分类

① 突出前期：髓核因退变和损伤可变成碎块状物，或呈瘢痕样结缔组织，变性的纤维环可变薄变软而产生裂隙。

② 突出期：当椎间盘承受压力增加时，退变髓核可从纤维环薄弱处或破裂处突出。

③ 突出晚期：椎间盘突出物纤维化或钙化，椎间盘变性，纤维环皱缩，椎间隙变窄。

(3) 根据髓核突出的形态分类（图6-4）

① 突出型（隆起型）：突出物多呈半球状隆起，表面光滑。

② 脱出型（破裂型）：突出物不规则，呈碎片状或菜花样，常与周围组织粘连。

③ 游离型：常因纤维环完全破裂，髓核碎片经破裂处突出，游离到后纵韧带下并进入椎管。

## 腰椎间盘突出症与腰椎管狭窄有什么区别和联系？

答：(1) 两者的区别　通常认为，腰椎间盘突出症的临床表现

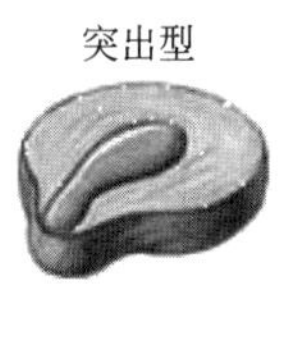

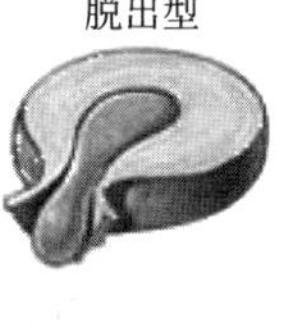

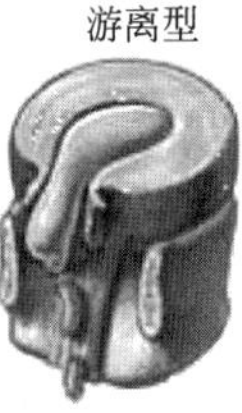


图 6-4　根据髓核突出形态分类

较为典型，而且有其本身所固有的特点，所以将它作为一种单独的疾病，而常不列为腰椎管狭窄症。临床表现上，腰椎间盘突出症一般具有间歇性跛行、主诉与客观检查矛盾、腰部后伸受限三大特点，屈颈试验和直腿抬高试验多为阳性。而腰椎管狭窄症的患者，这些检查均为阴性。此外，腰椎管狭窄症的影像学表现与腰椎间盘突出症有较为明显的区别，即腰椎管狭窄症在 X 线、椎管造影、CT 和 MRI 等检查时均可有椎管矢状径小于正常的表现，而腰椎间盘突出症则无。

（2）两者的联系　腰椎间盘突出症除了与腰椎管狭窄症有一定区别之外，两者之间还有一定的联系。在腰椎间盘突出症后期，可在椎体侧后缘或小关节处出现增生的骨赘，并逐渐形成根型继发性椎管狭窄症。除了继发性椎管狭窄症与腰椎间盘突出症有一定关联外，两者可以相伴发生，而且伴发比率相当高，占整个腰椎管狭窄症患病率的 15%～20%。在两种疾病同时发生时，患者可同时出现各自的症状和体征，所以在诊断上同时确立两种疾病多无困难。

## 腰椎间盘突出症的治疗方法有哪些?

答：（1）非手术治疗　适用于大多数早期或者轻型患者。主要包括以下几点：①卧床休息；②牵引；③按摩疗法；④硬膜外腔类固醇注射；⑤髓核溶解法（图 6-5）。

（2）手术治疗

① 手术适应证：症状重，影响生活和工作，经非手术疗法治疗 1 个月以上无效者；有广泛肌肉瘫痪、感觉减退以及马尾神经损害者（如马鞍区感觉减退及大、小便功能障碍等），有完全或部分

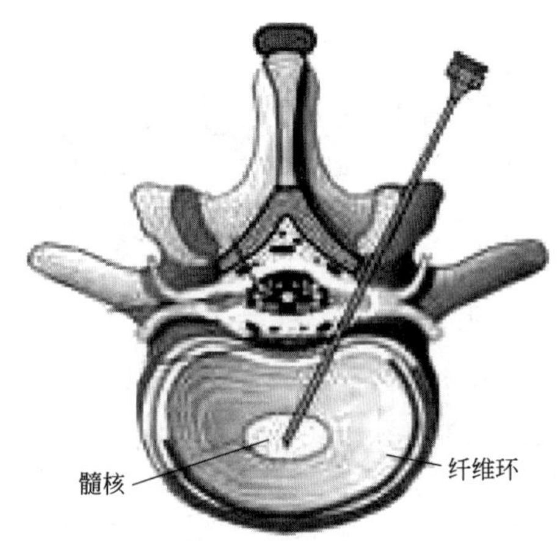


图 6-5　髓核溶解法

截瘫者；伴有严重间歇性跛行者，同时有椎管狭窄症，或X线平片及CT图像显示椎管狭窄者，非手术疗法不能奏效，均宜及早手术治疗。

② 手术方法：后路腰椎间盘突出物摘除术；前路经腹膜外腰椎间盘摘除术；显微外科及经皮穿刺内镜椎间盘切除术；对合并椎管狭窄症、椎间盘退变性脊柱不稳，以及复杂的病变均应考虑行椎管减压植骨融合内固定术。

**该患者术前应采取哪些一般护理措施？患者存在哪些主要的护理问题？首优的护理问题是什么？应采取哪些措施？**

答：(1) 一般护理措施

① 患者术前准备

a. 肺部感染的预防

• 深呼吸运动：让患者屈膝仰卧或坐在床边，双手放在腹两侧，用鼻深吸气后，收缩腹肌，然后微微张嘴将气体呼出。

• 咳嗽运动：让患者取半坐卧位或坐位，上身略前倾，双手手指交叉置腹部，先做深吸气然后微微张嘴呼气的同时连咳两声，继而如常呼吸一次，再深吸气时咳嗽，如此反复数次。

b. 指导适应性训练：体位训练（术前3天开始练习俯卧位，以利手术时需要）、床上大小便训练等。

② 手术前日的准备

a. 备皮：患者理发、洗头（最好能洗澡）。

b. 交叉配血：填写配血申请单，抽取血标本，送交血库。

c. 药物过敏试验：如青霉素试验、普鲁卡因试验和碘过敏试验；如皮肤过敏试验阳性，应做好标记。

d. 其他：术前日晚22:00以后禁食，00:00以后禁水直至手术，并根据医嘱予以镇静药，使患者得到良好的睡眠。

③ 手术日护理

a. 观察病情：夜班护士注意观察患者的情绪、精神状态、生命体征、女性患者月经及禁食、禁饮情况；若患者临时有发热，女患者有月经来潮，除急诊手术外应推迟手术日期。

b. 麻醉前准备：一般多是全麻，术前半个小时肌内注射镇静药。

c. 留置导尿。

d. 术中备用药品与物品：对手术中需要使用的病历、X线片、药物，均随患者带入手术室，并向手术室的护士或工作人员交接清楚。

e. 一般准备：取下患者的饰物、角膜接触镜（隐形眼镜）、义齿（假牙）、发夹、手表等，贵重物品交家属或护士长保管；给患者更换清洁手术衣服，戴手腕牌；检查术前各项准备工作是否完善，包括术中所需用物，如病历、X线片等；向接患者的手术室人员介绍患者情况，并清点、交接所需用物；按手术大小、部位及麻醉种类，备好床单位、心电监护仪、氧气装置及其他专科用物或急救用品。

（2）主要的护理问题

① 疼痛：与腰椎间盘突出压迫相应的神经有关。

② 自理部分缺陷：与腰腿痛不能下地活动有关。

③ 有皮肤完整性受损的危险：与活动障碍、长期卧床有关。

④ 焦虑：与担心疾病预后有关。

⑤ 知识缺乏：缺乏疾病相关的知识。

（3）首优的护理问题是疼痛，与腰椎间盘突出压迫相应的神经有关。

护理措施如下。

① 了解疼痛的发作诱因及不舒适的程度，以改善舒适状态。

② 绝对卧硬板床休息，卧床休息期间，逐步由平躺→半坐→坐起，以解除肌肉痉挛，减少椎间盘所承受的压力。定时翻身，每2h轴式翻身1次，以减轻卧床过久引起的不适。

③ 进行热敷、理疗。

④ 给予患者倾诉的机会，教会放松的技巧，予以心理疏导及药物辅助镇痛。

⑤ 下地时给予腰围制动，以预防脊柱扭曲，防止加重疼痛。

⑥ 完善术前准备后择期手术治疗减轻疼痛。

**该患者术后应采取哪些一般护理措施？针对主要的护理问题，应采取什么护理措施？**

答：（1）一般护理

① 患者搬运：搬运时必须保持脊柱水平位，局部不弯曲，不扭转，动作一致，人力要足够。

② 接收术后患者：协助将患者抬上病床。患者安置妥当后，病房护士即可交接输血、输液情况，并立即测量血压、脉搏等。

③ 麻醉完全清醒前的护理

a. 保持呼吸道通畅：术后取平卧位6h，头偏向一侧。

b. 注意保暖和防止意外伤害：若患者发冷、寒战则要注意保暖；躁动不安者，适当加以约束或床栏保护。

④ 术后1天的护理

a. 病情观察：定时观察患者的面色、表情、血压、脉搏、呼吸、体温等。

b. 局部制动：应尽量减少局部的活动次数及幅度。

c. 预防压力性损伤：对瘫痪、年老、消瘦及神志不清者，应注意防止压力性损伤。

d. 尿道护理：对有留置导尿管的患者，应注意会阴护理，给予会阴擦洗，每日 2 次。

e. 预防脊髓反应性水肿：在术后 24～72h 内，应采取相应措施，减轻其水肿反应程度。可使用地塞米松静脉推注，也可酌情加用甘露醇。

f. 预防感染：除全身应用抗生素外，应注意对伤口局部的保护，一旦发现敷料被污染，应及时通知医师予以更换。

g. 呼吸道管理：术后至少吸氧 24h。

h. 切口疼痛的处理：由于切口疼痛，不敢翻身活动、不敢深呼吸和咳嗽者，容易发生肺部的并发症，因此术后（尤其是第 1 天）可以给予适量的镇痛药。

⑤ 术后 2 天的护理

a. 防止患者出现麻痹情绪：应反复向患者强调继续安心休养的重要性，以防意外。

b. 观察吞咽与进食情况：卧床患者不习惯床上进食，应减慢进食的速度与量，少食多餐。

c. 术后摄 X 线片：术后 3～5 天均应摄 X 线片。

d. 预防肺部并发症：鼓励患者咳嗽与深呼吸，翻身时予以拍背，并注意体温与血象的变化。

e. 预防尿路并发症：对留置有导尿管的患者，尽早拔除尿管，不能拔除者应定期更换尿袋。

f. 定期化验复查：一般手术次日及 1 周时复查血、尿常规，以判断患者全身状态。

g. 术后早期活动：无论患者在术后早期能否下床活动，均可以通过床上运动增加血液循环。

（2）主要的护理问题及护理措施

① 疼痛：参见股骨颈骨折（髋关节置换）。

② 恶心、呕吐：参见股骨颈骨折（髋关节置换）。

③ 压力性损伤：参见股骨颈骨折（髋关节置换）。

④ 有肌肉萎缩的可能：与术后未进行功能锻炼或功能锻炼方法不正确有关。

护理措施如下。

a. 向患者讲解并示范功能锻炼方法，鼓励患者主动锻炼。

b. 术后1周开始腰背肌锻炼，增强腰背肌力和脊柱稳定性。

c. 术后卧床期间，坚持全身运动、如扩胸、深呼吸、腹部按摩（可增强腹肌肌力，减少腹胀、便秘、尿潴留的发生），并进行足踝、膝关节的活动。

⑤ 潜在并发症（神经根粘连）：与手术后缺乏锻炼或锻炼方法不正确有关。

护理措施如下。

a. 告诉患者防止术后神经根粘连的方法是做直腿抬高锻炼。

b. 术后1天，即指导并协助患者做直腿抬高，由30°开始，逐日加大幅度。

c. 术后2天，鼓励患者主动做直腿抬高锻炼，并协助做压膝、压髋等被动活动。

## 腰椎间盘突出症术后如何进行功能锻炼？

答：功能锻炼的原则包括以下3点。

① 个性化：术后的康复是因人而异的。

② 循序渐进：康复锻炼该从小量开始、逐渐递增。

③ 全身化：术后康复必须兼顾身体其他部位。

术后第1天即开始功能锻炼，并应分阶段进行。

（1）第一阶段（术后1～7天）

① 直腿抬高运动：防止神经根粘连，初次由30°开始，保持时间由15s开始逐渐增加，10次/组，2～3组/天。

② 膝关节屈伸运动：双下肢交替进行膝关节屈伸运动，重复20次/组，3～4组/天。

③ 踝关节背伸跖屈运动：每个动作保持10s，重复20次/组，3～4组/天。

（2）第二阶段（术后7天后） 主要做腰背肌锻炼（参见第六

章病例 3 的锻炼方法)。

(3) 第三阶段(术后 30 天后) 指导患者正确使用腰围，避免活动时造成脊柱扭曲。选择腰围与患者的体型相应，一般上至上肋弓，下至髂嵴下，不宜过紧。在佩戴腰围情况下练习下床活动，如站立练习法，即站立时双脚分开与肩同宽，双手叉于腰部，挺胸凸腹，使腰背肌收缩。行走时姿势正确，抬头挺胸收腹，坐位时必须端正，不要弯腰。

## 腰椎间盘突出症术后有哪些常见的并发症？当发生这些并发症时应该如何处理？

答：腰椎间盘突出症术后常见的并发症有椎间隙感染、脑脊液漏、硬脑膜外血肿、神经根粘连。

(1) 椎间隙感染 是术后较为严重的并发症。主要和医源性及患者自身免疫功能有关。为预防椎间隙感染，在术前可以预防性使用抗生素；术后严密观察患者生命体征；保持手术切口干燥，敷料渗液、渗血时及时更换；协助完成相关检查，如细菌培养、血常规等；保持切口引流管通畅。在对症治疗的同时，进行心理护理，安慰患者，增强其信心。

(2) 脑脊液漏 多发生在手术后 3～4 天，拔除引流管后出现，表现为切口敷料渗出增多，渗出液为淡红或淡黄色。术后须严密观察引流液量和性状，发现引流液量和颜色异常，及时通知医师进行对症处理。嘱患者保持平卧位，加压包扎，给予抗炎及补液治疗。通知医师换药，以保持切口敷料清洁。

(3) 硬脑膜外血肿 主要表现为术后数小时至 1 天内切口胀痛，双下肢及会阴部呈进行性加重的疼痛、麻木、无力、排尿困难。预防措施包括术后平卧 6h，以达到压迫伤口、减少伤口出血的目的；并保持引流管通畅。

(4) 神经根粘连 多发生在术后 1～2 周，表现为平卧时直腿抬高小于 30°，并伴有牵拉痛。直腿抬高锻炼有助于缓解神经根粘连。

## 腰椎间盘突出症的日常康复注意事项有哪些？

答：（1）饮食安排　应合理安排饮食，注意少食多餐，多吃蔬菜水果及豆类食品，多吃一些含钙量高的食物，如牛奶、奶制品、虾皮、海带、芝麻酱、豆制品等。

（2）起居安排　平时工作生活中要劳逸结合，注意姿势的正确，见图 6-6。

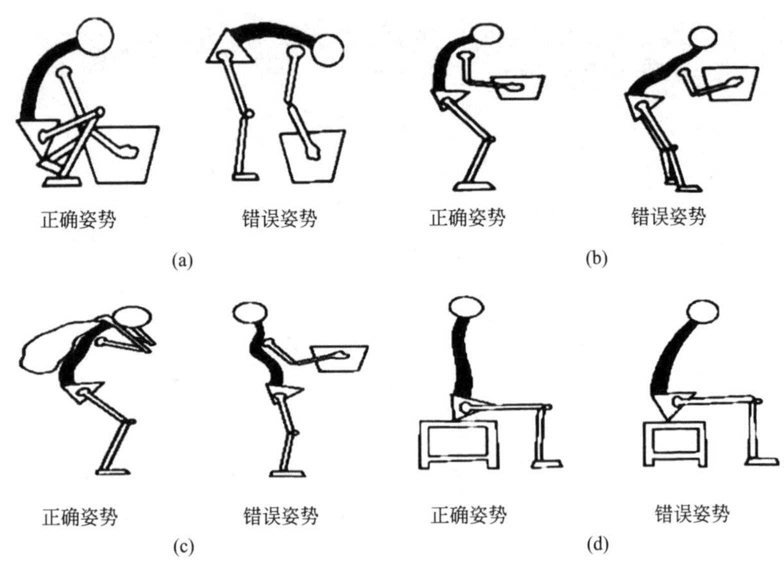


图 6-6　平时工作生活注意姿势正确

（3）适当佩戴腰围和防寒保暖　佩戴腰围的主要目的是制动，就是限制腰椎的屈曲等运动，特别是限制一些不必要的前屈动作，以保证损伤的腰椎间盘可以局部充分休息。另外，可以选择既制动又保暖、透气、不积汗的高性能康复腰围来保护腰部。

（4）注意卧具和卧位　从治疗和预防腰椎间盘突出症的角度出发，选用木板床较为合适，睡姿一般以仰卧位和侧卧位为宜。

（5）注意进行适当的康复体操　在急性期应该静养，不宜运动。在病情稳定后可以配以体操等适度的运动。

（6）门诊复查　定期门诊复查，让医师始终对患者的病情很了解，还可以指导患者进行功能锻炼，防止错误的做法，改变患者的错误认识。

## 为什么腰椎间盘突出症患者要戒烟？

答：吸烟对椎间盘有不良影响，因为吸烟时，大量有害物质会伤害骨髓及腰椎间盘。烟碱被吸入血液会引起椎间盘血管收缩，血供下降。另一有害物质是一氧化碳，吸烟者体内高水平的一氧化碳与红细胞中的血红蛋白结合，会使红细胞携氧能力降低，腰椎间盘本来不充足的氧和其他营养物质更加少，从而导致其退变过程加快加重，使脊椎对机械压力更趋敏感，最终促使了腰背痛的发生。另外，由于吸烟常引起慢性支气管炎，容易经常咳嗽；当咳喘时，腰椎间盘受到的压力增加，这是腰椎间盘退化的另一个诱发因素。因此腰椎间盘突出症患者应该戒烟。

## 如何预防腰椎间盘突出症复发？

答：（1）手术中尽量切除病灶，做好椎管扩大减压、植骨融合术，避免复发。

（2）急性期的患者应睡硬板床，绝对卧床 3 周，症状明显好转后，可逐步进行腰背肌锻炼，并在腰围的保护下，下地做轻微活动；术后 6 个月至 1 年避免剧烈咳嗽、打喷嚏、用力排便等加重腹压的状况发生，避免负重及弯腰拾物。

（3）在症状缓解后，不能停止治疗，应遵医嘱坚持足量疗程治疗，避免复发。

（4）术后要遵医嘱卧床休息，腰部制动，逐步进行腰背肌功能锻炼，不可过早下床或进行负重活动。

（5）腰椎间盘突出患者要比其他人更应注意保暖，避免劳累。

（6）平时注意保持正确的站姿、坐姿、睡势以及弯腰姿势，同一姿势不应保持太久。加强锻炼，增强体质，尤其加强腰背肌功能锻炼。

（7）日常生活中学会科学合理用力，避免搬重物、腰部猛用力等，保护腰部。

## 脊椎保健操的目的及方法是什么？

答：脊椎保健操主要用于治疗和预防颈椎病与腰椎间盘突出症及其治疗后的复发。其锻炼方法如下。

(1) 侧卧转体　取侧卧位，下方腿伸直，上方腿屈曲，上方手叉腰。上身做前后旋体活动，幅度大些为好，使腰部充分旋转，左右各3～6下。

(2) 仰卧推肩　取仰卧位，双臂平放床上，屈肘，双手放于胸前。头转右时，右肩用力向前推动，头转左侧，同法推动左肩，左右各3～6下（双手有晨僵或有麻木者可多做）。有肩周炎者加耸肩摇肩，并在锁骨上窝做痛点按压。

(3) 拿捏后颈　取仰卧位，一手托头后，用另一手掌放在颈后部，用示指、中指、环指与掌部用力捏拿后颈，手指触及肿痛或隆突的椎关节时，可多拿捏几次。左右两侧由上而下，由下而上往复2～3遍，达到左右转颈均感舒适为止。

(4) 仰头摇正　取仰卧位，以右侧为例，左手托头后部，头向右转30°，右掌托下颌部，右手各指指向右，使头转向左上方复正，每次2～3下。

(5) 引伸舒脊　取仰卧位，双手重叠托住后颈枕部，双下肢屈曲，足跟尽可能向臀部靠近。臀部轻微抬起离床，双下肢同时用力将双膝向下按压，足部向上蹬，使身体受牵引力而下移。由于双手将头颈部稳住，因此可使颈、胸、腰椎的椎间受到牵引，使各椎间距增宽，对位良好。

(6) 仰卧挺胸　取仰卧位，双手重叠托后颈部，双下肢伸直自然舒适，以头、臂部做支点将背部抬起离床（同时吸气），用力将背部放回床上（同时呼气），做10～100下。此法可提高脊椎稳定性减少发病。

以上六法可在每日晨起练1次，练熟后每次8～10min即可。

## 如何对该患者进行出院指导？

答：(1) 出院后继续做康复锻炼，运动量循序渐进，运动中有一定间歇，避免腰部过度劳累。

（2）术后1周至3个月内下床活动佩戴系腰围，取正确的坐、卧、立、行姿势，以减少急慢性损伤的机会。坐位时两脚平踏地面，背部平靠椅背，臀部坐满整个椅背面；仰卧时，双膝下置一软枕；站立时应挺胸、脊背挺直、收缩小腹；活动时双手支撑腰部保持挺胸伸腰位，以保护腰部，减轻腰椎间盘的压力；捡东西时应尽量保持腰背部平直，以下蹲弯曲膝部代替弯腰，物体应尽量靠近身体。

（3）3～6个月以内避免剧烈活动及提重物，尽可能避免久坐、跑、跳，避免睡软床、搬重物等。

（4）大小便宜使用座厕凳。注意腰部及下肢的保暖、防寒、防潮。

（5）加强营养，多摄入富含高热量、高蛋白、高维生素的食物，使骨骼更强健。

（6）患者应遵照医嘱坚持服用补血、补钙、营养神经等药物。

（7）定期复查，时间为术后3个月、6个月、1年。

## 【护理查房总结】

腰椎间盘突出症是脊柱外科的常见疾病，是由于外伤、过度负重、长期震动、不良体位等导致腰椎间盘的退行性病变。腰椎间盘突出症是中老年人比较常见的疾病，男性发病率高于女性，尤其是中年男性发病率最高，其最先出现的症状是腰痛。如中年男性出现腰痛应高度警惕该病的发生，积极采取预防措施，防止病情加重。

患有腰椎间盘突出症的患者首先要注意改变生活方式，不适宜穿带跟的鞋，日常生活中应多睡硬板床，以减少椎间盘承受的压力。在护理过程中要密切观察生命体征，了解患者疼痛性质、部位及放射范围，必要时遵医嘱使用镇痛药；术后观察切口情况，保持敷料清洁干燥，观察引流液的色、质、量，保持引流的有效性，并告知患者家属观察要点；给予基础的生活护理，协助轴式翻身，指导直腿抬高、腰背肌锻炼并给患者示范；鼓励患者进食易消化、富有营养的饮食；注意保持床单位及皮肤清洁，预防压力性损伤等并发症。术后尤其要注意观察患者双下肢的感觉、运动情况，患者一旦出现感觉或运动障碍加重的现象，应立即报告医师，及时处理。

查房笔记

# 病例 3 • 脊柱侧凸

## 【病历汇报】

**病情**　患者女性，13 岁，“发现脊柱畸形 7 年”，步行入本科。否认传染性疾病及家族性疾病史，无药物、食物过敏史，否认外伤手术史、输血史。

**护理体查**　T 36.5℃，P 88 次/分，R 20 次/分，BP 120/80mmHg。营养中等，神志清楚，查体合作，自主体位，步入病房。脊柱侧凸畸形，直立时后枕部中点与臀中沟不在同一直线，双肩等高，右肩较宽，右肩胛骨区隆起，右侧乳房发育较左侧扁平。并足前屈做弯腰试验，可见胸廓旋转畸形加重，并有肩胛骨不等高，即“剃刀背”畸形，胸廓明显畸形；右侧腹壁不对称，骨盆不对称，右下肢较左下肢缩短约 0.5cm，四肢肌力Ⅴ级；其他检查无异常。

**辅助检查**　脊柱 X 线片示胸 5 至胸 11 侧凸、Cobb 角 60°，其他检查无异常。

**入院诊断**　青少年特发性脊柱侧凸。

**主要的护理问题**　疼痛、低效性呼吸形态。

**目前主要的治疗措施**　术前肺功能训练，完善术前相关检查，择期行腔镜下矫形内固定术。

## 护士长提问

### 什么是脊柱侧凸？对患者有什么影响？

答：(1) 定义　脊柱侧凸（图 6-7）又称脊柱侧弯，是脊柱的一个或数个节段在冠状面上偏离身体中线向侧方弯曲，形成一个带有弧度的脊柱畸形，通常还伴有脊柱的旋转和矢状面上后突或前突的增加或减少，同时还有肋骨左右高低不平、骨盆旋转倾斜畸形和

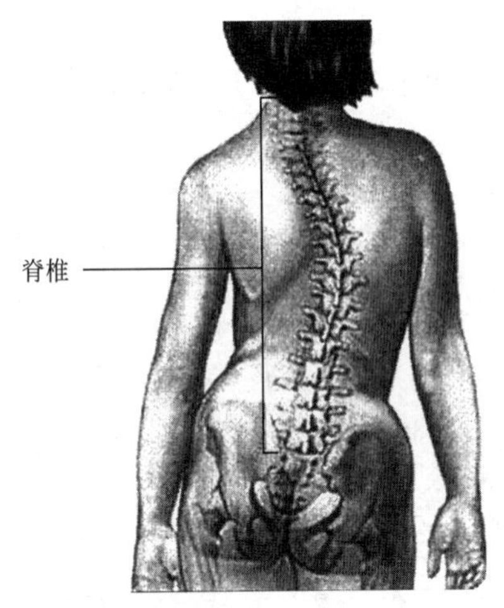


图 6-7　脊柱侧凸外形

椎旁的韧带和肌肉的异常。脊柱侧凸是一种症状或 X 线体征，可由多种疾病引起。产生侧凸的原因很多，但 80%以上是原因不明的特发性脊柱侧凸，幼年及少年多发，女性多于男性。

（2）危害　脊柱侧凸是危害青少年最常见的脊柱畸形，随着疾病发展，它不仅影响机体外形美观，还可继发胸廓畸形而影响呼吸及心脏功能，甚至造成脊髓扭曲导致截瘫。

## 该患者诊断为特发性脊柱侧凸的依据有哪些？

答：（1）主要的临床表现　如剃刀背及两肩、两髂前上棘和胸廓不对称，内脏受压迫症状等。

（2）国际脊柱侧凸研究学会规定，以站立位 X 线摄片冠状位 Cobb 角≥10°为脊柱侧凸。

## 什么是 Cobb 角？

答：Cobb 角（图 6-8）是指侧凸角度。Cobb 角的测量方法是分别沿头侧端椎的上终板和尾侧端的下终板画一条直线，再做这两条线的垂线，其交角就是 Cobb 角。端椎的定义是位于侧凸最头侧或尾侧拐点处的椎体。测量 Cobb 角的关键在于正确选择上

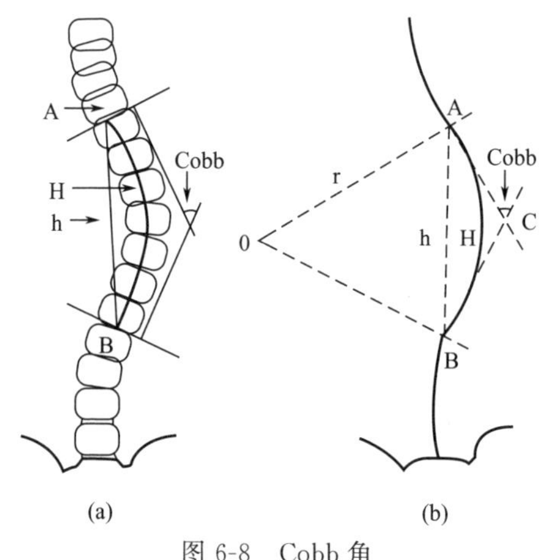


图 6-8　Cobb 角

下端椎，如上下端椎的选择存在差异，则影响 Cobb 角测量的一致性。

## 脊柱侧凸的临床表现有哪些？

答：脊柱侧凸的临床表现主要包括以下几个方面。

（1）剃刀背畸形。

（2）两肩及两侧髂前上棘不等高，胸廓不对称。

（3）内脏压迫症状，最主要的是循环系统的压迫、心脏移位、心功能受限、心跳加速；其次是肺活量减少，呼吸加速；再次是消化系统受压而致消化不良、食欲缺乏；神经系统方面可产生神经根性疼痛及脊髓麻痹症。

## 脊柱侧凸分为哪些类型？

答：脊柱侧凸根据发病原因不同，主要包括非结构性脊柱侧凸和结构性脊柱侧凸。

（1）非结构性脊柱侧凸　非结构性侧凸的脊柱及支持组织无内在的固有改变，包括由姿势不正确、癔症、髓核突出或肿瘤刺激神经根引起的侧凸，还有双下肢不等长、髋关节挛缩以及某些炎症引起的侧凸。病因去除后，脊柱侧凸即能消除。

（2）结构性脊柱侧凸　是患者不能通过平卧或侧方弯曲自行矫正的侧凸，或虽有矫正但无法维持。主要包括以下几类。

① 先天性脊柱侧凸：椎体及邻近支持组织先天性异常，如先天性半椎体、脊髓纵裂、腰椎骶化、骶椎腰化等。

② 骨源性脊柱侧凸：胸廓疾病，如脓胸、胸廓成形术后；放疗后遗症；其他骨病，如脊柱结核、良性或恶性肿瘤。

③ 神经源性脊柱侧凸：脊髓灰质炎后遗症、神经纤维瘤、脊髓空洞症。

④ 肌源性脊柱侧凸：肌营养不良，其他组织疾病。

⑤ 特发性脊柱侧凸：原因不明，可能与遗传有关。脊柱侧凸畸形中，特发性侧凸所占的比例最高，为75%～80%。

## 什么是特发性脊柱侧凸？分为哪些类型？

答：特发性脊柱侧凸指发病原因不明的一种脊柱侧凸，患者无任何先天性脊柱异常、神经肌肉及骨骼疾病，但出现脊柱侧弯及旋转畸形。该病好发于女性，男女发病比例为1∶4左右，按发病年龄主要分为以下三类。

（1）婴儿型脊柱侧凸　见于出生至3岁者，骨结构无明显异常。

（2）幼儿性特发性脊柱侧凸　年龄在3～10岁。

（3）青少年特发性脊柱侧凸　年龄在10～17岁。

## 脊柱侧凸的治疗方式有哪些？

答：主要包括非手术治疗和手术治疗两大类。

（1）非手术治疗　包括电刺激疗法、体育运动、支架矫形，其中支架矫形是最主要和最可靠的方法。

（2）手术治疗　包括脊柱融合术和器械矫形术。

## 支架矫形的适用范围是哪些？应如何做好健康教育？

答：（1）适用范围　支架可有效地防止侧凸的发展。年龄较小、弯度在20°～40°者适合用支架治疗。

（2）健康教育

① 应坚持每天24h穿戴支架，不能中断。

② 不能过紧，防止压迫胸部、乳房和下颌部，应加以保护支架受力部位，放置棉花垫，防止压力性损伤。

③ 支架根据幼儿发育的情况调节，以免影响身体发育。

**该患者术前进行了1周的肺功能锻炼，肺功能锻炼的目的和方法有哪些？**

答：(1) 肺功能锻炼的目的　主要是为了预防术后肺部感染。

(2) 肺功能锻炼的方法

① 缩唇深呼吸：嘱患者用鼻深吸气，屏气1～2s，然后缩唇慢慢呼气，时间越长越好，以达到最大通气量。

② 腹式呼吸：将双手放于腹部肋弓下，同时嘱患者用鼻深吸气，吸气时腹部向外膨起顶住双手，屏气1～2s，以使肺泡张开，慢慢呼出气体。

③ 胸式呼吸：将双手放于腹部，以帮助吸气时收缩腹部肌肉，深吸气，此时可见胸部明显抬起，腹部下陷，然后放松腹部，将气缓缓呼出。

④ 吹气球练习：置患者坐位或立位，做吹气球动作，先深吸气，然后用力将气球吹起，直至吹不出气体为止。必要时可用呼吸治疗仪锻炼吸气功能。

上述呼吸训练从术前1周开始进行练习，每次20min，每天3次，并做好记录。

**什么是唤醒试验？脊柱侧凸患者术前为什么要进行唤醒试验？**

答：唤醒试验指患者在术中麻醉状态下，医师指导其活动双足趾，如果患者领会，双足趾均能活动，表示脊髓没有损失。

唤醒试验是检测脊髓功能最好的方法，可避免手术损伤脊髓导致截瘫的发生。因此，术前必须与患者有效沟通，教会其如何在术中与医师进行合作。

**该患者术后的护理要点主要有哪些？**

答：该患者在胸腔镜下进行了脊柱侧凸内固定手术，其术后的护理要点主要包括以下几点。

（1）一般护理

① 体位护理：患者全麻术后取平卧位 6h，之后取半卧位，床头抬高 30°，以利于胸腔引流液的流出。搬运患者时，应始终保持脊柱水平位，严禁扭转、弯曲。每 2h 轴式翻身 1 次，预防压力性损伤的发生。

② 呼吸监测：术中单肺通气易发生低氧血症，尽管术中吸氧，但由于手术时间长仍会有不同程度的低氧血症发生。因而，护士应密切监测患者的呼吸，给予吸氧（3L/min），并观察有无胸闷、烦躁、气促等不适，防止低氧血症的发生。

③ 呼吸道管理：患者术中长时间进行单肺通气，可导致肺泡表面损伤；呼吸道渗出物增多，易造成肺部感染、肺水肿及肺不张的发生。因而，术后应重点加强呼吸道的管理。指导患者做有效咳嗽，辅以超声雾化吸入；必要时，轻拍背部，自下而上，由外向内，每 4～6h 1 次。咳嗽时，双手按住胸部切口，以免导致伤口裂开，也可减轻伤口疼痛，防止肺部感染及肺水肿的发生。还可采用“吹气球”的方法，促进肺扩张，使胸腔残余气体尽快排除。

④ 排便训练与护理：术后第 1 天拔除尿管。教会患者按摩腹部，培养便意，必要时给予热敷和应用灌肠药协助排气排便。

⑤ 康复指导：术后 1 天，嘱患者在床上做适当的四肢活动和深呼吸运动。术后摄片示内固定正常后，由医师或支具协助坐起，可先行床边坐位，然后床边站位，待能站稳后，再离床活动，活动范围及强度应循序渐进。早期禁忌脊柱弯曲、扭转及提重物等活动或劳动。

（2）重点护理

① 脊髓神经系统的观察：手术切口小、器械深部操作难度大以及纠正后的脊髓受不同程度的牵拉等因素均可危及脊髓的安全，因而会出现一系列的症状，如双下肢麻木、疼痛、一侧肢体的皮肤发凉等。所以，术后护士要密切监测双下肢感觉、运动及趾端的血运情况，触摸足背动脉的搏动应为每小时 1 次，尤其应观察足趾和踝关节的伸屈活动情况。

② 胸腔引流管的护理：妥善固定引流管，保证敷料的整洁，定时挤压，防止引流管受压、扭曲、滑脱及阻塞，观察并准确记录引流液的颜色、性状及量。一般术后第 3 天拔除胸腔引流管，拔管后继续观察有无胸内出血、胸闷、憋气等不适。

### 脊柱侧凸胸腔镜下手术术后有哪些并发症？应采取哪些预防措施？

答：(1) 肺不张、肺部感染　与术后切口疼痛，怕咳嗽及呼吸道分泌物增多有关。无脊柱畸形患者胸部或脊柱术后由于疼痛，肺活量也可降低 15%～20%，且术中大量输血，易引起肺损害。预防措施包括以下几项：①向患者解释疼痛的原因和有效咳嗽的必要性；②鼓励和指导患者做有效咳嗽，护士协助按压其切口以减轻疼痛，然后让患者深吸气，用力咳嗽、咳痰重复进行，每天数次，并做间断深呼吸、吹气球以增加肺活量、清除分泌物，防止肺不张；③超声雾化吸入，使药物直接到达肺泡，必要时给予吸痰；④保持胸腔引流管水封瓶无菌密闭；⑤能进食时要多喝水。

(2) 脊髓损伤　表现为双下肢活动异常，甚至发生瘫痪。术前检查不详、畸形矫正过度、术中操作失误、术后处理不当使脊髓受到不同程度的牵拉均可造成脊髓损伤。因此护士要严密进行监测，并采取以下预防措施：①患者清醒后立即检查肢体活动感觉情况，尤其此手术顶椎在胸 4，该处脊髓血供不丰富，术中、术后可发生急性或慢性瘫痪；②手术当日开始 5 天内静脉滴注 10% 葡萄糖注射液 200ml 加地塞米松 20mg，以后逐渐减量，以减轻脊髓水肿。术后 2～5 天观察有无因脊髓水肿压迫神经根出现双下肢麻木、不适及活动较前减弱等情况，每 4h 1 次，并详细记录。

(3) 压力性损伤　患者术后须卧床一段时间，皮肤及皮下组织长期受压，应保持被褥柔软，干燥无渣屑。骨突起用棉垫或气垫圈，轴式翻身每 2～3h 1 次，严禁扭曲。用温水擦浴每天 2 次。保持皮肤清洁干燥，加强支持疗法，改善全身营养情况，预防压力性损伤。

(4) 内固定折断　术后搬运、过床及翻身特别要注意动作轻、稳。①采用 3 人搬运法；②采取轴型滚式翻身方法，保持脊柱在一条轴线上，不要扭转；③双手用力一致，翻身角度以45°为宜，避免由于脊柱负重增大引起上关节突骨折。

（5）泌尿系感染　预防措施如下：①每班观察尿液颜色、性质及量，有无浑浊、沉淀；②维持密闭的引流系统，注明导尿管置入时间和蓄尿袋更换日期；③尿袋勿高过膀胱，妥善固定，维持平顺通畅；④会阴抹洗每天2次；⑤能进食后鼓励患者多饮水，每天2000ml以上（未排气患者除外），若尿量超过导尿袋2/3时，应及时清倒，预防逆行感染。

## 脊柱侧凸术后如何进行功能锻炼？

答：功能锻炼应尽早开始，分阶段、循序渐进地进行。

（1）术后<1周　应限制上肢、下肢锻炼，48h后可在床上进行踢腿和直腿抬高锻炼以及腹肌收缩锻炼。方法为紧缩下腹部及臀部肌肉5s，然后放松恢复至原来姿势。

（2）手术1周后　开始进行背肌锻炼。方法为紧缩下腹部及臀部，并抬高臀部1～2cm，坚持5s，然后放松恢复至原来的姿势。

（3）手术10～14天后　可扶患者坐起，首先侧卧，然后上肢扶床并且向下用力坐起，习惯坐位后，将双腿悬在床边。坐在床上，并逐渐尝试下地站立和行走。刚开始时，由于脊柱矫形的关系，患者会感觉背部僵硬，并且由于重心的改变，会感觉身体不平衡，这些不适感觉将会随着锻炼次数的增加而逐渐减少。

## 脊柱侧凸术后如何进行出院指导？

答：（1）保持正确姿势　站立时抬头挺胸，脊背平直；坐时背部平靠椅背，臀部坐满整个椅面；躺时睡硬板床。

（2）6个月内减少身体负重　拾东西时尽量保持腰背部平直，以下蹲屈膝代替弯腰。

（3）佩戴支架保护患者　患者出院后继续戴支具3～6个月，除淋浴及睡觉外，其他时间均戴支具。若出现背部疼痛及异物感要及时就诊，以尽早发现有无断棒。

（4）出院后仍坚持进行腰背肌锻炼，加强腰背肌力量以增加脊柱的稳定性。

（5）定期门诊复查，时间为出院后 3 个月、6 个月、12 个月。

## 【护理查房总结】

青少年特发性脊柱侧凸是指发生于青春发育期前后的脊柱结构性侧凸畸形，通常因站立位时姿态不对称而被发现，但确切的证实需站立位全脊柱 X 线片。初诊的脊柱侧凸都以背部畸形为主要症状，特别表现为站立时姿态不对称，如双肩不等高、一侧肩胛骨向后突出、前胸不对称等。

胸腔镜下脊柱侧凸的前路松解和矫形术是近年在国内外新开展的一项微创技术，具有创伤小、出血少、术后恢复快等优点，但对技术要求较高，即使操作者对开胸状态下胸椎前方或整个胸腔解剖非常熟悉，但由于镜下视野局限和缺少三维立体感，有时镜下解剖标志的定位和鉴别十分困难，容易造成脊髓损伤、大出血、甚至死亡等手术并发症。因此，术后患者并发症的观察及护理在保证患者康复中显得尤为重要，护理人员应掌握胸腔镜手术技术的知识，术后观察及护理方法，以保证手术的预期效果，促进患者康复。

查房笔记

# 病例4 • 颅底凹陷症

## 【病历汇报】

**病情** 患者女性，5岁11个月，因“玩耍时不慎摔倒致双下肢无力1个月、加重1周，无法正常站立和行走1周”，平车入本科。患儿自起病以来，精神食欲欠佳，睡眠差，大小便正常，体重无明显减轻。否认传染性疾病及家族性疾病史，无药物、食物过敏史，否认手术史、输血史。

**护理体查** T 36.5℃，P 100次/分，R 23次/分，BP 91/66mmHg。神志清楚，自主体位，疼痛面容，查体不合作，平车推送入病房。乳头平面以下躯干痛觉减退，右侧重于左侧；四肢肌力下降，左侧上下肢肌力约Ⅲ级，右侧上下肢各肌肌力约Ⅳ级；双侧踝阵挛阳性，双侧霍夫曼征阳性；其他体查无异常。

**辅助检查** 张口位X线片示寰齿间隙不对称，颈椎向右歪斜；颈椎侧位X线片示寰椎前弓及枢椎齿状突向枕骨大孔内陷。头颅CT冠状位图像示颅底发育扁平，枕骨大孔横径增宽、边缘内翻，寰枢椎上移、部分陷入枕骨大孔；矢状位图像示颅底扁平，枕骨斜坡上抬，寰枢椎向枕骨大孔方向内陷，枢椎齿状突顶点超过Chamberlain线13mm。头颅MRI示寰椎前弓连同枢椎齿状突向上进入枕骨大孔，自前方压迫脑干。

**入院诊断** 寰椎陷入型颅底凹陷症。

**主要的护理问题** 有皮肤完整性受损的危险、脑脊液漏、窒息。

**目前主要的治疗措施** 术前颅骨牵引1周，制动、镇痛，完善术前相关检查；寰枢椎被部分拉出枕骨大孔，患者肢体无力症状有所缓解后，行经口咽入路松解、经口入路寰枢椎复位钢板（TARP）复位器及内固定的方式手术。

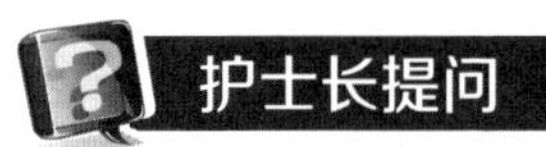


### 什么是颅底凹陷症?

答：颅底凹陷症是临床常见的颅颈区畸形，主要病变是以枕骨大孔区为主的颅底组织陷入颅腔，枢椎齿状突上移并进入枕骨大孔，使枕骨大孔狭窄，后颅窝变小，导致脑桥、延髓、小脑、颈髓和神经根受压、牵拉出现的相应症状，并经常出现椎动脉供血不足的表现。

### 该患者出现霍夫曼征阳性，什么是霍夫曼征阳性?

答：霍夫曼征为上肢的椎体束征。检查方法：用左手托住患者一侧的腕部，并使腕关节略背屈，各手指轻度屈曲，用右手示、中指夹住患者中指远侧指间关节，以拇指迅速向下弹刮患者中指甲，正常时无反应，如患者拇指内收，其余各指也呈屈曲动作即为阳性。

### 该患者诊断为颅底凹陷症的依据有哪些?诊断颅底凹陷症的辅助检查主要有哪些?

答：(1) 该患者的主要诊断依据

① 前庭与耳蜗功能障碍合并脑干、小脑及多支脑神经受损症状；

② 前庭功能检查眼震电图显示垂直性眼震及前庭眼动反射明显异常；

③ 听功能检查示感音神经性聋；

④ 确诊靠 CT 及 MRI 显示后颅窝底及颈椎骨发育畸形。

(2) 诊断颅底凹陷症的辅助检查

① 头颅 X 线平片：是诊断颅底凹陷症最简单的手段。

② 头颅 CT：可发现脑室扩大、脑积水等异常表现。

③ 头颅 MRI：有助于本病的早期诊断，在矢状位可清楚地显示中脑水管、第四脑室及脑干的改变、小脑扁桃体下疝的程度及延髓受压的情况，并且能发现多种并发症。

## 颅底凹陷症的临床表现有哪些？

答：（1）外观特征是颈项短而粗，后发际降低，常伴有斜颈、颜面不对称、蹼颈及脊柱侧凸等畸形。

（2）第Ⅸ～Ⅻ对脑神经受累症状

① 舌咽神经（Ⅸ）：表现为舌后1/3味觉及咽部感觉障碍，同时伴有咽喉肌运动不良。

② 迷走神经（Ⅹ）：表现为软腭不能上提，吞咽困难，且于进流质饮食时易呛咳，常有声音嘶哑及鼻音重。

③ 副神经（Ⅺ）：表现为胸锁乳突肌和斜方肌瘫痪。

④ 舌下神经（Ⅻ）：表现为舌肌萎缩，舌运动障碍。

（3）小脑症状　步态不稳，共济失调，眼球震颤，辨距不良等。

（4）延髓及颈髓受压症状　程度不等的单瘫、偏瘫、截瘫和四肢瘫，四肢麻木、疼痛或无力，可与上、下运动神经元瘫痪并存，如出现肌萎缩（多为上肢）和病理征（多为下肢）；也可出现“中央脊髓综合征”，表现为节段性痛温觉丧失但触觉存在的感觉分离现象，为脊髓中央灰质损害所致。延髓受压可引起呼吸循环障碍。

（5）椎动脉供血不足　突发眩晕、晕厥，间歇性意识障碍，发作性轻瘫，视力障碍，恶心、呕吐等，并可能多次反复发作。

（6）颅内压增高　头痛、喷射状呕吐、视盘水肿等，多在晚期出现。

（7）合并寰枢椎不稳定者　出现枕颈区疼痛及颈椎活动受限等症状，并且轻微外伤可导致各种症状的急性发作。

## 颅底凹陷症有哪些类型？

答：颅底凹陷症分为原发性与继发性两种。

（1）原发性颅底凹陷症为先天性发育异常，常合并其他畸形，如扁平颅底、中脑导水管闭锁、小脑扁桃体下疝畸形、脑积水、延髓和脊髓空洞症等。

（2）继发性颅底凹陷症少见，常继发于畸形性骨炎、骨软化症、佝偻病、成骨不全和类风湿关节炎等。

**该患者入院后予以颅骨牵引，什么是颅骨牵引？颅骨牵引的目的、适应证、护理措施和并发症有哪些？**

答：(1) 定义　颅骨牵引（图 6-9）是通过用安全钻头钻穿颅骨外板，将牵引弓两侧的针尖插入此孔，直接牵引骨骼从而使脊柱骨折、脱位患者进行有效的复位和固定。

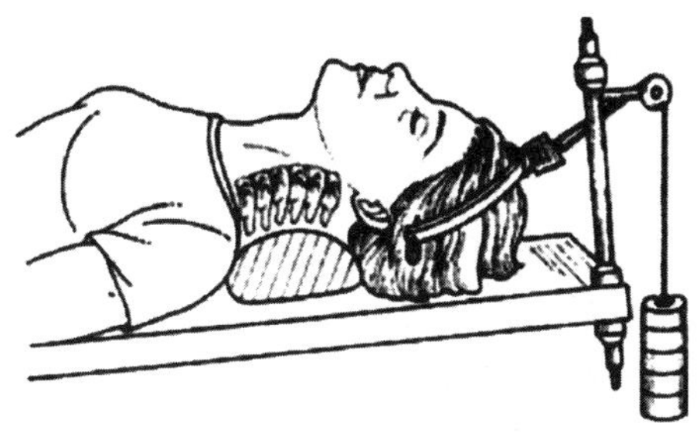

图 6-9　颅骨牵引

(2) 目的

① 有利于改善受伤椎体的形态，减轻颈椎后凸畸形；

② 对于不稳定型颈椎外伤的患者，颅骨牵引起固定和稳定颈椎的作用，避免由于颈部活动过度，造成继发性神经损伤；

③ 在手术中行颅骨牵引，可使手术安全、顺利。

(3) 适应证　颈椎压缩骨折、齿状突骨折、寰枢关节脱位、颈椎脱位、颈椎骨折并脱位者。

(4) 实施颅骨牵引术的步骤

① 钻孔：剃光头，清洁头皮，常规局部消毒，铺无菌单，局部麻醉后于穿钉部位（先通过两侧乳突划一冠状线，再从鼻尖到枕外隆凸画一矢状线，两线相交的中点两侧向外各 4～5cm 处即为穿钉部位）做一小切口，直达骨外板。

② 安置牵引弓：选用安全钻头钻穿外板，之后将牵引弓两侧的钉尖插入此孔，旋紧固定螺丝，以防滑脱。

③ 牵引：牵引架挂于床头，牵引绳绕过牵引架上的滑车，悬

挂好重量锤，一般摇高床头15°～30°做反牵引力，牵引重量一般为6～8kg，最重不超过20kg。

（5）注意事项

① 牵引重量根据颈椎骨折或脱位情况而定，一般为6～8kg；床头须抬高10cm，作为反牵引力。

② 脊髓损伤的患者，大重量牵引可能24h内会出现呼吸困难，危及生命，故应密切观察；颈椎骨折者，勿扭曲头颅，防止意外。

③ 经常巡视患者，检查牵引弓松紧度，及时反馈给医师予以调整，防松脱。

④ 每日2次用75%乙醇消毒牵引针处，注意观察针口敷料有无渗液或污染，如有渗湿或污染应及时更换，保持敷料干净，避免感染的发生。保持室内清洁，减少污染。

⑤ 牵引过程中始终保持牵引绳、头、颈和躯干成一直线，为在牵引过程中始终保持患者头颈部正立位，可在患者颈部两侧分别放置1kg的沙袋或食用盐1袋，保持牵引绳在滑槽内，防止牵引弓抵住滑轮或床头。牵引锤应悬空，防着地或抵触床栏，指导患者及家属维持牵引效能有关知识，使其能积极配合。

⑥ 颅骨牵引时间一般不超过12周，特别针对小儿和老年患者，如需持续牵引治疗，则应改用皮肤牵引法或更换其他固定方法。

⑦ 颅骨牵引期间应鼓励患者在床上主动活动上、下肢，定时抬高腰部，使患者保持允许范围内的功能锻炼。同时要做好营养宣教，鼓励患者多进高蛋白、高维生素、高纤维素饮食，保证营养的充分摄入，预防压力性损伤的发生。

（6）并发症　颅骨牵引易引起压力性损伤、硬膜脓肿、脑脓肿、牵引针处感染、尿路感染等并发症。

## 颅底凹陷症的治疗方式有哪些？

答：手术是本病唯一的治疗方法。头颅X线片及MRI显示畸形但无临床症状或症状轻微者，可观察随访。临床症状明显且进行性加重、脑脊液循环通路受阻、颅内压增高者，X线片示合并寰枢椎脱位者是本病的手术适应证。

**颅底凹陷症患者的手术指征有哪些？手术治疗的目的是什么？手术类型有哪些？**

答：(1) 手术指征

① 有延髓和上颈髓受压表现者。

② 有小脑症状及颈神经症状，并呈进行性加重者。

③ 有颈神经根受累和伴有脊髓空洞症者。

④ 有脑脊液循环障碍或颅内压增高者。

⑤ 伴有颅后窝肿瘤或蛛网膜囊肿者。

(2) 手术治疗的目的

① 神经系统的减压，如颅后窝（主要是枕骨大孔）和上颈椎椎管减压或去除压迫神经组织的异常骨质如齿状突等。

② 重建寰枢关节稳定性，通过充分的植骨及内固定来实现。

③ 建立正常脑脊液循环通道，手术可选用经枕下入路枕骨大孔减压扩大术（必要时可将寰椎后弓同时切除）、经口腔入路或经枕髁入路切除齿状突，尽量做到同时植骨，以稳定颈枕关节。

(3) 手术方法　根据有无固定寰枢关节脱位，手术方式有所不同。

① 有固定寰枢关节脱位：行前路经口寰枢关节松解复位和后路固定融合术。

② 无固定寰枢关节脱位：枕颈区减压后行后路枕颈固定融合术。

**什么是TARP手术？患者拟行TARP手术，术前须做哪些针对性的准备？**

答：TARP手术是指利用寰枢椎复位钢板系统经口咽前路内固定手术，主要适用于颅底凹陷症、先天性齿突发育不良、游离齿突小骨、陈旧性齿突骨折、横韧带断裂等各种疾患引起的难复性寰枢椎脱位伴脊髓压迫症。TARP特别的手术入路方式（经口咽）决定了充分、妥善的口腔准备是保证手术成功的重要环节。术前必须做好口腔的准备工作，具体包括如下内容。

(1) 专科检查及治疗　在确诊后，要及时安排患者到口腔科进行专科检查，排除或治疗鼻、口腔疾患，有炎症应先治愈，有牙科疾病者要及时予以补牙、拔牙等处理。护士要督促并协助患者完成此项工作。

(2) 口腔清洁　在排除或治愈口腔疾患后，术前还需常规用0.05%氯己定溶液漱口，一般3～5天，每天4次。

(3) 健康指导　指导患者在进食时避免烫、粗糙食物，防止口腔黏膜破溃；有吸烟史者，至少在术前15天开始戒烟。

## 患者术后的护理要点主要有哪些?

答：手术是否成功、康复是否顺利、疗效是否满意，与准确、安全、优质的术后护理是分不开的。TARP术后一般根据时间区段的不同，分为急性水肿期和恢复期，其中术后1周为急性水肿期。在不同阶段，护理各有侧重点，护士应熟练掌握并灵活运用于临床实践。

(1) 术后急性水肿期的护理　要确保术后急性水肿期的安全和质量，要重点做好以下几个方面的工作。

① 物品准备：患者接入手术室后，即应准备好全麻床，宜备气垫床，床边常规备好心电监护仪、气管切开包、氧气及吸引装置、沙袋、翻身枕等。有条件者，术后最好在专科监护病房或监护室留观24～48h。

② 病情观察：术后24h内为颅脊交界区手术后意外死亡高发期，因此应严密监测生命体征，术后宜每30～60min监测血压、脉搏、呼吸、血氧饱和度1次，连续6h，病情稳定后可改为每2～4h 1次。

③ 呼吸道管理：患者术毕回病房后，应立即有效给氧，密切观察呼吸的深浅、频率、血氧饱和度等情况。在保留气管插管期间，要严格按气管插管常规护理，按时或按需做好吸痰、气道冲洗及湿化工作，同时还要重视并做好感染控制工作，严防院内感染。超声雾化吸入，每日4次，以化解痰液、减少和稀释分泌物，使分

泌物易于咳出或吸出，从而减轻咽喉气管水肿。

（2）体位护理　术后患者取平卧位，不垫枕头，以防止颈椎过度后仰。患者清醒后即可翻身，侧卧时垫枕，以保持颈椎中立位为原则。患者情况许可时可适度摇高床头予半坐位。

（3）搬运和移动　术后患者过床时，宜采取多人搬运法，使患者颈部保持自然中立位，防止扭转、过屈或过伸，尤其是放置植骨块的患者。术后仍需持续颅骨牵引者，搬运时仍应维持牵引。术后患者可定时或按需翻身，注意小角度转动，并保持颈、肩、背纵轴一致，以维持颈椎的中立位。

（4）颈部有效制动　术后 24h 内，不管处于何种卧位，都要在颈部两侧各放置 1 只沙袋，以减少头颈部活动次数及幅度。24h 后可改用颈托加以固定与制动。患者平卧在床时可不戴颈托，改变体位时（如从仰卧转为侧卧、在床上坐起或下床活动时）则都必须先戴好颈托。洗澡时可适当脱下，但要小心，预防摔倒。

（5）伤口护理　TARP 手术的切口一般位于咽后壁呼吸通道口，不易观察，护理有难度，其观察和护理内容如下：①TARP 术后口腔内一般会留两块纱布，一块是放置在切口处的碘仿纱布，一块是放置在舌体表面的硫酸镁纱布，一般保留 1 天；②每日定时检查伤口情况，可借助手电筒、压舌板查看伤口，并酌情使用外用药，气管插管拔管后仍须超声雾化 1 周左右；③及时吸除口咽部分泌物，以保持咽后壁伤口洁净、干燥；④口腔护理，术后使用氯己定及表皮生长因子漱口液含漱，每天 4 次，直至伤口愈合为止。

（6）饮食护理　在留置胃管期间，TARP 手术后患者的营养通过鼻饲补充，一般自术后第 3 天开始经胃管注入全流质饮食，以少量多餐为宜。在患者的伤口愈合、胃管拔除后，应指导患者合理进食。尤其是刚拔除胃管后，首次自行进食前，应指导患者先适量饮水，观察有无呛咳、呕吐等不适，再告知患者从半流质饮食过渡到普食。

（7）疼痛护理　评估患者的疼痛程度及持续时间，遵医嘱合理使用镇痛药并观察镇痛效果，并指导患者深呼吸，或采取听音乐、看电影等方式转移对疼痛的注意力以减轻疼痛。

## 患者 TARP 术后容易发生哪些并发症？应如何预防及处理？

答：TARP 术后容易发生呼吸困难或窒息、脑脊液漏、感染、深静脉血栓形成、压力性损伤、便秘等并发症。其观察及护理如下。

（1）呼吸困难或窒息　由于 TARP 手术后可能继发局部组织水肿，如影响到脑干，则易致呼吸困难发生。此外，气管插管、手术等因素易致喉头水肿，术后颈深部血肿则可能引起呼吸困难、甚至窒息。护士要加强病情观察与预防性护理措施，确保护理安全。护士须听诊双肺呼吸音，及时观察并判断患者呼吸功能情况，以综合评估患者咳嗽、咳痰能力，从而给予按需吸痰或按时吸痰，避免痰液堵塞导致窒息事件的发生。同时做好健康教育，具体内容包括如何进行正确的有效咳嗽、咳痰，保证充足睡眠、摄入足够的水分等。

（2）脑脊液漏　TARP 术后口咽部切口不留引流管，因此判断是否发生脑脊液漏的重点在于病情观察。术后应严密观察患者的神志变化，注意患者的主诉及局部伤口的情况，当确定发生伤口的脑脊液漏时，须及时告知医师，并协助行腰椎穿刺以持续引流脑脊液，引流期间，护士须观察并记录引流液的量、颜色、性状。

（3）感染　TARP 术后常见的感染包括伤口感染、肺部感染等。其护理如下：①术前口腔准备，术前 1h 使用敏感抗生素；②做好术后呼吸道管理（参见术后护理相关内容）；③全身营养支持，提高机体抵抗力。

（4）深静脉血栓形成　患者麻醉清醒后即鼓励进行四肢的功能锻炼，若患者因体力不支、疾病原因无法进行主动运动，则给予被动运动，如协助按摩四肢肌肉、屈曲四肢关节等，并根据医嘱及时并准确地应用抗凝血、抗血小板聚集药物及四肢血液循环泵等，以预防深静脉血栓形成。对于可主动运动的患者，则应指导其积极进行锻炼，并尽早开始床边锻炼。

（5）压力性损伤　因需长时期卧床，要注意保护好头枕部、骶尾部等易受压部位的皮肤。尤其是头枕部皮肤，由于术后伤口疼痛、体位限制等原因，患者往往对头枕部皮肤受压后产生的疼痛不敏感，易发生头枕部压力性损伤，故要定时按摩此处皮肤，并按时翻身。

### 患者如何进行功能锻炼？

答：功能锻炼原则为尽早开始、循序渐进、坚持不懈。

(1) 早期锻炼　患者术后当日以被动锻炼为主，鼓励患者深呼吸及自主、有效咳嗽。术后次日即应鼓励患者开始主动锻炼，如远端关节的小范围运动（握拳、足背屈伸等），在此基础上逐渐增加上下肢、腰腹肌的肌力、主动或抗阻运动等。但要注意在做肢体功能锻炼时，切勿震动或扭曲颈部，以免发生意外。

(2) 中后期锻炼　术后中期锻炼主要以离床训练为主，如站立、行走、日常生活活动能力训练及颈部活动等。后期锻炼一般为术后3个月后，患者可在去除颈围的情况下，继续进行中期训练的项目。

### 患者出院指导的内容有哪些？

答：嘱患者保持良好的心情，继续加强功能锻炼，术后颈围护颈3个月，避免做颈部扭转、过屈或过伸等损伤颈椎的动作，按时复查，不适随诊。

## 【护理查房总结】

颅底凹陷症又称颅底压迹，是最常见的颅颈区畸形。确诊颅底凹陷症而症状轻微者，可用颈围保护颈椎，防止颈椎的过度屈伸活动，必要时根据医嘱采取甘露醇、地塞米松等药物脱水、消炎、消除延髓急性症状，但此法不宜持久。出现脊髓受压症状，特别是逐渐加重者，应尽快采取手术治疗。外科手术治疗可以改善并恢复其脊髓损伤的临床症状。目前手术方法较多，尚无统一的标准手术模式。在患者的康复治疗过程中，及时做好心理护理和术后严密的呼吸、循环监测等病情观察，注意饮食指导，积极预防各种并发症。

# 病例 5 • 腰椎滑脱

## 【病历汇报】

**病情** 患者女性，45 岁，因“腰痛伴双下肢疼痛、麻木 1 年，加重 2 天”，步行入本科。患者自起病以来，精神食欲可，大小便正常。既往有高血压病史，血压最高达到 180/110mmHg，否认其他病史及家族史，无药物及食物过敏史，否认手术、创伤及输血史。

**护理体查** T 36.5℃，P 67 次/分，R 20 次/分，BP 150/96mmHg。神志清楚，自主体位，疼痛面容，查体合作，步行入病房。腰部检查可见腰椎前凸增加，臀部后凸，腰椎活动受限，前屈时疼痛加重。可触及第 5 腰椎棘突处压痛，第 4 腰椎棘突前移，而致局部形成台阶感。双下肢肌力左侧 3 级，右侧 4 级。肌张力无明显异常，左臀部到左大腿中下段、左小腿、足背感觉减退。双侧膝腱反射减弱，直腿抬高试验双侧阴性，KemP 征阳性。双下肢病理征未引出。

**辅助检查** 腰椎 X 线片示腰 5 双侧椎弓峡部线性负影、峡部不连。腰椎 CT 示腰 5 双侧峡部不连并腰 4 椎体向前Ⅱ度滑脱。腰椎 MRI 示腰椎退行性变、腰 4 椎体向前Ⅱ度滑脱。实验室检查示纤维蛋白原（FIB）5.68g/L，血沉（ESR）45mm/h，C 反应蛋白（CRP）46.3mg/L，白蛋白（ALB）21.7g/L，总蛋白（TP）40.5g/L。其他无异常。

**入院诊断** 第 4 腰椎Ⅱ度滑脱。

**主要的护理问题** 疼痛、躯体活动障碍。

**目前主要的治疗措施** 术前镇痛，绝对卧床休息，积极完善术前准备；择期行腰 4 椎体滑脱复位并椎管扩大减压、椎间 Cage 植骨融合、钉棒内固定术。

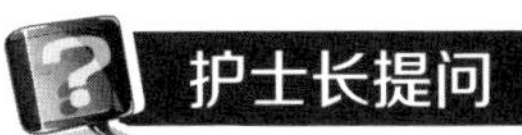

## 护士长提问

### 什么是腰椎滑脱？

答：腰椎滑脱（图 6-10）是指相邻椎体骨性连接异常而发生的上位椎体与下位椎体部分或全部滑移。腰椎滑脱的原因可以是先天性的，也可能是后天性的。主要是因各种过度的机械应力引起，诱因包括搬运重物、举重、踢足球、体育训练、外伤、磨损和撕裂。还有一种腰椎滑脱是退行性的，即由于腰椎各种结构老化而发生结构异常，通常发生于 50 岁以后，这种滑脱通常伴有腰椎管狭窄，多需要手术治疗。腰椎滑脱的发病率在欧洲为 3%～7%，国内还缺乏准确的统计资料。一般认为，对有腰痛的患者的常规 X 线摄片检查发现，在成人中约 5%有腰椎滑脱的倾向。我国腰椎滑脱的发病年龄以 20～50 岁较多，占 85%；发病男性多于女性，男女之比为 29∶1。腰椎滑脱常见的部位是腰 4～5 及腰 5 至骶 1，其中腰 5 椎体发生率为 82%～90%。发生腰椎滑脱后，患者可以没有任何症状，仅仅在拍片时发现；也可能会出现各种相关症状，如腰痛、下肢疼痛、麻木、无力，严重时可出现大小便异常。腰椎滑

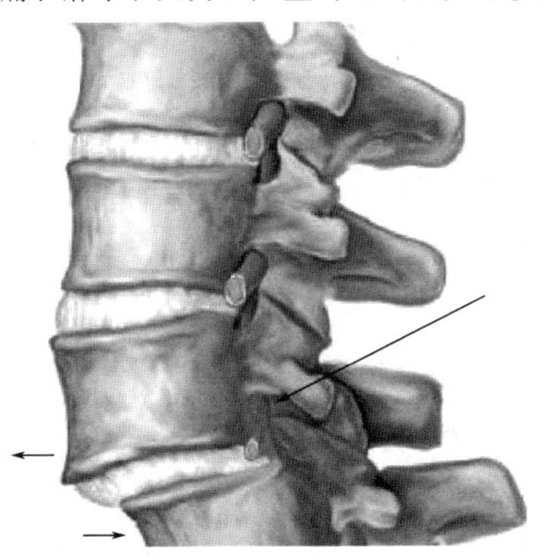

图 6-10　腰椎滑脱

脱多采取手术治疗，不同类型的腰椎滑脱有不同的手术方法。

## 腰椎滑脱的发病原因有哪些？

答：(1) 先天性发育不全　腰椎在发育时有椎体及椎弓骨化中心，每侧椎弓有两个骨化中心，其中一个发育为上关节突和椎弓根，另外一个发育为下关节突、椎板和棘突的一半，如果两者之间没有愈合，则会导致先天性峡部崩裂不连，引起腰椎滑脱。另外也可因骶骨上部或腰 5 椎弓发育异常而产生滑脱，但这种情况下其峡部并无崩裂。

(2) 创伤　急性外伤、后伸性外伤产生急性骨折可导致腰椎滑脱，这种情况多见于竞技运动类活动或劳动搬运工。

(3) 疲劳骨折或慢性劳损　人体处于站立时，下腰椎负重较大，导致前移的分力作用于骨质相对薄弱的峡部，长期反复作用可导致疲劳性骨折或慢性劳损损伤。

(4) 退变性因素　由于长时间持续的下腰不稳或应力增加，使相应的小关节磨损，发生退行性改变，关节突变得平，加之椎间盘退变、椎间不稳、前韧带松弛，从而逐渐发生滑脱，但峡部仍然保持完整，又称为假性滑脱，多见于老年人。

(5) 病理性滑脱　多由于全身或局部肿瘤或炎症病变，累及椎弓、峡部、关节突，使椎体后结构稳定性丧失，发生病理性滑脱。

## 除三大常规及实验室检查外，常还须做哪些辅助检查？这些辅助检查分别有什么意义？

答：还须做 X 线、CT 和 MRI 检查，各项检查的意义如下。

(1) X 线片　对腰椎滑脱的诊断和治疗方案的制订十分重要。采用侧位、左右斜位及动力性 X 线片是必要的。侧位片可了解是否有滑脱及滑脱的程度，斜位片清晰地显示峡部病变，动力性拍片即腰部过伸屈位拍片可判断出腰椎不稳定的程度。术前摄片主要用于明确诊断，术后主要用于确定手术效果。

① 前后位 X 线片：不易显示峡部病变。通过仔细观察，可能发现在椎弓根阴影下有一密度减低的斜行或水平裂隙，多为双侧。

明显滑脱的患者，滑脱的椎体倾斜，下缘模糊不清。

② 侧位 X 线片：能清楚地显示椎弓崩裂形态。裂隙于椎弓根后下方，在上关节突与下关节突之间，边缘常有硬化征象。侧位片可显示腰椎滑脱征象，并能测量滑脱分度。

③ 斜位 X 线片：可清晰地显示峡部病变。X 线腰椎 45°斜位摄片示上关节突轮廓似“狗耳”，横突似“狗头”，椎弓根似“狗眼”，下关节突似“狗前肢”，关节突间部或峡部似“狗颈部”。在椎弓崩裂时，峡部可出现一带状裂隙，称为苏格兰（Scotty）狗颈断裂征。

④ 动力位 X 线片：可判断滑移的活动性，对判断有无腰椎不稳价值较高。腰椎不稳的 X 线诊断标准有过伸、过屈位片上向前或向后位移＞3mm 或终板角度变化＞15°。

（2）CT　不仅能诊断是否有滑脱的存在，而且还可根据椎间小关节及椎间盘及椎管和侧隐窝狭窄程度、神经根和马尾神经受压等改变，判断腰椎滑脱的主要原因及出现压迫的程度，帮助制订出不同的治疗手段。对确定腰椎滑脱的诊断具有较高特异性，对全面观察椎体滑脱性质、滑脱相应部位椎体和附件、硬膜囊、神经根和韧带的变化，确定腰椎退变有无椎管狭窄和神经根受压有无可争议优势，从而对治疗方法的选择提供了重要帮助。

（3）MRI　由于扫描范围广、可多方位成像，无须重建即可直观地显示椎弓、上下关节突的形态以及椎弓有无骨性缺损，峡部裂一般在标准矢状面图像易于辨认。采用 MRI 检查，腰椎峡部裂的漏诊率明显低于常规 X 线片与 CT。MRI 对椎管、椎间孔、侧隐窝等结构亦能良好显示，观察神经受压情况优于 CT。MRI 还有助于峡部裂的早期诊断。腰椎滑脱症有特征性的 MRI 表现，MRI 可为临床评价腰椎峡部裂提供正确、全面的影像学证据。

## 腰椎滑脱的临床表现有哪些?

答：并非所有的滑脱都有临床症状，除了与脊柱周围结构的代偿能力有关外，还取决于继发损害的程度，如关节突增生、椎管狭窄、马尾及神经根的受压等。

（1）全身表现　临床很少出现。

（2）局部表现

① 腰骶部疼痛：多表现为钝痛，极少数患者可发生严重的尾骨疼痛。疼痛可在劳累后出现，或于一次扭伤之后持续存在；站立、弯腰时加重，卧床休息后减轻或消失。

② 坐骨神经受累：表现为下肢放射痛和麻木，这是由于峡部断裂处的纤维结缔组织或增生骨痂压迫神经根引起，滑脱时神经根受牵拉，直腿抬高试验多为阳性。

③ 间歇性跛行：若神经受压或合并腰椎管狭窄则常出现间歇性跛行症状。

④ 马尾神经受牵拉或受压迫症状：滑脱严重时，马尾神经受累可出现下肢乏力、鞍区麻木及大小便功能障碍等症状。

（3）特有体征

① 腰椎前凸增加，臀部后凸。滑脱较严重的患者可能会出现腰部凹陷、腹部前凸，甚至躯干缩短、走路时出现摇摆。

② 触诊：滑脱上一个棘突前移，腰后部有台阶感，棘突压痛。

## 腰椎滑脱的类型有哪些？

答：（1）一般临床中的腰椎滑脱分型

① 假性滑脱，又称退变性滑脱。此类型腰椎后方结构完整，滑脱原因主要为小关节松弛退变、椎间隙塌陷、韧带松弛。

② 真性滑脱，又称峡部裂性滑脱。此类型椎体向前滑移，腰椎后方结构不完整，滑脱发生的原因与腰椎退变及峡部裂有很大关系。

（2）按病因分型

① 先天性滑脱：先天峡部发育不良，不能支持身体上部的重力，多伴腰5至骶1脊柱裂。

② 峡部性滑脱：椎体前滑，后部结构基本正常，由峡部异常导致的滑脱。分为两型：a. 峡部分离，峡部疲劳骨折；b. 峡部仅仅拉长而没有断裂，仍保持连续性。

③ 退行性滑脱：由椎间盘退变引起，多见于中老年人。

④ 创伤后滑脱：由于创伤而引起后关节突脱位，常导致脊柱严重骨折或脱位。

⑤ 病理性滑脱：继发于全身性疾病，导致小关节面骨折或拉长。

⑥ 医源性滑脱：多见于外科手术治疗后，由广泛椎板及小关节切除减压引起。

（3）按滑脱程度分型　国内常用的是Meyerding分级，即将下位椎体上缘分为4等份，根据上椎体相对下位椎体向前滑移的程度分为Ⅰ～Ⅳ度。

① Ⅰ度：指椎体向前滑动不超过椎体中部矢状径的1/4者。

② Ⅱ度：超过1/4，但不超过2/4者。

③ Ⅲ度：超过2/4，但不超过3/4者。

④ Ⅳ度：超过椎体矢状径的3/4者。

## 如何治疗腰椎滑脱？

答：（1）非手术治疗　适用于Ⅰ度以下的腰椎滑脱。包括：卧床休息、腰背肌锻炼、戴腰围或支具；可进行适当有氧运动以减轻体重；禁止进行增加腰部负重的活动，如提重物、弯腰等；此外还可结合物理治疗，如红外线治疗、热疗；如有疼痛等症状可口服消炎镇痛药如塞来昔布（西乐葆）、布洛芬（芬必得）等对症治疗。

（2）手术治疗

① 适应证

a. Ⅱ度以上的腰椎滑脱，出现顽固性腰背部疼痛，或原有的下腰痛症状加重，通过正规的非手术治疗无效，严重影响患者生活和工作。

b. 伴发腰椎间盘突出或腰椎管狭窄，出现下肢根性放射痛及间歇性跛行，或出现马尾神经受压的症状。

c. 病程长，有逐渐加重趋势。

d. Ⅲ度以上的严重腰椎滑脱。

② 治疗原则：彻底减压、重建脊柱稳定性（植骨融合，加或不加内固定器械）和复位。

a. 减压：根据脊髓马尾神经受压症状和体征特点及X线、CT（或MRI）资料，了解滑脱特点及造成椎管狭窄及压迫的因素，如增厚的椎板小关节突，肥厚的黄韧带、关节囊，钙化后纵韧带或椎间盘组织，彻底切除减压。

b. 重建脊柱稳定性：包括单纯植骨融合或植骨融合加内固定。单纯植骨融合适于稳定性仍较好的患者（如Ⅰ度滑脱），或年龄较大活动较差的患者。常用后外侧（小关节横突间）融合，可同时进行减压。主张融合病椎及其上下各一个节段，但术后须外固定或卧床一段时间，且假关节发生率较大。

c. 复位：虽然不要求很严格的完全解剖复位，但减压后如果能够得到良好的复位，可以满意地恢复椎管的容积，减少滑脱椎体对椎旁软组织及椎管内脊髓神经和韧带的牵拉，使患者感到更舒适；另外，良好的复位有助于植骨融合，减少滑脱复发。所以若可能，应尽力争取良好的复位。

③ 手术方式

a. 神经减压术：主要目的是让神经根充分减压，可做单侧或双侧椎板开窗减压。如果椎板切除不可避免，则必须附加脊柱融合术；但如果腰椎滑脱的症状是由腰椎不稳引起，而不存在椎管狭窄的情况，则只需进行腰椎融合固定而不必进行椎管减压。

b. 脊柱融合术：长期的稳定性有赖于坚强的生物性融合。脊柱融合的方法很多，按照植骨的部位可分为椎间融合、后外侧融合、椎体环周360°融合等；按手术入路，椎间融合又可分为前路椎间融合与后路椎间融合、经椎间孔椎间融合。目前以后路腰椎经神经管入路椎体间融合术（TLIF）为主流手术。

c. 腰椎滑脱复位术：目前主流观点为如果能够复位应尽量复位，因为复位可以重建正常的腰椎及神经根的解剖位置。但不主张扩大手术强行完全解剖复位，因为长期形成的腰椎滑脱，其周围结构发生了相应改变，具有对抗牵拉、维持滑脱的固有应力，强行复位不仅难以完全复位，而且会破坏已适应的解剖关系，易导致术后神经根紧张、神经牵拉损伤等并发症。

d. 脊柱内固定术：主要是植骨融合钉棒内固定（图 6-11）。

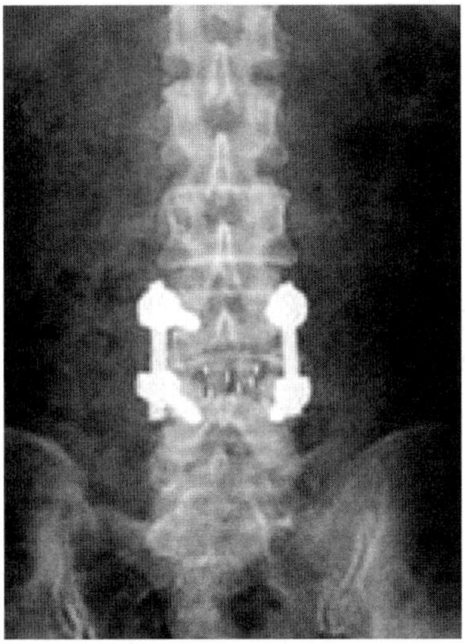

图 6-11 植骨融合钉棒内固定术后 X 线片

e. 峡部关节直接修复术：即进行峡部重建或者峡部直接修补，方法有螺钉固定、椎板钩等，适用于年轻患者。

## 患者术前应采取的一般护理措施有哪些？患者存在哪些主要的护理问题？

答：（1）一般护理措施

① 心理护理：根据患者不同社会背景、心理状态，说明手术目的及术前术后注意事项。注重给予情感支持和心理安慰，以减轻患者心理负担，消除其紧张情绪。

② 指导患者戒烟、戒酒。

③ 限制活动：为防止滑脱加重，从入院开始即嘱患者减少不必要的久站、久行等活动，多卧床休息。

④ 呼吸功能锻炼：因手术需要采用俯卧位，这会对患者正常呼吸产生较大影响，故患者入院后应进行呼吸训练，常见的方法有吹气球以及扩胸运动等。

⑤ 预防感冒，减少外出，避免到人多的场合。

⑥ 保证足够的睡眠，睡眠欠佳者，可遵医嘱口服安眠药物。

⑦ 加强营养：多食高蛋白、高热量、高维生素的食物，增强体质，提高抵抗力。

⑧ 根据病情指导三点式、五点式功能锻炼。

⑨ 其他准备：患者除做好脊柱外科术前常规准备外，还须控制原有的其他内科疾病，把疾患控制在可耐受手术范围内。同时训练床上排便，以适应术后卧床排便的需要。

（2）主要的护理问题

① 疼痛：与腰椎滑脱、椎管狭窄使相应的神经受压有关。

② 自理缺陷：与腰腿痛使活动受限有关。

③ 有皮肤完整性受损的危险：与长期卧床有关。

④ 焦虑：与担心疾病预后有关。

⑤ 知识缺乏：缺乏疾病相关的知识。

**对该患者“有皮肤完整性受损的危险”的护理问题应采取哪些措施以预防？**

答：（1）减少皮肤受压

① 保持正确的姿势，尽量避免骨凸出的部位受压。

② 勤于变换姿势，最少每 2h 翻身 1 次。

③ 扶抱或转移患者时，避免他们的身体与床铺发生摩擦和碰撞。

④ 选择适合的座椅，以减少坐骨产生压力性损伤的机会。

⑤ 考虑使用各种型式的减压辅助器具。

⑥ 保持衣服，床单位清洁、整齐及干爽。

⑦ 避免重物如过重的被铺或暖水袋等压于肢体上。

⑧ 避免伤口包扎过紧。

⑨ 应避免留长指甲或佩戴饰品，以免弄伤皮肤。

（2）减轻骨凸出部位的压迫　用软枕、泡沫塑料、海绵等物品架空骨凸部位。

（3）皮肤护理　保持皮肤清洁卫生，勤清理大、小便失禁者，以减低皮肤受感染的机会。

(4) 加强营养　多进食高蛋白、高维生素、富含粗纤维和果胶的食物，以保持皮肤，防止患者出现贫血和低蛋白血症。

(5) 避免外伤　清除床面和座椅上的异物。训练中也要防止外伤。

**患者术后应采取的一般护理措施有哪些？针对主要的护理问题，应采取哪些护理措施？**

答：(1) 一般护理措施

① 体位护理：术后将患者平移至病床，头偏向一侧平卧 6h，以减轻麻醉反应及达到压迫止血的目的。

② 排气后可给予少量多次流质饮食，逐步过渡到半流质，再过渡到普食。

③ 切口引流管的护理：观察伤口渗血情况，如不慎弄脏敷料，应及时更换；保持负压球处于负压状态；翻身时避免牵拉使引流管脱出、扭曲或成角，每 2h 自上而下挤压引流管 1 次，防止堵塞；观察记录引流液的量、颜色、性状。

④ 生命体征的监测：术后须加强生命体征观察，持续监测心率、血压、血氧饱和度及呼吸变化，密切观察患者的意识、尿量情况等。

⑤ 脊髓神经功能的观察：密切观察双下肢的肌力、感觉及活动功能（禁热敷，防烫伤）、括约肌功能，观察手术效果，防止血肿压迫神经，导致瘫痪。

⑥ 加强皮肤护理：定时翻身（每 2h），保持胸、腰、臀一条直线，轴式翻身，防止腰部扭曲。

⑦ 导尿患者应预防泌尿系感染：给予会阴擦洗每天 2 次，拔除尿管后鼓励患者尽早床上解小便，排尿困难者，可给予热敷、按摩下腹部、听流水声诱导排尿；诱导排尿失败可给予导尿，解除尿潴留。

⑧ 术后 1 天，指导直腿抬高运动，防止神经根粘连。

⑨ 拆线后，进行“三点式”“五点式”功能锻炼。

⑩ 指导患者佩戴腰围起床的方法。

(2) 主要的护理问题及护理措施

① 疼痛：参见股骨颈骨折（髋关节置换）。

② 恶心、呕吐：参见股骨颈骨折（髋关节置换）。

③ 压力性损伤：参见股骨颈骨折（髋关节置换）。

④ 便秘：参见股骨颈骨折（髋关节置换）。

⑤ 有肌肉萎缩的可能：与术后未进行功能锻炼或功能锻炼方法不正确有关。

护理措施如下。

a. 向患者讲解并示范功能锻炼方法，鼓励患者主动锻炼。

b. 术后1周开始腰背肌锻炼，增强腰背肌力和脊柱稳定性。

c. 术后卧床期间，坚持全身运动，如扩胸、深呼吸、腹部按摩（可增强腹肌肌力，减少腹胀、便秘、尿潴留的发生）及进行足踝、膝关节的活动。

## 腰椎滑脱术后如何进行功能锻炼?

答：功能锻炼是防治腰椎滑脱特别是退行性滑脱的一个重要手段和有效方法，腰椎滑脱患者进行功能锻炼应遵循循序渐进、持之以恒的原则。

(1) 下肢肌力锻炼

① 直腿抬高锻炼：参见股骨颈骨折（髋关节置换）。

② 踢腿锻炼（图6-12）：取仰卧位，主动屈髋屈膝后再伸腿放下，左右腿交替伸屈，次数不限，以患者不感到疲劳为宜。

③ 伸腿锻炼：取俯卧位，交替后伸双下肢，保持膝关节不屈曲。

④ 展腿锻炼：取侧卧位，下肢伸直位外展、复原，完成2次后转对侧卧位并进行相反肢体锻炼；双下肢交替进行，保持膝关节伸直位。

⑤ 局部关节锻炼：屈伸患侧膝关节、踝关节和各趾关节，并在家属的帮助下行抗阻力锻炼。

(2) 腰背肌功能锻炼　术后第10天开始进行腰背部肌群功能

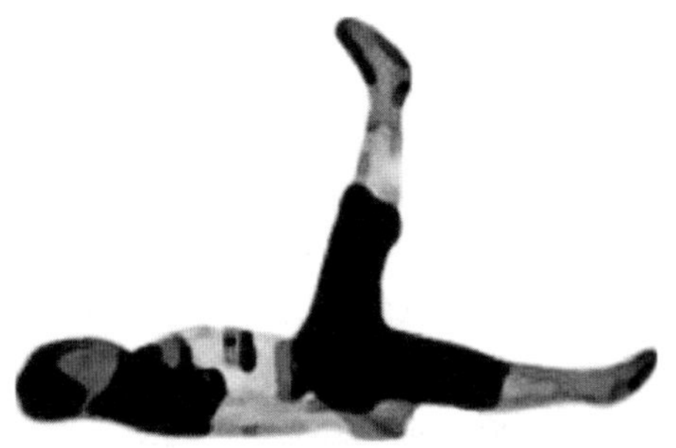

图 6-12　踢腿训练

锻炼，以提高腰背部肌肉的力量，增强脊柱稳定性、灵活性、耐久性。具体方法参见腰椎骨折与脊髓损伤。

（3）腹肌锻炼

① 抱膝法：仰卧位，主动屈膝屈髋至最大程度。

② 呼吸缩腹法：仰卧位，双下肢伸直，吸气时尽量缩腹，呼气时放松。

（4）床边腰肌锻炼　手术 4 周后进行锻炼。

① 坐起动作：侧卧位，屈膝屈髋，使小腿置于床边，他人协助坐起，两小腿垂于床边。

② 蹲-站动作：闭上眼坐起数分钟无其他不适后，慢慢睁开眼，由他人协助渐渐由床边下滑，双足着地并分开与肩同宽站立位，然后慢慢下蹲，保持腰部伸直位，再慢慢恢复站立位，重复 20 次。

③ 双腋杖行走：起床活动后第 2 天在腰围保护下，在他人协助下、在双腋拄保护下缓步行走，每天 3～4 次，每次 20～30min。

④ 腋杖行走适应后可在室内由他人陪护独立缓步行走，患者挺胸直腰，双手叉腰扶住两侧髂部，以增加腰部的稳定性。

⑤ 室内行走两天后可到室外缓步行走，行走方式逐渐改为自然行走、倒步行走与快步行走，行走距离逐渐加长，坚持每天锻炼。

## 腰椎滑脱术后有哪些常见的并发症？当发生这些并发症时应该如何处理？

答：腰椎滑脱术后常见的并发症有腰痛未消失、术后感染、脑脊液漏、神经根牵拉刺激症状等。

（1）腰痛未消失　尤其老年患者，大多合并有骨质疏松和腰肌劳损，治疗好腰椎滑脱后，仅仅解决了导致腰痛的一个毛病，其他疾病仍然存在，所以手术后腰痛还会存在。骨质疏松需要长期药物治疗，腰肌劳损需要坚持不懈的锻炼才会见效。

（2）术后感染　主要表现为发热，切口红肿、渗液，血常规化验白细胞增高等。预防措施包括保持伤口敷料及床单位的清洁、干燥，发现污染时及时更换；同时还要注意保持伤口负压引流通畅，密切观察伤口有无渗血、渗液，引流液的颜色、量及体温、血常规、患者体征等变化；换药时严格无菌操作。

（3）脑脊液漏　由脑脊膜与增生压迫神经的组织粘连严重、术中难以分离，或操作不慎损伤硬脊膜而引起。术后严密观察引流液，如发现引流液量多而颜色较淡应考虑脑脊液漏的可能，可去枕平卧，或者俯卧位更好，并把伤口负压引流改普通引流。观察患者有无头晕、头痛症状，如症状严重可予头低脚高位、静脉输入平衡盐溶液、应用抗生素预防感染等。必要时行二次严密缝合，给予局部加压包扎，经这些措施处理后，一般都能愈合。

（4）神经根牵拉刺激症状　由术中复位牵拉神经引起，常见表现有下肢酸、胀、麻、痛等。一般术后经地塞米松和甘露醇静脉滴注，给予神经营养药及消炎镇痛药等治疗后，症状都能逐渐减轻或完全消失。但须警惕术后延迟出现的神经症状及下肢活动障碍，这可能由手术部位术后出血造成血肿压迫神经、血管所致，这种情况须再次手术处理。

（5）其他　如下肢深静脉血栓形成、坠积性肺炎、压力性损伤、泌尿系感染等并发症。指导患者勤翻身，注意皮肤护理，防止压力性损伤；加强肌肉收缩锻炼以防废用性萎缩；注意咳痰及深呼吸训练以预防坠积性肺炎；此外应尽早拔除导尿管，以防尿路感染。同时应采取加强四肢关节活动、主动收缩四肢肌肉组织和穿弹力袜等措施预防下肢静脉血栓形成。因为下肢静脉血栓形成易导致肺栓塞，这是脊柱和其他大手术术后罕见但极为严重的并发症，一旦发生就可能危及生命。

## 日常生活中应怎样预防腰椎滑脱？

答：（1）加强腰背肌肉的功能锻炼　腰背肌肉的强劲可增加腰椎的稳定性，拮抗腰椎滑脱的趋势。腰背肌肉的锻炼可用下列两种方法。

① 俯卧位，两上肢呈外展状、抬头、抬胸，上肢离开床面，同时双下肢亦伸直向后抬起呈飞燕状。

② 仰卧位，两膝屈曲，双足踩于床面，吸气时挺胸挺腰，使臀部离开床面，呼气复原。

（2）限制活动　减少腰部过度旋转、蹲起等活动，减少腰部过度负重。这样可减少腰椎小关节的过度劳损、退变，在一定程度上避免退行性腰椎滑脱的发生。

（3）减轻体重　尤其是减少腹部脂肪堆积。体重过重增加了腰椎的负担及劳损，特别是腹部脂肪堆积，增加了腰椎在骶骨上向前滑脱的趋势。

## 日常生活中如何保持正确姿势？

答：（1）站姿　正确的站立姿势应该是两眼平视，下颌稍内收，胸部挺起，腰部平直，小腿微收，两腿直立，两足距离约与骨盆宽度相同。

（2）坐姿　正确的坐姿是上身挺直，收腹，下颌微收，双下肢并拢，如有可能，最好在双脚下垫一踏脚或脚凳，使膝关节略微高出髋部。如坐在有靠背的椅子上，则应在上述姿势的基础上尽量将腰背紧贴并倚靠椅背。

（3）睡姿　人的睡眠姿势大致可分为仰卧、侧卧和俯卧三种方式。仰卧时，四肢保持自然伸展；侧卧一般不必过于讲究左侧还是右侧卧位（孕期除外）；俯卧位时胸部受压，腰椎前凸增大，易产生不适感。所以，正确的睡眠体位应该是仰卧和侧卧位。

（4）弯腰姿势　对弯腰工作多、负重大的搬动，应尽量避免两膝伸直弯腰位拾抬重物，并尽量采取屈膝、髋关节的方法。对抬、推、拉重物，滑雪，骑马，高处跳下等动作，应注意采取保护性屈伸体位。

## 什么是 KemP 征阳性？临床肌力的分级及表现是什么？

答：（1）KemP 征阳性　躯干后侧屈时引起同侧出现坐骨神经痛，称为 KemP 征阳性。

（2）临床肌力分为 0～5 级。

① 0 级：完全瘫痪，不能做任何自由运动。

② 1 级：可见肌肉轻微收缩。

③ 2 级：肢体能在床上平行移动。

④ 3 级：肢体可以克服地心引力，能抬离床面。

⑤ 4 级：肢体能做对抗外界阻力的运动。

⑥ 5 级：肌力正常，运动自如。

## 对该患者如何进行出院指导？

答：（1）视病情卧床休息 1 个月，下床活动时，应注意保持腰部挺直，避免弯腰动作。

（2）下床活动应佩戴腰围，卧床时避免使用，以防形成腰背肌无力。

（3）3 个月可去除腰围活动，活动幅度应循序渐进。

（4）半年内避免重体力劳动，禁搬重物。

（5）加强营养，多食含钙丰富的食物，多食蔬菜水果，预防便秘。

（6）遵照医嘱坚持服用补血、补钙、营养神经等药物；严格遵医嘱服用降压药，不可骤停和自行更换，亦不宜同时服用多种降压药，避免血压骤降或过低致脑供血不足。应根据患者的年龄、基础血压、病后血压等情况来判定最适合血压水平，缓慢降压，不宜使用强降压药（如利血平）。

（7）术后3个月门诊复查。

## 【护理查房总结】

腰椎滑脱是脊柱外科的常见疾病，是由于先天性发育不良、创伤、劳损等导致腰椎部分或全部滑移的病变。腰椎滑脱的发病年龄以20～50岁较多，占85%；发病男性多于女性，男女之比为29∶1。发生腰椎滑脱后，患者可以没有任何症状，仅仅在是拍片时发现；也可能会出现各种相关症状，如腰痛、下肢疼痛、麻木、无力，严重时可出现大小便异常。而X线片是诊断腰椎滑脱的首选检查方法。因此，青壮年，尤其是男性，如出现腰痛、下肢疼痛、麻木、无力等，应及时通过拍摄X线片判断是否发生了腰椎滑脱。

查房笔记

# 病例 6 • 寰枢关节脱位

## 【病历汇报】

**病情** 患者男性，68 岁，1 年前伤后出现颈部活动受限，颈肩部疼痛，急诊入当地医院行颌枕带牵引治疗后无明显好转，1 个月前患者症状加重并出现四肢麻木、乏力，遂入院就诊。患者自起病以来食欲尚可，睡眠良好，大小便正常。患者既往体健，否认传染性疾病及家族性疾病史，无药物、食物过敏史，否认外伤手术史、输血史。

**护理体查** T 36.8℃，P 68 次/分，R 20 次/分，BP 124/72mmHg。神志清楚，自主体位，无病容，表情自如。颈椎生理前凸消失，第 3～5 颈椎棘突有压痛，颈椎屈伸及旋转活动达 30°，双上下肢肌力减弱，腹壁反射、提睾反射、肛门反射减弱，双侧髌阵挛、踝阵挛阳性，双侧霍夫曼征、巴宾斯基征阳性。其他体查无异常。

**辅助检查** 上颈部 CT 检查示齿状突与寰枢前弓距离增宽，寰枢关节脱位，颈椎退行性变。实验室检查各项结果均无异常。

**入院诊断** 寰枢关节脱位合并不全四瘫。

**主要的护理问题** 躯体移动障碍、有皮肤完整性受损的危险、潜在并发症（牵引针眼感染）。

**目前主要的治疗措施** 术前予以颈围制动，绝对卧床，完善术前各项相关检查；予以头颅牵引弓牵引；择期行颈后路寰枢椎固定手术。

## 护士长提问

### 什么是寰枢椎脱位？

答：寰枢椎脱位是指由创伤、先天畸形、退变、肿瘤、炎症或手术等因素造成的寰枢椎骨关节平面失去正常对合关系而发生关节功能和（或）神经功能障碍。它是上颈椎最常见的严重损伤，由于寰椎向前、向后脱位，可累及脊髓与椎-基底动脉，以致患者出现四肢瘫痪，甚至呼吸肌麻痹而死亡，因此必须积极治疗。寰枢椎脱位的病因可分为先天性、外伤性和病理性3大类。在我国，以外伤性寰枢椎脱位多见，先天畸形性寰枢椎脱位较为常见，而病理性寰枢椎脱位相对少见。

## 术前除常规检查、实验室检查外，还须做哪些检查来辅助诊断？这些检查分别有什么意义？检查的注意事项有哪些？

答：还须进行X线检查、CT检查、MRI检查。

（1）X线检查　是颈椎影像学中利用最多和最基本的检查。寰枢关节脱位检查时摄片的体位包括正、侧位片及开口位片。正、侧位片测量寰枢脱位状态，判断脱位原因。开口位片避开下颌骨重叠，显示寰椎、枢椎，尤其是寰椎、齿突解剖形态及位置关系，测量寰椎与两侧块是否等距。患者在住院期间需多次进行X线检查，术前摄片主要用于明确诊断，术后主要用于确定手术效果。

（2）CT检查　在脊柱外科中逐渐成为一项常规的影像学检查技术，它可获更多更准确的影像，弥补X线片所不具备的检查盲区，明显提高诊断准确率。

（3）MRI检查　它能提供病变的位置、性质等方面的重要信息，在很多情况下避免了对人体进行有创伤的检查。它可观察寰枢椎脱位后脊髓受压状态。

检查时的注意事项如下。

① X线、CT、MRI检查前请取下金属及电子物品，如手表、手机、项链、耳环、皮带、钥匙等；安装有心脏起搏器、人工角膜、人工瓣膜者、金属假体或假牙等禁忌检查。

② 不要穿着带有金属物质和化纤的内衣裤，应为棉织品，检查头、颈部的患者应在检查前一天洗头，不要擦任何护发用品。

③ MRI检查是在一个几乎密闭的环境中进行，震动声音较大，且检查时间较长，被检查者必须在受检时间保持同一体位，任何轻微的移动都会造成MRI图像上的伪影。因此检查时应全身心

放松、安静平卧、平静呼吸，以保证图像质量。小儿及不合作患者须镇静后方可检查。

④ 检查前要向医师提供全部病史、检查资料及所有的X线片、CT片、以前的MRI片等。

## 该患者诊断为寰枢关节脱位的依据有哪些？

答：(1) 明确的外伤史。

(2) 头颈部局限症状、颈椎不稳及活动受限的临床表现。

(3) 影像学表现。

## 寰枢关节脱位的临床表现有哪些？

答：临床表现主要取决于寰椎横韧带损伤的严重程度和寰椎前或后脱位程度以及是否对脊髓造成压迫，移位程度及致伤机制。其临床表现主要包括以下几个方面。

(1) 颈部不稳感　患者自觉头颈部有折断感，以致不敢坐起或站立。颈肌痉挛、头部姿势异常及活动障碍。寰椎前脱位时，可发生吞咽困难。

(2) 颈痛、斜颈、肌肉痉挛及活动受限　外伤性者多较为剧烈，尤以伤后数天内头颈部呈歪斜状，并拒绝头颈部任何方位的活动，严重者开口亦困难。

(3) 脊髓压迫症状　在寰枢关节脱位时，椎管前后径狭窄到一定程度，即可压迫脊髓，出现脊髓受压表现，轻者仅有一过性四肢疼痛或麻木，严重者可出现四肢不同程度的感觉、运动障碍和尿潴留，甚至可因呼吸肌麻痹而导致死亡。

(4) 椎基底动脉供血不足症状　单纯寰枢关节脱位一般不产生脑部症状，但是寰椎脱位可使椎动脉行程更加弯曲或颈椎伸屈活动受影响，甚至发生部分或完全椎动脉闭塞，而使椎-基底动脉供血不足，出现延髓和脊髓供血障碍，从而引起眩晕、视力障碍和共济失调等症状。

## 引起寰枢关节脱位的原因有哪些？

答：(1) 外伤性脱位　凡作用于头颈后部的外力均有可能致寰

枢横韧带断裂而引起寰枢椎向前滑出的前脱位，且多伴有侧向及旋转。

（2）发育畸形脱位　枕颈部有发育异常者，外伤后较正常人更易发生寰枢关节急性脱位。多数病例是在少年以后逐渐发生寰枢关节不稳定。

（3）自发性脱位　成人患者多继发于类风湿关节炎，儿童则多继发于咽部炎症。

（4）病理性脱位　为缓慢发生的脱位，与自发性脱位的区别在于确有寰椎和（或）枢椎的骨质破坏性病变，在我国以寰枢椎结核为多见，也偶见于寰枢椎肿瘤或炎症。

## 寰枢椎脱位有哪些类型？

答：（1）按病因可分为外伤性、先天畸形性、自发性和病理性脱位。

（2）按脱位方向可分为前脱位、后脱位和旋转脱位。

（3）按时间可分为新鲜脱位和陈旧性脱位。

（4）按能否复位可分为易复性、难复性和不可复性脱位。

## 寰枢关节脱位的治疗方法有哪些？

答：寰枢关节椎脱位治疗的目的是解除脊髓压迫，稳定脊柱节段和防止继发损伤。

治疗的方法包括非手术治疗和手术治疗。手术方法的选择取决于寰枢椎脱位的类型、原因以及并发神经损伤的情况。非手术治疗方法有牵引、外固定和功能锻炼。手术治疗方法通常有减压复位术和内固定融合术，手术入路常用的有后路、前路和侧路。寰枢关节脱位如果没有明显寰椎侧块分离的Jefferson骨折、枢椎齿状突Ⅲ型骨折、Ⅰ型Hangman骨折等，可以通过规范的非手术治疗（如颅骨牵引、枕颌带牵引或头颈胸支具固定）获得治愈，且能保留颈椎的活动功能。诊断明确的横韧带断裂、先天性畸形、肿瘤等原因引起的寰枢椎脱位或难复性寰枢椎脱位主张早期手术治疗。

**患者术前存在哪些主要的护理问题？针对主要的护理问题，应采取的护理措施有哪些？**

答：（1）术前存在的护理问题

① 有皮肤完整性受损的危险：与行头颅牵引弓牵引须长期卧床、躯体活动障碍有关。

② 便秘：与长期卧床活动量减少致肠蠕动减弱、排便体位改变有关。

③ 躯体移动障碍：与疼痛及神经损伤有关。

④ 自理缺陷：与活动受限、疼痛不适、体力或耐受力下降有关。

⑤ 潜在并发症（牵引针眼感染），与钢针松动、位置偏移、局部污染等有关。

（2）护理措施

① 心理护理：参见颈椎病。

② 一般护理：参见颈椎病。

③ 预防皮肤完整性损伤的护理

a. 对入室患者认真做好皮肤状况及压力性损伤风险的评估，并做好记录。

b. 保持患者皮肤清洁，定时温水擦浴，保持床单位平整、干燥、无渣，及时清理大小便，对易出汗和大小便失禁的患者应及时更换床单。

c. 每2～3h为患者进行一次轴式翻身，并按摩骨隆凸处，翻身过程中注意动作要“稳、准、轻”，防止“拖、拉、推”；注意维持牵引的有效性，不要放松牵引，注意牵引的位置，防止牵引的位置发生偏移；注意患者的反应及安全，防止坠床；翻身后注意应用辅助用具支撑体位保持稳定，确保肢体和关节处于功能位。

d. 对压力性损伤风险高的患者，给予卧气垫床。

e. 增加局部血液循环，改善营养状况。

④ 术前适应性训练

a. 床上肢体功能锻炼：主要为上下肢的伸屈、持重上举与手足活动，这既有利于术后功能恢复，又可增加心排血量而提高术中对失血的耐受能力。

b. 肺功能训练：指导患者练习深呼吸增强肺活量，指导患者进行腹式呼吸及正确的咳嗽咳痰等方法，减少术后并发症的发生。

⑤ 牵引护理

a. 保持有效牵引。

b. 维持有效血液循环。

c. 局部皮肤护理。

d. 预防感染。

e. 避免过度牵引。

f. 预防并发症。

⑥ 手术前日及手术当日的准备

a. 手术前日及当日须测量患者体温、脉搏、呼吸。

b. 做卫生处置［洗头或理发、洗澡、更衣、修剪指（趾）甲］。

c. 遵医嘱抽血，做交叉配血。

d. 告知患者禁食禁饮的时间，根据手术的方式及部位进行备皮，为患者佩戴身份识别标志（手腕牌）。

e. 遵医嘱做药物过敏试验，并准确书写执行时间并签名。

f. 患者如有咳嗽、发热，上呼吸道感染、皮肤感染、月经来潮等情况，及时报告医师，酌情处理。

g. 告知患者取下贵重物品、眼镜及假牙交与家属保管。

h. 准备好需带入手术室的病例、术中用药及各种影像学资料。

i. 遵医嘱术前半小时执行术前用药。

**患者术后应采取哪些护理措施？存在的主要护理问题有哪些？针对护理问题采取的措施有哪些？**

答：（1）一般护理措施

① 应迎接并妥善安置术后回病室的患者，搬运时注意颈部用颈托保护，保持颈部自然中立位，切忌扭转、过屈或过伸。保护各引流管和输液管道，正确连接并安置各引流装置，检查静脉输液通

路是否通畅。

② 监测生命体征：遵医嘱给予患者氧气吸入及床旁心电监护，严密监测患者脉搏、呼吸、血压及血氧饱和度。

③ 观察患者的四肢活动状况并告知患者须术后24h内应注意活动四肢，若出现活动减弱或不能活动、肢体麻木等情况须立即通知医师。

④ 注意观察伤口引流液及局部渗血、渗液情况，短时间内出血量大并伴有生命体征改变者，应及时报告医师处理。

⑤ 保持呼吸道通畅：由于全麻插管易造成喉头水肿，或由于手术切口的疼痛，患者不易咳嗽，排痰困难，应鼓励患者进行有效咳嗽、深呼吸，协助其排痰，保持呼吸道通畅；在此期间应密切观察患者的呼吸情况，注意呼吸频率、节律及深浅度，必要时给予雾化吸入、吸痰或行气管切开，以防窒息。

⑥ 饮食护理：患者术后6h内应继续禁食禁饮，6h后可给予温热流质饮食，如米汤等，术后1～2天给予半流质饮食，如粥、面条、肉泥等，术后5天后指导患者全面、合理地摄入营养；注意饮食调节，饮食宜清淡易消化、高热量、高蛋白、高纤维、高维生素；注意饮食卫生，养成良好的饮食和排便习惯。对合并有脊髓损伤的患者，由于括约肌功能障碍，还应注意训练定时排便。

⑦ 体位管理：术后患者取去枕平卧于硬板床上，颈部用颈围制动。变换体位时必须佩戴颈围，采用轴式翻身法，即头颈、肩、躯干保持一条直线，严禁扭转，动作要协调，用力均匀。术后第4天后可佩戴支具下床活动。

⑧ 引流管护理：妥善固定引流管，注意要保持伤口引流管的通畅。注意观察引流液的量，医师将根据伤口引流量的多少决定拔除导尿管的时间。

（2）存在的主要护理问题及护理措施

① 疼痛：与手术后卧床、留置引流管和创伤性反应有关。

护理措施如下。

a. 评估了解患者疼痛的程度，鼓励患者表达疼痛的感受，并提供简单的解释。

b. 给患者提供安静舒适的休息环境，指导患者运用正确的非药物方法减轻疼痛，如通过与家属交谈、深呼吸、放松按摩、听音乐等方法分散患者对疼痛的注意力，以减轻疼痛。

c. 将患者安置于舒适体位，定时为患者进行轴式翻身更换体位，指导患者在咳嗽时用手按扶切口部位，减少对切口的张力性刺激。

d. 预防性应用药物镇痛，有效地缓解疼痛。

② 恶心、呕吐：是麻醉后的常见反应，与手术应激有关。

护理措施：手术后出现恶心、呕吐属于正常现象，这是由于麻醉药物的作用引起的。呕吐时应将患者的体位更换到侧卧位并及时清除呕吐物，防止呕吐物堵塞气道导致窒息。症状轻微者无需处理，只需暂不进食，做深呼吸；严重者告知医师，可使用镇吐药缓解此症状。运用体外镇痛泵者可通知护士暂时关闭，避免因为药物的原因导致呕吐。

③ 有加重脊髓损伤的危险：与颈椎术后可能发生深部血肿压迫脊髓有关。护理措施参见下文枕颈后路手术并发症的预防与处理。

④ 潜在的并发症：切口感染、坠积性肺炎、泌尿系感染、压力性损伤等。护理措施请参见本章病例1颈椎病的相关内容。

## 患者术前出现不全瘫痪，术后如何进行功能锻炼？

答：为防止患者肌肉萎缩及关节僵硬，术后早期在生命体征平稳后即应给予上、下肢关节主被动活动。每天肌肉按摩5～6次，每次20～30min。

（1）关节的被动活动　通过被动活动可防止关节挛缩，保持关节原有活动范围，对已有挛缩及粘连的关节可促使松解，恢复关节的活动度。操作时先下肢再上肢，下肢顺序为足趾、踝关节、膝关节、髋关节，上肢依次为肩、肘、腕、掌指、指间关节。活动关节时主要采用伸屈动作，尽可能使关节得到最大限度的伸展和屈曲。

在被动训练中应有耐心地缓慢进行，切忌粗暴，以免造成骨折或软组织损伤。

（2）关节的主动活动　上肢主要锻炼手的握与捏功能。下肢主要加强屈髋、屈膝及踝关节的锻炼。具体的锻炼方法有直腿抬高训练，方法是伸膝后保持膝关节伸直，抬高至足跟离开床面10～15cm，保持30～60s，每天锻炼3组，每组20～30次。

锻炼以主动活动为主，被动活动为辅，置肢体于功能位。术后第3天可在颈围保护下采取半坐卧位，术后第4天后可佩戴支具下床活动，具体的按摇高床头、半坐卧位、床上坐位、床旁坐位、床旁站立、床旁行走、离床行走的顺序进行。防止直立性低血压引起晕厥。功能锻炼时注意活动量循序渐进，以不疲劳为度，鼓励患者生活自理，避免暴力牵拉，引起脊髓再次损伤。

**枕颈部后路手术术后有哪些常见的并发症？应该怎样采取预防措施？出现并发症应该怎么处理？**

答：颈后路手术术后的常见并发症有感染和血肿压迫脊髓。

（1）感染　大多数文献报道枕颈部后路手术后感染发生率为1%～2%，时间一般为术后3～7天。发生感染除与手术操作及患者全身情况有关外，还与手术暴露时间（>3h）、术中出血量（>1000ml）、是否应用内固定和植骨融合术、是否遗留较大的无效腔有关。

预防措施如下。

① 术前评估全身情况，正确认识存在的可能引起手术后感染的各种因素，如糖尿病、高血压病等心血管系统疾病、肾脏疾病、肥胖、营养不良及机体抵抗力低下等。术前将患者的状况调整到最佳时再手术。

② 术中严格无菌操作，止血彻底。

③ 围手术期预防性应用抗生素。

④ 正确处理手术切口。手术后切口感染应及早诊断和治疗，尽量在感染未扩散的情况下诊断清楚并采取合理的治疗措施。切口感染时常出现切口的红、肿、热、痛，深部感染时还会出现相应

的神经症状，血常规检查中也可以得到一定的反应。出现切口感染时应准确诊断，必要时须进行再次手术治疗，清除感染病灶，病灶组织送细菌培养和药物敏感试验，根据培养结果调整抗生素的使用。

（2）血肿压迫脊髓　与术中止血不彻底、引流管不通畅及患者合并有出血性疾病等有关。

预防措施如下。

① 术前严格评估患者的凝血功能。

② 术中止血彻底，正确安置引流管并保持引流通畅。

③ 术后应用全身止血药，密切观察患者颈部局部情况及四肢的感觉运动情况。若发现患者颈部肿胀剧烈，四肢的感觉运动异常，呼吸功能障碍，血氧饱和度明显下降应及时通知医师处理。早期应用甘露醇加地塞米松进行脱水治疗，并应用营养神经药物。急行 MRI 检查，如须行血肿清除手术者，立即做好再手术准备。

## 【护理查房总结】

寰枢关节脱位是脊柱外科的常见疾病，也是一种严重疾病，可致患者出现四肢瘫痪，甚至呼吸肌麻痹而死亡，因此，必须及时进行诊断和处理。

对于本病的预防主要在于要强化颈部肌肉和韧带、避免生活中的不良姿势及急性损伤。对该疾病的护理术前重点要做好牵引的护理，预防压力性损伤，保持有效的牵引及指导术前适应性训练。因此，应加强基础护理，定时为患者进行轴式翻身，加强患者的个性化指导及健康宣教。术后重点在于做好术后的各项病情观察、预防各种并发症及康复锻炼指导。因此，应密切观察患者各项生命体征及四肢感觉活动，做好预防坠积性肺炎、压力性损伤、泌尿系感染的护理，指导患者如何进行功能锻炼。

# 第七章 骨与关节感染

## 病例1 • 膝关节退行性病变

### 【病历汇报】

**病情** 患者女性，因“右膝疼痛活动障碍十余年”，扶拐入住本科。患者自起病以来，精神食欲正常，睡眠差，大小便正常，体重无明显减轻。患者否认传染性疾病及家族性疾病史，无药物、食物过敏史，否认外伤手术史、输血史。

**护理体查** T 36.5℃，P 60次/分，R 20次/分，BP 120/80mmHg。神志清楚，自主体位，查体合作。右膝关节轻度膨大畸形，髌前压痛阳性，研磨试验阳性，右膝屈伸活动度为0°～90°，内外旋受限明显，“4”字试验（—），左下肢较右下肢缩短约1cm。其他体查无异常。

**辅助检查** 膝关节X线片示右膝关节退行性病变。实验室检查：血常规示白细胞 $5.9\times10^9$/L，白蛋白27g/L，中性粒细胞百分比58.1%；肝肾功能、凝血功能未见特殊异常。

**入院诊断** 右膝关节骨性关节炎。

**主要的护理问题** 疼痛，术后并发症、感染、下肢深静脉血栓形成，功能锻炼知识缺乏。

**目前主要的治疗措施** 多模式镇痛，预防感染及下肢深静脉血栓形成，指导膝关节功能锻炼。

### 护士长提问

#### 什么是膝关节骨性关节炎？

答：膝关节骨性关节炎（又称骨关节病）是关节软骨受到磨损

而引起的疾病。在膝关节骨性关节炎中，膝关节的软骨面因受到损伤而凹凸不平，在这种受损伤的、凹凸不平的关节面上负重和活动会引起关节的严重疼痛、关节僵硬和不稳定。在我国，骨性关节炎是一种最常见的膝关节炎。这是一种关节的退行性改变，或称为关节的老化，多见于50岁以上的患者。骨性关节炎通常发生在下肢负重的大关节，如髋关节和膝关节。在这种退化的关节周围会出现骨刺和骨赘，这些更加重了膝关节的活动障碍。

本病患病率随年龄增长而增高，特别是绝经期前后的妇女，由于激素水平改变，最易发生关节退变。由于某些职业、文化及生活习惯等使得关节损伤和过度使用的人容易患骨性关节炎，如教师、佛教徒、舞者、肥胖及穿高跟鞋者。

## 该患者诊断为膝关节骨性关节炎的依据是什么？

答：(1) 主要症状和体征 右膝关节疼痛、肿胀、畸形，活动受限。

(2) 影像学资料 膝关节X线片示右膝关节骨性关节炎。

## 膝关节骨性关节炎的临床症状有哪些？

答：(1) 疼痛 初期轻微钝痛，并不严重，以后逐步加剧。活动多时疼痛加剧，休息后好转。有的在静止或晨起时感到疼痛，稍微活动后减轻，称为“休息痛”。如果活动过量时，因关节面摩擦也可以产生疼痛。疼痛有时与天气变化、潮湿受凉等因素有关。

(2) 活动受限 患者常感到关节活动不灵活、僵硬，晨起或休息后不能立即活动，须经过一定时间活动后能解除僵硬状态，关节活动时有各种不同的响声，如摩擦声等。有时可出现关节交锁。

(3) 关节肿胀 关节炎发展到一定程度，关节肿胀明显。关节肿胀主要由于滑膜增生或关节内积液，早期不明显，常因扭伤、着凉而发作；晚期可有持续性肿胀，关节活动时有摩擦音或弹响音。

(4) 关节功能障碍 不能完全伸直和屈曲，不能下蹲和持重，甚至坐便都困难。随着病情发展，膝关节会变粗大，出现畸形，如屈曲畸形、“O”型腿、“X”型腿等，以屈曲畸形最为常见。

## 膝关节骨性关节炎的病因有哪些？

答：原发性膝关节骨性关节炎的发病原因迄今为止尚不完全清楚。它的发生发展是一种长期、慢性、渐进的病理过程，涉及全身及局部许多因素，可能是综合因素所致。致病因素有软骨营养、代谢异常，生物力学方面的应力平衡失调，生物化学的改变，酶对软骨基质的异常降解作用，累积性微小创伤，肥胖、关节负载增加等因素。

## 膝关节骨性关节炎的分类有哪些？

答：骨性关节炎可分为原发性和继发性两类。

（1）原发性　是指发病原因不清楚，患者没有创伤、感染、先天性畸形病史，无遗传缺陷，无全身代谢及内分泌异常。多见于50岁以上的肥胖者。

（2）继发性　是指由于先天性畸形，如先天性髋关节脱位；创伤，如关节内骨折；关节面后天性不平整，如骨的缺血性坏死；关节不稳定，如韧带关节囊松弛等；关节畸形引起的关节面对合不良，如膝内翻、膝外翻等；还有医源性因素，如长期不恰当地使用皮质激素等而引起的骨性关节炎。骨性关节炎发展到晚期，两种类型的临床表现、病理改变均相同。

## 膝关节骨性关节炎的治疗方式有哪些？该患者采取的是何种治疗方式？

答：（1）一般治疗　注意保护关节，避免过度负重活动，可采用适当的康复治疗，如游泳等。对于肥胖患者，减肥治疗也有一定的效果。严重时应卧床休息，支具固定，防止畸形。物理疗法也可以缓解疼痛。

（2）药物治疗　活血化瘀中草药内服以及外部热敷、熏洗、浸泡等可缓解症状，延缓病程。非甾体消炎、镇痛药物可以缓解疼痛。关节内注射透明质酸钠，是利用它的流变学特性作为黏弹性物质的补充，起到润滑关节，保护关节软骨的作用。关节内注射皮质激素类药物，虽然可在短期内缓解症状，但对软骨的损害反而随注射次数增加而加重，故一般情况下不应使用。

（3）手术治疗　对于早期患者，可行关节清理术，在关节镜下清除关节内的炎性因子、游离体和增生滑膜，效果良好。晚期出现畸形或持续性疼痛，生活不能自理时，可手术治疗，如膝内翻畸形可行胫骨上端高位截骨术，依年龄、职业及生活习惯等可行膝关节置换术。

该患者行人工膝关节置换手术治疗。

## 如何预防膝关节骨性关节炎？

答：（1）控制体重或减肥　肥胖是本病发生的重要原因，故中老年朋友应控制体重，防止肥胖。一旦超过标准体重，则应减肥。体重下降后能够防止或减轻关节的损害，并能减轻患病关节所承受的压力，有助于本病的治疗。

（2）及时和妥善治疗关节外伤、感染、代谢异常、骨质疏松等原发病。

（3）避免长时间站立及长距离行走，因其会增加关节承受力及加速关节退变。

（4）补钙　应以食补为基础，要注意营养的平衡，多食奶制品（如鲜奶、酸奶、奶酪）、豆制品（如豆浆、豆粉、豆腐、腐竹等）、蔬菜（如金针菜、胡萝卜、小白菜、小油菜）及紫菜、海带、鱼、虾等海鲜类。同时，应多见阳光及补充维生素 $D_3$，以促进钙吸收。必要时，适量补充钙剂，如葡萄糖酸钙是临床常用物美价廉的补钙药品，但应注意一定要在医师指导下使用。

（5）坚持适量体育锻炼，防止骨质疏松　有规律的运动能够通过加强肌肉、肌腱和韧带的支持作用而有助于保护关节，预防骨关节病的发生。

（6）注意关节保暖　这一点对于预防骨关节病也很重要，因关节受凉常诱发疾病的发生。

## 什么是人工膝关节置换术？人工膝关节置换术的目的是什么？

答：人工关节置换术就是将已经失去功能的关节加以修整，放置特定的人工关节使其重新获得功能。因此人工关节对那些关节破坏已到晚期的，没有其他治疗办法的患者来说，具有十分重要的意义。根据膝关节假体的不同一般分为单间室置换、膝关节表面置换以及铰链膝置换，而膝关节表面置换是目前适应证最广、应用最多的关节置换手术。

人工关节置换的目的是缓解疼痛、稳定关节、矫正畸形、改善关节功能。

## 人工膝关节置换术的适应证有哪些？

答：(1) 膝关节各种炎症性关节炎，包括类风湿关节炎、骨性关节炎、血友病性关节炎、Charcot 关节炎等。

(2) 少数创伤性关节炎。

(3) 胫骨高位截骨术失败后的骨关节炎。

(4) 少数老年人的髌骨关节炎。

(5) 静息的感染性关节炎（包括结核）。

(6) 少数原发性或继发性骨软骨坏死性疾病。

## 该患者术后主要的护理问题是什么？应采取哪些护理措施？

答：(1) 疼痛

护理措施如下。

① 首先置患者于合适的体位，使患肢保持功能位，抬高患肢，膝下垫软枕，使膝关节弯曲 20°左右，以利于静脉回流及减小关节腔间隙，增加关节腔内压力，从而减少出血，减轻肿胀。

② 术后一般留置镇痛泵持续泵入镇痛药物，要注意观察因镇痛药物引起的认知功能障碍和精神、神志变化及胃肠道反应，发现情况及时报告医师。

③ 预防性用药：术前 1～2 天非甾体消炎药物口服或肌注，如塞来昔布等，术后给予 CPM 机锻炼之前予静滴镇痛药，CPM 机之后给予冰敷。

④ 按时给予疼痛评估，多模式、多阶梯镇痛。

⑤ 心理护理：注意力转移、松弛暗示疗法。

(2) 感染的危险

护理措施如下。

① 保持伤口引流管通畅、充分引流；随时观察引流袋中引流液的性质、量和颜色并定时更换引流袋，引流袋内血性液体不能自行倾倒，更不能自行拔除引流管。

② 保持伤口敷料干燥，若有渗湿应及时更换，换药时严格无菌操作；伤口引流管一般留置2～3天，拔管的时间根据伤口引流量决定，一般每日小于50ml。

③ 导尿管一般留置1天。为了预防感染，每日清洁会阴部，同时多饮水（每天2000～3000ml），以达到利尿、冲洗膀胱的作用。

④ 留置引流管的过程中，请注意翻身活动时勿扭曲、折叠、压迫引流管，更要防止其脱出。

⑤ 减少人员探视，医务人员严格保持手卫生，以防交叉感染。

(3) 有下肢深静脉血栓形成的可能　深静脉栓塞是外科手术及长期卧床患者可能发生的严重并发症，是静脉回流障碍的一种表现。若突然出现一侧肢体肿胀伴疼痛，以小腿肌肉处尤为明显，及时报告医师。

护理措施如下。

① 为了预防深静脉血栓形成，在手术后将患肢抬高15°～30°，必要时使用弹力绷带，以利静脉回流。

② 定时按摩下肢肌肉，促进血液循环。

③ 患肢给予穿弹力袜或是间歇外部加压。

④ 避免患肢静脉穿刺，尤其是左下肢的血管。

⑤ 使用抗血栓药物以防深静脉血栓形成，如利伐沙班口服，并密切观察患肢出血情况。

(4) 营养低于机体需要量

护理措施如下。

① 多食高热量、高蛋白饮食，高蛋白可以减轻伤口水肿，防止感染。

② 多食富含胶原的猪皮或猪蹄类食物，因其内含有多种氨基酸

成分的原纤维和蛋白多糖，且含有较多的锌，可以促进伤口愈合。

③ 多食含粗纤维食物，如韭菜、豆芽，以预防便秘。

## 人工膝关节置换术后如何进行功能锻炼？

答：(1) 踝泵运动　麻醉清醒后即可在床上做此运动。患者用力把膝关节伸直、踝关节背屈，再努力收缩大腿和小腿肌肉至少6s，之后完全放松。

(2) 压腿练习　术后第1天患者可坐起练习按压膝关节。将腿伸直放在床上，用软垫垫于足跟处，并将双手放在膝盖上方，轻轻下压，使腿尽量伸直，每次要维持5min左右，到患者可以忍受疼痛的程度为止。

(3) 持续被动活动器（CPM机）练习　手术后第1天即可练习，但此时要避免引流管脱出。因膝关节周围肌肉少而肌腱多，加上长期膝关节病变使肌肉萎缩，此时锻炼的主要目的是促进膝关节活动，可以借助CPM机进行关节活动度的训练。膝关节的活动范围可以由0°～30°开始，每天2次，每次30～60min，速度每分钟1～2次，以后每次增加10°～30°，术后1周应达到90°以上。

(4) 直腿抬高练习　参见股骨颈骨折（髋关节置换）。

(5) 弯腿练习　术后第1天起开始练习。开始时可在床侧进行，患者坐于床边自然放松，小腿凭借重力垂到床下，达到90°，然后将健肢放到患肢前方，向后压，即可增加屈膝角度，用力大小以能够忍受为度。

(6) 主动膝关节屈伸活动。

(7) 患者出院后继续加强患膝的功能锻炼、肌肉锻炼，如骑车锻炼（每天15～20min），练习日常生活活动；避免慢步长跑、跳、短跑、太极拳、搬运重物、爬山等活动。

## 人工膝关节置换术后日常注意事项有哪些？

答：(1) 适当的休息与运动，渐进性增加活动量，避免太劳累，运动后要有适量的休息，让关节在正常的姿势下尽量放松。

(2) 保持理想体重，以减轻膝关节的负担。

（3）日常活动应避免膝关节的过度负担，以减少关节磨损的机会，如过重的东西以推车来代替手提、上下楼梯多利用扶手等。

（4）膝关节手术后，请尽量避免下列动作，包括蹲马步、爬山、跑、提重物、走远路。

（5）遵守医师制订的活动限制，直到下次复诊。

（6）手术后6个月可以游泳、骑脚踏车，恢复到正常生活。

（7）身体其他部位有感染时及时就医，并告诉医务人员曾进行过膝关节置换术，避免其他部位感染诱发膝关节感染。

（8）如果有下列情况时应立即复诊，包括伤口发炎、有分泌物、疼痛加剧、膝关节受伤并造成走路困难时。

（9）术后第3、第6、第12个月拍X线片一次，保留资料，以便复查做对比。

## 【护理查房总结】

膝关节退行性病变是骨科的常见疾病，是由于关节软骨受到磨损而引起的疾病，目前对本病尚无有效的预防措施，对本病的预防重点在控制体重或减肥；及时和妥善治疗关节外伤、感染、代谢异常、骨质疏松等原发病；避免长时间站立及长距离行走；补钙；坚持适量体育锻炼，防止骨质疏松；注意关节保暖。对于膝关节置换术后的患者应重视术后疼痛、术后功能锻炼及术后日常生活中的保养，只有重视每一环节，膝关节置换术后患者的生活质量才能真正得到提高，膝关节的使用时间才能真正得到延长。

查房笔记

## 病例 2 • 急性骨髓炎

### 【病历汇报】

**病情** 患者男性，12 岁，因“摔伤后左下肢肿胀、持续高热 5 天”入院，既往无其他病史及家族史。

**护理体查** T 38.5℃，P 106 次/分，R 20 次/分，BP 120/80mmHg。神志清楚，自主体位，疼痛面容，诉患肢疼痛厉害，查体不合作，平车推送入病房。左下肢股骨下段肿胀明显，有波动感，皮温升高，足背动脉搏动可，肢端血运、感觉正常，其他体查无异常。

**辅助检查** 血沉（ESR）35mm/h，C 反应蛋白（CRP）52.5g/L，白蛋白（ALB）22.7g/L，总蛋白（TP）41.4g/L。

**入院诊断** 急性骨髓炎。

**主要的护理问题** 发热、疼痛、有创口引流不畅和逆行感染的可能。

**目前主要的治疗措施** 行开窗减压术、术后持续冲洗；抗生素治疗、全身支持治疗；局部制动，防止病理性骨折；合理功能锻炼，进行防止废用性萎缩等康复综合治疗。

### 护士长提问

#### 什么是急性骨髓炎？

答：急性骨髓炎是化脓性骨髓炎的一种。化脓性骨髓炎是化脓细菌引起的骨膜、骨质和骨髓的炎症，按其临床表现分为急性骨髓炎和慢性骨髓炎两类。骨髓炎的感染途径有血源性感染、创伤性感染和蔓延性感染。

急性骨髓炎最多见的是急性血源性骨髓炎，发病前大多有其他部位的原发性化脓性感染病灶，如疖、痈、脓肿、扁桃体炎等。最常见的致病菌是金黄色葡萄球菌，约占 80%；其次为溶血性链球菌，约占 16%；白色葡萄球菌约占 10%；少见的致病菌为大肠杆菌、肺炎双球菌、铜绿假单胞菌、类白喉杆菌等。任何年龄以及身体任何骨骼均可发生，常见于儿童骨生长最活跃时期，发病年龄为 3～15 岁，男女之比为 4∶1。易发部位为股骨下端、胫骨上端，其次为股骨上端和桡骨下端。症状取决于感染部位、严重程度、范围、病程、年龄、抵抗力和细菌毒力。临床症状常见高热和全身感染，局部主要表现为患肢疼痛、肿胀、压痛和活动受限。大多数慢性骨髓炎是由于急性骨髓炎治疗不当或不及时而发展的结果。

## 该患者诊断为急性骨髓炎的依据有哪些？

答：早期诊断对预后非常重要。早期诊断的主要依据是：①起病急剧，有全身中毒症状；②局部持续性剧烈疼痛，患儿不爱活动；③靠近关节的干骺端有明显深压痛；④白细胞计数和中性粒细胞计数增多等急性炎症表现。

早期局部穿刺，对明确诊断有重要意义。可用骨髓穿刺针，或用克氏钢针作针芯的粗针头，于压痛最明显的干骺端处先穿入软组织内，若抽得脓液、混浊液或血性液体，而涂片检查有脓细胞或细菌时，即可确诊。抽出的脓液或混浊液应做细菌培养及药物敏感试验，以确定细菌的菌种及对抗生素的敏感度，作为调整抗生素使用的依据。

近年来，临床上广泛应用骨显像技术检查各种骨骼疾病，如骨扫描对早期诊断骨髓炎有重要价值。另外，应用放射性核素检查与 CT 相结合的方法，对早期确诊骨髓炎也极有价值。

## 急性骨髓炎的临床症状有哪些？

答：急性化脓性骨髓炎可发生在任何年龄的儿童，但 3～15 岁左右的儿童最多见。

（1）全身症状　起病急，开始即有明显的全身中毒症状，多有弛张性高热，可达 39℃以上；可有头痛、呕吐等脑膜刺激症状，患儿烦躁不安，严重者可有谵妄、昏迷等败血症表现。外伤引起的急性骨髓炎，多伴有严重软组织损伤和感染；但一般全身症状较轻，感染局限，少有败血症发生。

（2）局部症状　早期有局部皮肤温度增高、发红、局部剧烈疼痛和搏动性疼痛，干骺处有局限性深压痛，早期可无肿胀。3～4天后，若肿胀、疼痛加剧，提示该处形成骨膜下脓肿。当脓肿穿破骨膜进入软组织时，疼痛反而减轻，但局部红、肿、热、痛更为明显。当脓肿穿破皮肤时，体温可逐渐下降，但局部可经久不愈而形成窦道。1～2周后，脓液进入骨髓腔后，整个肢体剧烈疼痛和肿胀，骨质因炎症而变得疏松，常伴有病理性骨折。附近关节内可有积脓，但关节压痛不明显。如诊断不及时和抗生素疗效差，则菌血症继续发展，局部病变扩大。如脓液穿破皮肤自行排出，则全身症状好转，否则患者会因菌血症继续加重而发生休克、昏迷以致死亡。

## 如何治疗急性骨髓炎？

答：急性骨髓炎治疗不及时常转为慢性骨髓炎，甚至发生各种并发症，如化脓性关节炎、病理性骨折和肢体生长障碍，造成肢体短缩或畸形，影响肢体功能。急性骨髓炎治疗成功的关键是早期诊断、早期应用大剂量有效抗生素和适当的局部治疗，目的在于尽早控制炎症，防止死骨形成。

（1）非手术治疗

① 全身支持治疗：高热时降温、补液、纠正酸中毒；必要时少量、多次输血，以增强患者抵抗力；给予易消化、富含蛋白质和维生素的饮食。

② 抗生素治疗：早期联合、大剂量应用有效抗生素；抗生素的使用至少应持续至体温下降、症状消失后2周左右。

③ 局部制动：早期应用皮肤牵引或石膏托，抬高患肢并保持功能位可以减轻疼痛、防止关节挛缩畸形及病理性骨折或关节脱位，并有利于炎症的消退。

（2）手术治疗　局部钻孔或开窗减压术，于骨髓腔内放置2根引流管做持续冲洗引流，开窗引流宁可过早也不要过晚。如果引流过晚，可形成广泛骨髓腔扩散，大块骨坏死，以致全身病情趋于危重。

## 对于该患者应采取什么护理措施？

答：(1) 一般护理措施

① 体位护理：患肢膝下可垫软枕，促进患者舒适。

② 活动与休息：定时翻身，预防压力性损伤。患肢由于肿胀以及剧烈疼痛，常影响患肢活动，因此应检查患肢受压处皮肤，在搬动患肢时应注意动作轻柔，以免引起病理性骨折等不良后果。

③ 饮食护理：应进食易消化、高维生素、高蛋白、富含粗纤维食物，鼓励多饮水。

④ 病情观察：生命体征观察应特别注意患者的体温、患肢末梢血运感觉活动情况，尤其是患肢的肿胀情况，当患肢肿胀明显时应想到可能是引流不畅的原因。

⑤ 引流管护理：遵医嘱做好引流管持续冲洗及负压引流，保持引流通畅。

⑥ 健康教育：加强患肢功能锻炼，恢复患肢功能；加强宣教有关疾病预防相关的知识。

(2) 主要的护理问题及护理措施

① 发热：与感染有关。

护理措施如下。

a. 按时测体温、脉搏。一般每 6h 1 次。通过体温曲线观察发热情况。

b. 卧床休息，高热患者由于代谢增快，消耗多及进食少，体质虚弱，应绝对卧床休息。

c. 体温高于 39℃者，应采取有效的降温措施，以防止发生惊厥、谵妄等中枢神经系统功能紊乱症状。物理降温可选择乙醇擦浴法、温水擦浴法、冰袋冷敷法；药物降温可选择复方柴胡注射液、安乃近等。

d. 应用解热药物时应观察患者的病情变化，一般应用剂量不宜过大，以免引起大量出汗、体温骤降、血压下降、甚至虚脱。

e. 嘱患者多饮水或果汁，维持水电解质平衡。

f. 出汗较多时，应及时更换被服，使患者清洁、舒适。

② 疼痛：与炎症、肢体肿胀、病理性骨折等有关。

护理措施如下。

a. 限制患肢活动以减轻疼痛，防止病理性骨折和关节畸形。

b. 保护患肢，搬动时动作要轻稳，尽量减少刺激，以免引起疼痛。

c. 做好心理护理。疼痛的根本解决办法是病因治疗，但是患者精神愉快、情绪稳定、思想轻松都可以提高疼痛的阈值，增加对疼痛的耐受力。患者常因对所患疾病缺乏了解，而为治疗效果及预后担忧，护士应给予必要的关心、耐心的解释和对疾病知识的宣教，使患者的心理处于最佳状态。

d. 适当给予必要的镇静药、镇痛药。

③ 有创口引流不畅和逆行感染的可能。

护理措施如下。

a. 进行开窗引流冲洗时密切观察引流物的质、量及颜色以及出入量的平衡，并及时记录，严格交接班。

b. 避免冲洗引流管扭曲、受压。

c. 及时更换冲洗液，及时倾倒引流液。严格无菌操作，连接处用75%乙醇消毒，引流袋每日更换，避免发生逆行感染。

d. 如发现滴入不畅或引流物引出困难，应立即检查是否有血凝块堵塞或管道受压扭曲，及时排除故障，保证冲洗引流。

e. 根据引流液的颜色调整冲洗速度，随着冲洗液颜色的变淡逐渐减量，直至引流液变得澄清。

### 针对该患者如何进行功能锻炼的指导?

答：首先为了避免发生病理性骨折，以及患者需要持续冲洗等因素，急性骨髓炎的患者是不能下地行走的。但长期的卧床必然会出现肌肉萎缩等情况，所以急性骨髓炎的患者还是可以做一些等长肌肉收缩练习，如踝泵运动、踝关节旋转运动、股四头肌收缩运动等。健肢的功能锻炼同样重要，应鼓励多活动健肢，以及训练上肢的肌力等，以起到预防由于长期卧床引起的一系列问题。

### 如何进行该患者的出院指导？

答：(1) 病情观察　如有疲惫乏力、局部疼痛、寒战、体温急剧上升、食欲缺乏、恶心、呕吐等症状，且不能耐受或进行性加剧，应立即前往医院。

(2) 预防措施　疖、疔、疮、痈、上呼吸道感染都是最常见的感染性疾病，且易由于继发性感染而致血源性骨髓炎的发生，在日常生活中要注意保持室内空气流通，注意环境卫生和个人卫生，同时要保持皮肤清洁。饮食方面应多食蔬菜和水果，少食用刺激性食物。同时应进行适量体育锻炼，增强身体素质。此外还要避免外伤，如若有外伤应及时处理，以免发生继发性感染。

## 【护理查房总结】

急性骨髓炎常发生于儿童，如果处理不好会引起病理性骨折、关节挛缩甚至败血症以及感染性休克等严重后果，应当引起重视。

首先我们应当加强对家长的宣教，对于3～15岁的儿童发生股骨下端和胫骨上端的挫伤、伤口出现化脓破溃又出现高热时，应当高度怀疑有发生急性骨髓炎的可能。多数情况下，很多患儿之所以发生骨髓炎，都是由于最开始膝关节的一点擦伤（儿童膝关节容易发生擦伤），家长没有重视、没有及时就诊引起的。

其次，由于患儿常有高热症状，对于发热护理也是很重要的。要多饮水，注意更换被服，选择正确有效的物理降温方式，而不是一味地依赖药物降温。由于有感染的存在，发热是不可避免的，如较长时间使用解热药可引起粒细胞减少、血小板减少性紫癜，严重者可有再生障碍性贫血，所以正确的物理降温方式是非常重要的。

最后，急性骨髓炎时没有及时切开排脓往往会导致慢性骨髓炎的发生，而慢性骨髓炎的最常见治疗方式就是持续冲洗。对于外科病房来说，外科医师是不可能做到时刻在病房观察病情，所以冲洗液的颜色、管道是否堵塞等都需要护士去严密观察，及时向医师反映情况，并根据引流液的颜色、量等予以相应处理。

查房笔记

# 病例 3 • 脊柱结核

## 【病历汇报】

**病情**　患者男性，45 岁，因“腰及左下肢疼痛半年，盗汗、低热、无力，在本院门诊诊断为脊柱结核，已遵医嘱服用抗结核药 1 个月”，步行入我科。自起病以来，精神食欲欠佳，睡眠差，大小便正常，体重明显减轻。自述曾有肺结核病史，否认其他传染性疾病及家族性疾病史，无药物、食物过敏史，否认外伤手术史、输血史。

**护理体查**　T 36.5℃，P 60 次/分，R 20 次/分，BP 120/80mmHg。神志清楚，贫血貌，胸 12 至腰 1 棘突叩击痛，双下肢肌力 3～4 级，患者卧床，不能下地行走，胸背部疼痛，不能坐起。食欲、睡眠差。既往无其他病史及家族性疾病史。

**辅助检查**　脊柱 MRI 示胸 12 至腰 1 结核；结核菌素纯化蛋白衍化物（PPD）皮肤试验阳性。实验室检查：白细胞 $4.5\times10^9$/L，淋巴细胞 $7.7\times10^9$/L，血沉（ESR）43mm/h，血红蛋白（Hb）88g/L。

**入院诊断**　胸 12 至腰 1 结核。

**主要的护理问题**　营养失调、焦虑、潜在并发症（脑脊液漏等）。

**目前主要的治疗措施**　术前抗结核治疗，完善术前相关检查；择期行全麻下行前路病灶清除植骨内固定术。

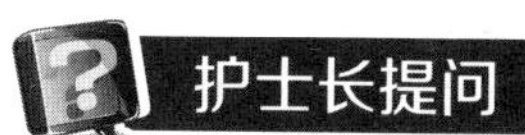

## 护士长提问

### 什么是脊柱结核？其发病原因有哪些？

答：脊柱结核是常见的肺外结核，其发病率居全身骨与关节结核的首位，约占 50%以上。结核杆菌经血液、淋巴传播，或以局部蔓延的方式到达椎体。在脊柱结核中，约99%为椎体结核，1%左右为椎弓结核。在整个脊柱中，腰椎负重和活动度最大，结核发病率最高，胸椎次之，胸腰段占第三位，颈椎和骶尾部较少。

**该患者诊断为腰椎结核的依据有哪些？脊柱结核常用的辅助诊断方法有哪些？**

答：(1) 该患者的主要诊断依据有两点。

① 主要的症状表现。

② 影像学表现及结核菌素纯化蛋白衍生物（PPD）皮肤试验阳性。

(2) 脊柱结核的辅助诊断方法主要有以下几点。

① 实验室检查

a. 结核菌素试验：PPD皮肤试验阳性提示结核杆菌感染或其他少见分枝杆菌感染。

b. 细菌学培养：结核杆菌的培养分离仍然是诊断结核病的金标准，也是药物敏感性检测的基础。

c. 血沉：脊柱结核患者血沉增高，但缺少特异性。

② 影像学检查

a. X线：典型表现有骨质破坏、椎间隙变窄或消失、后凸畸形、寒性脓肿或死骨。

b. CT：能更加清楚地显示骨质破坏和小的死骨。

c. MRI：能更清楚地显示结核脓肿的蔓延情况，显示病变的进程。

**脊柱结核的临床症状及体征有哪些？**

答：(1) 症状

① 全身症状：早期症状不典型，一般为结核病的共性症状，如午后低热、盗汗、食欲缺乏及消瘦等全身中毒症状。

② 局部疼痛：多为轻微钝痛，休息后减轻，劳累后加重，咳嗽、打喷嚏或持重物时加重。

(2) 体征

① 姿势异常：因疼痛导致椎旁肌肉痉挛，脊柱活动受限，致患者姿势异常。

② 脊柱畸形：椎体病变塌陷后，脊柱可呈局限性成角后凸畸形，以胸段多见。

③ 压痛和叩击痛：受累椎体棘突处可有压痛和叩击痛。

④ 寒性脓肿和窦道：寒性脓肿也称冷脓肿，是与热脓肿相对而言。因为一般的脓肿局部皮肤发红，触之皮肤发热，而结核造成的脓肿与一般化脓性感染不同，虽然也有疼痛、肿胀、功能障碍，但常没有红、热等现象，故称“冷脓肿”。一般而言，脊柱结核出现脓肿就意味着病情已经出现危机，须尽早治疗。70%～80%的脊柱结核合并寒性脓肿。寒性脓肿可扩展至体表，经治疗可自行吸收，或自行破溃形成窦道。

⑤ 截瘫：脓液、死骨和坏死的椎间盘可压迫脊髓，造成部分或完全截瘫，患者可出现相应肢体感觉、运动异常和括约肌功能障碍。

## 脊柱结核的类型有哪些？

答：脊柱结核一般表现为三种类型，即椎体中央型、椎体边缘型、椎间盘周围型。

## 抗结核药物的用药原则、目的、用法及药物的不良反应有哪些？

答：(1) 用药原则　脊柱结核的药物治疗应遵循早期、联合、足量、规范、全程的原则。

(2) 目的　术前用药的目的在于稳定病情，准备手术条件；术后用药是手术成功和脊柱结核治愈的保证。

(3) 服用方法　术前异烟肼（H）、链霉素（S）、利福平（R）、吡嗪酰胺（Z）四联抗结核治疗2～4周；术后继续应用HRSZ治疗，链霉素应用2～3个月后改用乙胺丁醇，吡嗪酰胺应用3个月后停药，总疗程18～24个月。一般服用三联至四联药物，清晨饭前半小时空腹服用。

（4）不良反应

① 异烟肼：不良反应少，主要有多发性神经炎、感觉异常、发热、皮疹等。

② 乙胺丁醇：主要为球后视神经炎，可引起视力障碍，多在用药 2 个月后产生，停药后可缓解。

③ 利福平：主要是对肝脏的损害及消化道反应，服药后患者的尿、汗、痰、泪、大便等可呈橙红色，可致适龄妇女月经不正常。

④ 吡嗪酰胺：主要为肝脏反应及胃肠道反应，同时能减少尿酸排泄，诱发急性痛风发作。

⑤ 链霉素：主要反应有耳鸣、耳聋、眩晕等第Ⅷ对脑神经的损害，肾功能损害及过敏反应。

## 脊柱结核合并截瘫的临床表现有哪些？如何治疗？

答：截瘫是脊柱结核患者严重的并发症，早期诊断、早期治疗有利于控制截瘫的发生、发展。

（1）临床表现　脊柱结核并发截瘫的发生率为 10%左右，胸椎结核的发生率最高，其次为颈椎，腰椎结核不易发生截瘫。截瘫的临床表现为：①最早出现运动障碍，开始为松弛性瘫痪，随后发展为痉挛性瘫痪；②感觉功能随后发生，多为浅感觉迟钝，可根据感觉障碍的平面判断脊髓受压节段；③最后出现排便功能障碍，以排尿障碍为主，大便功能障碍表现为便秘及腹胀。

（2）治疗　脊椎结核合并截瘫应贯彻预防为主的方针，主要措施为脊椎结核活动期坚持不负重、坚持卧床和抗结核药物治疗等。如已发生截瘫，应早期积极治疗，大多可以取得良好的恢复。如已有部分瘫痪，一般多先行非手术治疗，按截瘫护理，绝对卧床，进行抗结核药物治疗，改善全身情况，争取最好的恢复；如 1～2 个月后不见恢复，应尽早手术解除张力，一般主张经前路去除致压物，使脊髓受压直接得到解除，而不主张从后路做椎板减压术。如截瘫发展很快，甚至完全截瘫，应尽快手术。迟发性截瘫脊髓多已变性，手术效果往往不佳，多采用非手术治疗。

## 脊柱结核的治疗目标及方式有哪些?

答：(1) 脊柱结核治疗的目标是根除感染、治疗神经障碍和防止脊柱畸形。

(2) 治疗方式主要包括非手术治疗和手术治疗。

① 非手术治疗：全身支持疗法、正规抗结核化疗、适当的局部制动是治疗脊柱结核最基本的方法。

a. 全身支持疗法：加强营养摄入，确保摄入足够的能量和蛋白质，防止营养不良，可提高抗结核药物效价。

b. 抗结核药物治疗：手术前后正规化疗是保证手术成功和避免术后复发的重要措施，中短期、不规则、单一品种的不规范化疗易导致脊柱结核术后复发及截瘫。

c. 适当的局部制动：脊柱制动，充足睡眠，是基本的治疗措施，可以降低机体消耗，有利于体质恢复和全身状况的改善，更有助于局部病变的稳定，避免躯干负重而加重刺激，避免早期出现后凸畸形。

② 手术治疗：单纯病灶清除术、单纯后路植骨融合术、单纯病灶清除＋植骨融合术、经前路病灶清除减压植骨融合＋内固定术。

## 脊柱结核患者的手术指征有哪些?

答：出现以下情况之一的患者需要进行手术治疗。

(1) 已出现脊髓受压症状者　已引起脊髓完全损伤，应尽早进行病灶清除及减压术，以求促进功能的恢复。

(2) 非手术治疗效果不明显者　骨折破坏明显，有寒性脓肿形成者，或伴有死骨存在及窦道形成经非手术治疗症状减轻不明显、病灶无缩小者，均应手术。

(3) 其他　对伴有椎节不稳及血沉偏高者，须行患椎融合术；对后凸畸形明显，影响外观及功能者，亦须矫形。

## 脊柱结核术后的护理要点有哪些?

答：(1) 一般护理

① 病情观察：术后除加强生命体征观察外，患者伤口引流液的观察对于保证患者安全也很重要。由于手术创面大、剥离深，且有金属置入物，易有无效腔形成，所以出血量多，易发生血容量不足。术后应妥善固定切口引流管，并定时挤压引流管使之保持通畅。因老年人系统器官功能较低，低血容量往往造成器官组织低灌注状态，易造成器官功能不全，从而影响神经功能的恢复。

② 休息：术后卧硬板床休息，平卧 6h，以利于压迫伤口止血。6h 后可呈轴式翻身，翻身时防止腰部扭曲而引起神经刺激症状。严禁坐起和俯卧，以免影响脊柱的稳定、骨组织的生长和伤口引流。术后 10 天左右，病情稳定予摄片，无问题者佩戴支具后可协助取半坐卧位。

③ 活动：采用病灶清除或病灶清除加植骨融合术者术后须卧床 3～6 个月及石膏床固定；采用病灶清除植骨融合内固定术后、无截瘫、病情稳定患者术后 2 周可在腰围、支架或石膏保护下适当下床活动，术后佩戴支具时间为 3～6 个月；合并截瘫者，卧床 10～14 天后，根据截瘫恢复情况早期活动。

④ 引流管护理：妥善固定引流管，注意要保持伤口引流管通畅。注意观察引流液的量及性状，观察有无脑脊液漏的发生，医师术后 2～3 天根据引流量的多少决定拔管时间。有导尿管者术后第 1 天开始间断夹闭导尿管训练膀胱括约肌功能，待患者膀胱功能恢复至正常后予以拔除。

（2）其他常见护理问题，如疼痛、压力性损伤、恶心、呕吐等，参见股骨颈骨折的护理。

（3）重点护理

① 胸椎结核术后予以每天雾化吸入 3 次；若患者有胸闷、呼吸困难，及时报告医师处理；有胸腔闭式引流瓶者按胸腔闭式引流护理常规。

② 腹前路手术嘱患者排气后再进食，术后 3 天禁食牛奶、豆制品等产气食物；指导患者自我腹部按摩。

③ 截瘫患者术后注意观察截瘫恢复情况，注意观察双下肢感

觉、运动以及大小便情况。术后患者下肢如出现蚁行感、针刺样痛及足趾、关节能自主活动，标志着感觉运动功能的恢复；出现膀胱胀意和尿意说明括约肌功能开始恢复，此时可拔除尿管，让患者试行排尿。

## 脊柱结核术后常见的并发症有哪些？

答：脊柱结核术后常见的并发症包括肺部感染、胸腔积液、脑脊液漏、脊髓损伤等，其观察及护理如下。

(1) 肺部感染　患者有较长吸烟史、合并肺结核或慢性肺疾病、术后疼痛等各种原因均容易导致患者术后咳嗽排痰不畅，发生肺部感染。除抗生素及雾化吸入治疗外，每 2h 滚动式翻身 1 次，协助拍背、咳痰，并给予压缩空气吸入治疗；同时督促其进行深呼吸训练，每日 2 次，每次 30～40 组。

(2) 胸腔积液或气胸　胸椎结核术后应注意胸膜损伤，主要表现有发绀、呼吸浅快、患侧呼吸运动消失、叩诊呈鼓音、呼吸音消失。

(3) 脑脊液漏　脊柱结核手术损伤硬脊膜致脑脊液漏，常在术后 24～72h 内出现。正常情况下胸腔引流液应是少量血性液体，如果自引流管内流出淡红色或稀薄的液体超过 300ml，且患者诉头痛时，应警惕脑脊液漏。因老年人的脑脊液漏可能诱发脑出血的发生，所以一旦发生应立即通知医师处理，并停止负压吸引，给予夹闭引流管，采用头低脚高平卧位。

(4) 脊髓损伤　手术的牵拉或挫伤、硬膜外血肿的压迫，脊髓血供被手术破坏，均可引起脊髓损伤。应观察肢体的运动及感觉情况，注意有无呼吸困难，大小便功能有无改变。包括密切观察双下肢的感觉、运动、皮温、血运以及反射功能恢复情况，应同术前做比较并详细记录，早期发现神经有无损伤。

## 脊柱结核术后如何进行功能锻炼？

答：功能锻炼的原则是由小到大、循序渐进、以不疲劳为度，如患者在活动中出现疲乏无力、疼痛加剧、病情加重，应暂停功能锻炼。

（1）术后1～2天　督促患者做双上肢及双下肢的关节运动。指导患者伸展双上肢，做扩胸运动，配合深呼吸训练；双下肢进行屈伸膝关节、踝关节、各趾关节，在每一位置维持3～5s，反复交替进行。

（2）术后第3天后　主要采用股四头肌锻炼及直腿抬高锻炼。

① 股四头肌锻炼：将大腿伸直用力绷紧，维持5～10s后放松，反复进行。

② 直腿抬高锻炼：取仰卧位，膝关节和踝关节伸直，腿上举，抬高至最大幅度，他人协助进一步抬高以30°为宜，双下肢交替进行，以上锻炼每组重复20次，每天早、中、晚分3组进行。

## 脊柱结核治愈的标准是什么？

答：（1）经手术、药物治疗一年半以上，全身情况良好、无发热、食欲正常及局部无疼痛。

（2）血沉在正常范围内。

（3）X线片显示椎体已骨性愈合，植入骨块生长良好；病变区轮廓清楚，无异常阴影。

（4）恢复正常活动和轻活动3～6个月后无症状复发。

## 脊柱结核的复发原因有哪些？

答：①脊柱稳定性的严重破坏，影响病椎之间的骨性融合；②病灶清除不彻底，残留病灶或隐匿病灶被遗留；③不合理的化疗，化疗时间较短；④术后卧床时间较短；⑤全身健康状况不良。

## 脊柱结核患者出院指导的要点有哪些？

答：（1）若无特殊饮食要求（如糖尿病饮食），应加强营养，进食高蛋白、高维生素、高热量、粗纤维饮食。

（2）术后制动一段时间，卧硬板床3～6个月。

（3）坚持肢体功能锻炼，适当休息，防止过度劳累，做到劳逸结合，避免感冒及各种感染。

（4）向患者及家属说明脊柱结核康复较慢，为减少复发率，须坚持用药治疗12～18个月，并注意观察毒性作用的症状。

（5）定期门诊随访，术后1、2、3、6、9、12个月各1次，以后每隔1年随访1次，定期进行X线摄片，观察植骨融合情况、脊椎生理曲度恢复情况以及内置物或植骨块位置有无变化；术后6个月、12个月进行CT或MRI检查，观察病灶愈合情况等，以便发现问题，及时解决。

## 【护理查房总结】

脊柱结核是骨关节结核病中发病率最高的一种，造成的后果也是最严重的，可以产生截瘫而危及生命。脊柱的每一段均可以发生结核，而胸椎结核及颈椎结核又常并发截瘫。脊柱结核治疗的基本原则是个体化综合治疗，包括休息、制动、全身营养支持、抗结核药物及全身支持治疗等。术后各种护理措施及指导性康复训练，能有效地防止肌肉萎缩、关节僵硬、骨质疏松和长期卧床造成的压力性损伤、坠积性肺炎、泌尿系感染、深静脉血栓形成等并发症，减少了住院时间及卧床时间。良好的手术适应证及合理科学的抗结核药物治疗、严密的护理情况下实施Ⅰ期前路病灶清除植骨内固定术治疗脊柱结核是安全可靠的。

查房笔记

# 病例4 • 脊柱真菌感染

## 【病历汇报】

**病情** 患儿男性，8岁，因“右上肢疼痛20天，发现右颈部肿块10天”，步行入本科。患者自起病以来，精神食欲欠佳，睡眠差，大小便正常，体重减轻3kg。患儿家属否认其传染性疾病及家族性疾病史，无药物、食物过敏史，既往于2010年12月因左肱骨远端朗格汉斯细胞增生症（嗜酸性肉芽肿）在当地医院行手术治疗，否认其他疾病及输血史。

**护理体查** T 36.0℃，P 110次/分，R 22次/分，BP 96/54mmHg。神志清楚，自主体位，疼痛面容，步行入病房。右颈背部可见大小约4cm×4cm肿块，皮肤未见破溃，质韧，活动度一般，无压痛。左上臂远端可见长约6cm手术切口。四肢肌力，肌张力、感觉无明显异常。其他体查无异常。

**辅助检查** 外院颈椎MRI示右颈部组织及颈5至颈7水平椎管内病变并颈6右侧附件受累及双侧颈深部多发结节影（性质待定：淋巴结核？嗜酸性肉芽肿?）。本院MRI示右后颈部软组织内囊性占位累及颈5至胸2附件及椎管，神经源性恶性肿瘤可能性大。实验室检查：白细胞（WBC）$10.4\times10^9$/L，中性粒细胞百分比54.5%，嗜酸性粒细胞百分比14.2%，血小板（PT）$443\times10^9$/L，碱性磷酸酶157U/L，血沉（ESR）90mm/h，C反应蛋白（CRP）52.7mg/L。其他无异常。

**入院诊断** 颈椎管内占位（感染?）。

**主要的护理问题** 疼痛、焦虑、营养失调。

**目前主要的治疗措施** 术前加强营养，完善相关检查；择期行后路颈椎管内外病灶清除术并行病理学检查；行肢体功能锻炼，预防各项并发症。

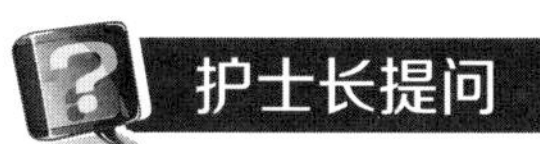

## 该患者术后病检示曲霉菌病，什么是曲霉菌？

答：曲霉菌占空气中真菌的12%左右，主要以枯死的植物、动物的排泄物及动物尸体为营养源，为寄生于土壤中的腐生菌。目前已知的曲霉菌至少有170种以上，在自然界分布广泛，为条件性致病真菌，最常见的有烟曲霉菌、黑曲霉菌、黄曲霉菌等。阴冷潮湿的环境有利于曲霉菌的滋生。该菌生长迅速，形成丝状菌落，开始为白色，随孢子的产生呈绿色或暗红色，镜检见分生孢子柄顶端有包囊，在包囊表面有带着成串孢子的擎丝（图7-1）。

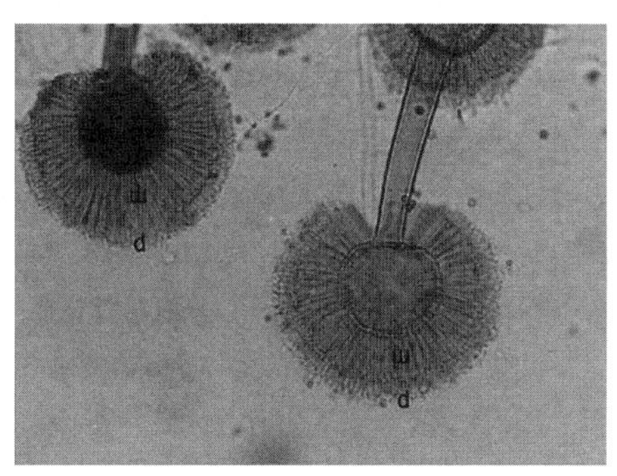


图7-1　镜下曲霉菌

## 什么是曲霉菌病？哪些人容易感染曲霉菌？

答：曲霉菌病是曲霉菌由体表侵入深部组织如眼、肺部等而引起，常见于多种因素导致机体免疫力下降的患者。侵袭性曲霉菌感染的产生有两个先决条件，即患者有免疫缺陷和接触曲霉菌。干细胞移植、实体脏器移植、糖尿病、恶性肿瘤、尿毒症、营养不良、长期使用广谱抗生素、糖皮质激素及免疫抑制性药物应用等均为侵袭性曲霉菌感染的高危因素，在临床上应注意早期预防。

## 侵袭性曲霉菌感染如何通过实验室检查协助早期诊断？

答：（1）组织病理学检查　从病变部位取得组织标本证实真菌

成分的存在是诊断的金标准。曲霉菌组织学上除见炎症、坏死、脓肿和肉芽肿等病理改变外，最有诊断价值的是见到典型的曲霉菌丝。

（2）真菌培养结果　曲霉菌适于在普通培养基中生长，血培养价值有限，因为其结果多为阴性（即使是播散性感染）。因此，通过侵入性操作获取标本进行真菌培养是诊断的金标准。但是对于已经进行全身抗真菌治疗的患者，其细胞学检查、病理学检查、直接涂片和真菌培养可出现假阴性结果，因此有必要通过多次、多部位取材，增加病理和培养阳性率。

（3）半乳甘露聚糖（GM）检测　半乳甘露聚糖是曲霉菌细胞壁的特异组成成分。ELISA 方法是 GM 抗原检查中最为敏感的方法，是一种较好的血清学检测方法，操作简便、快速、结果重复性好。该指标可早于培养和组织学阳性结果 1 周以上而出现阳性，对于早期诊断侵袭性曲霉菌感染有重要意义。

（4）B-(1-3)-D-葡聚糖检测（G 试验）　B-(1-3)-D-葡聚糖是真菌细胞壁的组成成分之一，接合菌以外的真菌都具有这一成分，但它不是曲霉菌细胞壁特异的成分。这种诊断方法可以诊断多种真菌的系统感染，但是不能区分感染真菌的种类。

（5）分子生物学检查　PCR 方法应用于真菌感染诊断的优势逐渐得到肯定，因为其灵敏性高，且可以同时进行种属鉴定。目前国际上普遍应用的方法是先采用通用引物扩增，对阳性结果再用种特异引物进行确定，如巢氏 PCR、PCR-ELISA、实时 PCR 方法等。

目前仍然没有一个公认的检测方法来早期诊断侵袭性曲霉病。对于高危人群怀疑出现侵袭性曲霉菌感染时，应该充分利用可行的检测方法，例如真菌显微镜检查、真菌培养、组织学检查、影像学检查、血清学检查以及分子生物学检查来帮助诊断、指导治疗，从而降低患者的病死率。

## 脊柱的真菌感染有哪些表现？

答：真菌性脊柱炎初期症状一般都不典型，如发热、全身不适以及盗汗等。颈胸腰部的疼痛有时是患者就诊的主要原因，特别是曲霉菌和念珠菌引起的脊柱炎，有些患者也表现为神经功能障碍，如本病例首次手术之后胸椎出现感染病灶，累及椎管及椎间隙，患儿出现双下肢疼痛、乏力的表现。

真菌性脊柱炎的影像学表现与一些结核的影像学表现比较类似，即椎体的前部及其椎间盘的破坏以及大的脓肿形成，一般较少侵犯附近的肋骨或者累及椎体附件以及窦道形成。CT 和 MRI 能够有效地确定真菌性脊柱炎病变的范围。与化脓性脊柱炎相比较，真菌性脊柱炎通常侵及椎间盘，但这些改变在结核等疾病也可见，这并不是真菌性脊柱炎的特异性表现。

## 真菌性脊柱炎的治疗方法有哪些？该患者采用的哪种治疗方法？

答：真菌性脊柱炎的治疗方法主要包括非手术治疗和手术治疗。非手术治疗包括抗真菌药物的使用、脊柱固定制动以及早期的下床活动，其中抗真菌治疗是主要的治疗措施。仅有椎体及椎间盘的炎症改变或伴有较小椎旁及硬膜外脓肿而无神经脊髓受压者，单纯抗真菌药物治疗即可达到满意效果。但是一旦出现耐药、脊髓和神经根受压、神经障碍的表现，脊柱不稳定或畸形、脓肿形成、甚至败血症，则需要手术治疗。手术彻底清除病灶是有效的治疗方法，同时应尽量减少对脊柱稳定性的破坏，根据情况进行脊柱稳定性的重建。本病例中，患儿胸椎受累严重，多个椎体及椎间隙受到侵犯，彻底清除病灶需要切除的范围较大，影响了脊柱的稳定性，因此需要进行脊柱的内固定，并进行植骨融合。

## 治疗真菌感染的药物主要有哪些？儿童用药有哪些需要特别注意的地方？

答：目前治疗真菌感染的药物主要有两性霉素 B、氟康唑、伏立康唑、卡泊芬净等。

目前大多数有关抗真菌药物的有效性和安全性的研究数据来自成年患者，有关儿童使用抗真菌药物的研究数据尚少，其应用的有效性和安全性均有待进一步探讨。

（1）两性霉素 B　与成年患者相比，儿童应用两性霉素 B 引起肾损害的严重程度较轻，这可能与两性霉素 B 在儿童体内清除较快有关。两性霉素 B 用于儿童的有效性与成年人相似，且安全性较高。

（2）氟康唑　氟康唑在儿童体内的药动学与成年人不同，其在儿童体内的清除快于成年人，在儿童体内的半衰期为 20h，成年人体内为 30h，因此，3 月龄以上的儿童接受氟康唑治疗时剂量应该增加至一日 6～12mg/kg。本品用于儿童安全性较高，不必过于担心其高剂量应用的安全性问题。儿童口服伊曲康唑后血药浓度明显低于成年人，因此，通常需要一日 2 次给药，而成年人一日 1 次用药即可。

（3）伏立康唑　伏立康唑在成年人体内的代谢呈非线性药动学特性，但在儿童体内表现为线性药动学特性，要获得相同的药物治疗浓度须服用较高药物剂量。研究表明，儿童接受伏立康唑每 12h 1 次、每次 11mg/kg 治疗，所达到的血药浓度与成年人接受本品每 12h 1 次、每次 4mg/kg 治疗所达到的血药浓度相当。有关儿童接受伏立康唑治疗的最佳剂量尚不清楚，但有一点可以肯定，儿童需要采用较成年人更高的剂量，如仅按照目前的成年人推荐剂量治疗儿童真菌感染将导致治疗失败。

（4）卡泊芬净　部分病例研究表明，卡泊芬净用于儿童侵袭性真菌感染治疗具有良好的疗效。本品在儿童体内的半衰期短于成人，以本品治疗儿童侵袭性真菌感染应选用较高剂量。初步研究显示，儿童对卡泊芬净有很好的耐受性，但儿童接受本品治疗的有效性和安全性尚待进一步研究评价。

目前国内临床普遍存在的问题是：由于临床医师担心抗真菌药物的不良反应以及错误理解抗真菌药物在儿童体内的代谢特点，抗真菌药物用于儿童的剂量常常偏低，因此无法获得满意疗效。

## 伏立康唑是什么药物？使用期间的注意事项有哪些？

答：伏立康唑是一种广谱的三唑类抗真菌药，用于治疗侵袭性曲霉病、对氟康唑耐药的严重侵袭性念珠菌病感染（包括克鲁斯念珠菌）以及由足放线病菌属和镰刀菌属引起的严重真菌感染，主要用于进行性、有致命危险的免疫损害的患者。使用伏立康唑时应注意以下几点。

（1）药物的配制及使用方法　在静脉滴注前先溶解成 10mg/ml，再稀释至 2～5mg/ml，静脉滴注速度最快不超过每小时 3mg/kg，稀释后每瓶滴注时间须在 1～2h 以上，不宜静脉推注。伏立康唑在配制和输注过程中要严格按说明执行，药物要现用现配，配制好的液体如不能及时输注，放冰箱冷藏保存，时间不能超过 24h。输注前后用生理盐水冲洗管道，输液过程中使用避光输液器并采用输液泵严格控制给药速度，保证滴注时间为 1～2h 以上，给药过程中加强巡视。由于口服片剂的生物利用度很高（96%），所以在有临床指征时静脉滴注和口服两种给药途径可以互换。

（2）配伍禁忌　伏立康唑不能与其他药物混用，否则易出现沉淀、浑浊现象。

（3）不良反应　伏立康唑最常见的不良反应包括视觉障碍、发热、皮疹、肝功能损害。视觉障碍主要表现为视物模糊和畏光，用药期间应避免强烈的、直接的阳光照射。如果连续治疗超过 28 天，须监测视觉功能及肝功能，治疗中每 2～4 周检测 1 次。

## 该患者存在哪些护理问题？

答：（1）疼痛　与椎间隙感染有关。

（2）发热　与曲霉菌感染有关。

（3）焦虑　与担心疾病预后有关。

（4）睡眠状态紊乱　与严重疼痛有关。

（5）营养失调　低于机体需要量。

## 曲霉菌感染患者的护理措施有哪些？

答：（1）一般护理

① 保持室内环境安静舒适，保持床单位清洁、干燥，为患者营造良好的休息与睡眠环境。

② 做好床边隔离，医护人员接触患者及各项操作前后均用流动水洗手，操作时戴一次性手套。

③ 加强各种侵入性管道的护理，应保持各冲洗导管通畅，及

时取伤口冲洗液做真菌培养。

④ 皮肤护理：患者常因疾病消耗和食欲低下导致消瘦，且由于疼痛出汗易导致皮肤潮湿、肢体僵直，极其容易发生压力性损伤。因此，应及时协助患者更换汗湿的衣服及床单，保持床单平整，使用气垫床等减压工具避免患者骨突处受压，根据皮肤情况每2～3h翻身一次，并尽可能将肢体摆放在功能位置。

⑤ 饮食护理：曲霉菌感染患者因病程长、长期发热、疼痛及药物副作用影响而出现食欲缺乏，导致贫血、消瘦和抵抗力降低，甚至病情恶化而影响预后。应及时给予饮食指导，使患者理解营养支持对促进康复的重要性，选择高蛋白、高维生素、高热量易消化的饮食。

⑥ 发热护理：降低室温，减少盖被，增加饮水量，予以温水擦浴或醇浴，必要时药物降温。

（2）重点护理

① 疼痛护理

a. 尊重并接受患者对疼痛的反应。

b. 解释疼痛的原因、机制，介绍减轻疼痛的措施。

c. 分散注意力：看报、听音乐、与家人交谈、深呼吸、放松按摩等。

d. 尽可能地满足患者对舒适的需要，如帮助变换体位、减少压迫等。

e. 药物镇痛，必要时请疼痛科会诊。

f. 营养神经治疗。

② 观察药物的不良反应：治疗期间仔细观察有无视觉障碍、发热、皮疹、皮肤巩膜黄染等症状。

### 针对该患者如何做好心理护理？

答：（1）责任护士应加强对特殊疾病相关知识的学习，随时与医师沟通，了解此病的治疗方案。

（2）在使用伏立康唑抗真菌治疗前，应与患者及家属充分沟通，告知药物的作用、价格、副作用等，要求患者或家属签署相关药物治疗同意书。同时如实客观地告知患者疾病发生发展的进程、该病的治疗难度及既往病例的预后情况、目前患者的治疗进展，让患者家属对疾病的治疗效果有一个正确的认识，对疾病的预后有所准备及理解。同时也鼓励患者家属在心理上、经济上支持患者，让患者抱有战胜疾病的信心。

（3）耐心倾听患者主诉，尽量满足其基本需求。

**如何对该患者做出院指导？**

答：曲霉菌感染的治疗必须足疗程，出院后仍需要口服伏立康唑片剂 3～6 个月，具体取决于对治疗的临床反应和疾病的严重程度。故必须针对患者及家属做好出院健康指导。告知患者及家属坚持治疗的重要性，要求患者必须按时按量服药，不可擅自减量、停药，除此之外，还应定期到医院复查，了解各项生化指标，及时调整用药剂量。因患者消瘦、食欲欠佳，还应加强营养，指导家属为其配制营养丰富易消化的食物，少量多餐。1 个月内以卧床休息为主，适当行床上功能锻炼；3 个月内下床活动须佩戴支架，预防跌倒。

## 【护理查房总结】

随着广谱抗生素、皮质类固醇、免疫抑制药、抗肿瘤药物的大量应用、艾滋病的流行和器官移植术的开展、免疫抑制人群的增加，深部真菌感染的发病率、病死率正在逐年增加，其中曲霉菌在免疫抑制患者中已成为仅次于白色念珠菌的重要致病真菌，并已成为首要致死性真菌感染。随着 CT、MRI、G 试验、GM 试验在临床的开展，为此病的早期拟诊和早期经验性治疗提供了可能，明显降低了侵袭性曲霉菌感染的病死率。随着对曲霉菌培养方法的不断改进，可以预见曲霉菌的早期确诊将成为可能。现临床上常用的抗真菌药物是伏立康唑。伏立康唑作为一种新型的三唑类抗真菌药物，对曲霉菌感染有较好的疗效，且不良反应较小，伏立康唑与药物的相互作用复杂，有可能影响药物疗效，护士应准确掌握药物的配伍禁忌、相互作用，并为患者提供相应指导，减少不良反应与保证药物疗效。

护士应根据患者的不同心理状态，帮助患者建立治疗有效的信心，鼓励其坚持治疗；解释用药可能出现的不良应以减少患者对不良反应的恐惧；多询问与关心患者，使其保持乐观的心态完成治疗。

查房笔记

# 病例 5 • 强直性脊柱炎

## 【病历汇报】

**病情**　患者男性，36 岁，因“发现强直性脊柱炎 10 年，腰部疼痛并加重 1 年余”，平车入本科。患者自患病以来，饮食尚可，大小便正常，无明显体重变化及其他特殊异常。

**护理体查**　T 36.5℃，P 98 次/分，R 20 次/分，BP 141/62mmHg。营养良好，正常面容，神志清楚，精神尚可，自动体位，查体合作，问答切题。脊柱检查发现脊柱冠状面未见明显偏曲，胸段生理曲度后凸，无明显剃刀背畸形，双肩及双侧骨盆基本等高，各棘突及椎旁无叩击痛，四肢肌力、肌张力正常。腹壁反射、双侧膝踝反射，肛周反射存在。

**辅助检查**　脊柱 X 线检查示心影稍大，强直性脊柱炎可能，脊柱后凸畸形。脊柱 CT 检查示强直性脊柱炎，胸椎后凸畸形，胸 11、胸 12 椎体骨质融合。脊椎 MRI 示胸段椎小节可见胸 2 信号异常，提示强直性脊柱炎可能性大。实验室检查：血沉 63mm/h，C 反应蛋白 41.1mg/L，白蛋白 34.9g/L。其他检查结果无异常。

**入院诊断**　强直性脊柱炎并后凸畸形。

**主要的护理问题**　疼痛、肺部感染、肠系膜上动脉综合征、脑脊液漏等。

**目前主要的治疗措施**　完善相关术前检查；择期行强直性脊柱炎胸 10/11 骨折截骨矫形后路内固定植骨融合术。

## 护士长提问

### 什么是强直性脊柱炎？

答：强直性脊柱炎是一种主要侵犯脊柱并累及骶髂关节和周围关节的慢性进行性炎性疾病，属于结缔组织血清阴性反应疾病，该病多发生于10～40岁，多见于中青年男性，少见于女性。强直性脊柱炎常见多发的风湿性疾病，国内发病率在0.3%左右。

## 强直性脊柱炎的发病原因有哪些?

答：(1) 遗传因子　强直性脊柱炎比类风湿关节炎有更明显的家族倾向。

(2) 感染　其发病与病毒或细菌感染等有关，部分病例因感冒、扁桃体炎等感染引起，但彻底去除病灶后，患者症状却很少减轻。

(3) 免疫反应　有学者提出强直性脊柱炎可能是身体巨噬细胞或树突状细胞对自身蛋白与细菌肽发生交叉免疫反应所引起。

(4) 潮湿寒冷　患者住房潮湿及工作环境寒冷情况较南方为高，迁移至干燥地区治疗本病常获得一定疗效。

(5) 其他因素　外伤、甲状腺疾病、过敏、内分泌及代谢缺陷等也可成为患者的发病因素。

## 强直性脊柱炎的临床表现有哪些?

答：强直性脊柱炎起病缓慢，常表现为腰背痛和下肢僵硬，其主要临床表现分为关节病变表现和关节外表现。

(1) 关节病变表现。

① 骶髂关节表现：最早为骶髂关节炎，后发展至颈椎、腰骶部及整个脊柱。后背僵硬、疼痛放射至臀部、大腿，但无神经系统体征。

② 腰椎部表现：下背痛和活动受限多是由于腰椎受累。早期表现为弥漫性肌痛，后集于腰椎部；腰部前屈、后挺、侧弯和转动受限；腰椎棘突压痛，腰椎旁肌肉痉挛，后期有腰椎萎缩。

③ 胸廓胸椎表现：腰椎受累后波及胸椎，可有背痛、前胸和侧胸痛；胸部扩张受限；胸痛为吸气性，可因咳嗽、打喷嚏加重，主要因肋椎关节、肋骨、肋软骨连接处及胸骨柄关节、胸锁关节受累；胸廓扩张度较正常人降低约50%。

④ 颈椎表现：早期为颈椎炎，由胸腰椎病变上行而来，可发

生颈胸椎后凸畸形；头常固定于前屈位，颈后屈、侧弯均可受限，可有颈椎部疼痛，沿颈部向头部放射；神经根痛可放射至头和臂，有颈部痉挛，最后肌肉萎缩。

⑤ 后期脊柱并发症：颈部固定于前屈位、胸椎后凸畸形、胸椎固定、腰椎变直、髋和膝关节屈曲挛缩是强直性脊柱炎晚期的特征性表现。

（2）关节外表现　大多出现在脊柱炎后，偶有在骨骼肌肉症状之前数月或数年发生关节外症状。

① 心脏病变：以主动脉瓣病变较为常见，约25%的强直性脊柱炎病例有主动脉根部病变，心脏受累在临床上可无症状，亦可有明显临床表现。

② 眼部病变：随访发现约有25%的强直性脊柱炎患者有结膜炎、虹膜炎、眼色素层炎或葡萄膜炎，后者偶可并发自发性眼前房出血。

③ 耳部病变：发生慢性中耳炎的风险是正常人的4倍。

④ 肺部病变：少数强直性脊柱炎患者后期可并发上肺叶斑点状不规则的纤维化病变，表现为咳痰、气喘，甚至咯血，并可能伴有反复发作的肺炎或胸膜炎。

⑤ 神经系统病变：由于脊柱强直及骨质疏松，易使颈椎脱位和发生脊柱骨折，而引起脊髓压迫症；强直性脊柱炎后期可侵犯马尾，发生马尾综合征，而导致下肢或臀部神经根性疼痛、骶神经分布区感觉丧失、跟腱反射减弱及膀胱和直肠等运动功能障碍。

⑥ 淀粉样变：为强直性脊柱炎的并发症，大多没有特殊的临床表现。

⑦ 肾及前列腺病变：强直性脊柱炎极少发生肾功能损害，但也有相关报道。

## 强直性脊柱炎常见的辅助诊断有哪些？如何确诊该病？

答：由于强直性脊柱炎的实验室诊断缺乏特异性，其辅助诊断主要靠X线、CT、MRI。

（1）X线　颈椎、胸椎、腰椎的正侧位X线片，有利于强直性脊柱炎的诊断及鉴别诊断。骨盆正位像可观察腰骶关节、骶髂关节、髂关节、坐骨结节、耻骨联合等强直性脊柱炎极易侵蚀的部位，早期强直性脊柱炎被侵蚀的部位一般都在骶髂关节。

（2）CT　CT检查能清楚地显示骶髂关节间隙，便于测量有无增宽、狭窄、部分或全部强直，对软骨下侵蚀、破坏、囊变、骨皮质中断的检出率高，有利于早期诊断和准确定级。

（3）MRI　MRI检查可见骶髂关节面有骨细胞坏死、骨质破坏、骨质硬化以及骨质的囊性改变，囊性改变的骨组织内有液体。MRI能清楚地显示骶髂关节间隙，对软骨下侵蚀、破坏、囊变、骨皮质中断的检出率高，对强直性脊柱炎的早期诊断准确性及敏感度高。MRI比X线片敏感两个级别，假阳性率低，便于强直性脊柱炎患者的随访对比和疗效评价。

强直性脊柱炎的诊断主要依靠患者的症状、关节体征和关节外表现及家族史，结合影像学检查，典型的病例诊断并不困难，但此时多已进入中晚期，故早期诊断是控制病情、降低致残率的关键。

## 强直性脊柱炎的诊断标准有哪些？

答：强直性脊柱炎主要根据患者症状、体征和骶髂关节X线检查做出诊断，目前采用的是全球通用的1984年修订的纽约标准。

（1）诊断条件

① 腰椎前屈、后伸、侧弯三个方向活动受限；

② 腰背痛史或临床表现；

③ 第4肋间隙测量胸廓活动度＜2.5cm。

（2）肯定强直性脊柱炎

① 双侧3～4级骶髂关节炎加1项以上临床标准；

② 单侧3～4级或双侧2级骶髂关节炎加（1）中的第①或第②＋第③项临床标准。

（3）可能的强直性脊柱炎　双侧3级骶髂关节炎而不伴有临床标准。

## 强直性脊柱炎的危害有哪些？

答：强直性脊柱炎能使脊柱关节的活动度消失，让脊柱关节弯曲变形成为罗锅畸形，人的躯干部分会像大对虾一样弓背弯曲。全身各大关节活动度多有可能消失，造成关节不能伸直而无法走路，导致患者残疾；严重者可以瘫痪在床无法活动，生活不能自理。

## 强直性脊柱炎的治疗措施有哪些?

答：由于目前强直性脊柱炎的病因未明，现在多采用健康教育、药物治疗、康复治疗、手术治疗等综合治疗措施。

（1）健康教育　患者健康教育是强直性脊柱炎治疗成功的保证。强直性脊柱炎的治疗是一个漫长的过程，要指导患者坚持服药，并根据不同药物的特点养成正确的服药习惯，最大程度地降低药物不良反应，并指导患者进行复查，根据疾病发展情况制订正确的治疗方案。

（2）药物治疗　药物可以迅速控制炎症、保持关节的活动度，合理和有计划地选用非甾体消炎药和慢作用药联合运用，以早期控制强直性脊柱炎的免疫反应，达到消肿镇痛、控制关节炎症的目的。

（3）全身支持疗法　养成良好的生活规律及饮食卫生习惯，戒除烟酒等不良行为，进食高蛋白、高维生素、易消化食物，骨质疏松者服钙剂和鱼肝油。除急性发作期完全休息外，慢性期可以短期休息及从事较轻工作，工作环境不易寒冷、潮湿、多风，避免进行高强度的体力活动，尤应注意避免弯腰工作，以防止驼背畸形发生。

（4）物理治疗　物理治疗是应用力、电、光、声、磁、热等物理因子增进局部血液循环，从而达到消炎镇痛的目的来治疗本病的一种方法。

（5）外科治疗　手术治疗只能纠正畸形、改善功能，但不能治疗疾病本身。

## 强直性脊柱炎的手术适应证有哪些?

答：（1）适应证

① Cobb 角大于 40°且有功能障碍者，血沉降至 40mm/h 左右

时进行矫正；

② 驼背并髋关节强直时，因髋关节屈曲畸形加剧了重心已偏移的身体上部，使脊柱、髋关节的应力进一步加大。

（2）禁忌证

① 原发病尚在活动期，不能用药物控制者；

② 年老体弱，脊柱严重骨质疏松者；

③ 主要脏器，如心、肺等功能不全者；

④ 全身情况不佳者，如贫血、疼痛严重、体温不稳定等。

（3）手术方式　先行髋关节矫形手术，再矫正驼背是合理手术方式。若是髋关节骨性强直，采用人工关节置换术；若是髋关节周围软组织挛缩，则采用关节松解术。

## 强直性脊柱炎患者术前有哪些护理要点？

答：（1）心理护理　强直性脊柱炎患者由于长期遭受疾病带来的疼痛、僵硬等不适症状的困扰，对手术既期待又充满了恐惧，术前焦虑症状明显。护士应加强与患者的及家属的有效沟通，告知手术的大致过程、术后注意事项及手术效果等，使其充分了解脊柱矫形后的机体状况。

（2）肺功能锻炼　强直性脊柱炎患者术前加强肺功能锻炼能增加肺活量，可以有效预防术后的肺部感染、肺不张等并发症的发生，其锻炼方式如下。

① 深呼吸运动：嘱患者深吸气后屏气数秒再用力呼气（尽量延长呼气时间），每天 3 次，每次 40～50 次。

② 吹气球法：鼓励患者尽可能将气球吹到最大，休息 10～15s 后，再重复上述方法 10～20min，每天 3 次。

③ 对于长期吸烟的患者，入院后即要求患者禁烟，并指导患者学会有效咳嗽咳痰的方法，以便术后能配合咳嗽咳痰。

## 强直性脊柱炎患者术后的护理要点有哪些？

答：强直性脊柱炎患者术后的护理要点包括病情观察、脊髓功能观察、体位护理、引流管护理等。

（1）病情观察　强直性脊柱炎患者截骨矫形术手术范围大，术中出血量较多，术后应加强心率、脉搏、呼吸、血氧饱和度等生命体征的病情观察，保证患者围手术期的安全。

（2）体位护理　术毕返回病房后，予以平卧于置放了气垫床的硬板床上，平卧6h后予以轴式翻身侧卧；侧卧时腰背部垫三角枕，避免腰部不适。

（3）脊髓功能的观察　由于截骨矫形术术中截骨节段多，再加上手术的牵拉，术后可能由于水肿或血肿压迫脊髓导致神经功能症状的出现。护士应注意观察患者下肢的感觉运动功能状况，返回病房后即开始嘱患者活动下肢脚趾，询问患者下肢有无麻木、疼痛、无力等感觉，如发现异常，及时告知医师并处理。

（4）引流管的观察及护理　术后保持引流管通畅，避免引流管脱落、打折、扭曲、受压等。术后加强观察引流液的量、颜色、形状等。观察发现有活动性出血或脑脊液漏等予以及时处理，促进患者舒适及围手术期安全。

## 强直性脊柱炎患者术后容易出现哪些并发症？应如何护理？

答：强直性脊柱炎患者术后容易出现肠系膜上动脉综合征、脑脊液漏、肺部感染等并发症。

（1）肠系膜上动脉综合征　由于脊柱长时间处于屈曲位，导致肠系膜变短；当畸形得以矫正时，会使肠系膜上动脉受到牵拉，压迫肠系膜出现肠系膜综合征，表现为频繁恶心、间歇性呕吐、腹痛、腹胀等。术后胃肠功能未恢复时，宜禁食以使胃肠减压，待肛门排气后再进食，进食顺序按流质、半流质、普食的顺序进行。

（2）脑脊液漏　其护理措施参考腰椎间盘突出症病例的相关内容。

（3）肺部感染　术后由于机体抵抗力下降、术口疼痛等原因，导致患者咳嗽、咳痰无力，清理呼吸道无效，容易继发肺部感染。术后应加强观察呼吸道管理，常规遵医嘱予以雾化，低流量氧气吸入，鼓励患者有效咳嗽咳痰，保持呼吸道通畅，并遵医嘱合理使用抗生素，以有效预防或控制肺部感染。

## 如何指导强直性脊柱炎患者进行日常保健及功能锻炼?

答：功能锻炼有助于预防畸形及减轻功能障碍，必须鼓励患者克服疼痛、恐惧心理，对脊柱、髂、肩、膝关节进行经常性锻炼。功能锻炼的原则应先慢后快、先小幅度后大幅度、先局部后整体、先轻后重，循序渐进，持之以恒。

（1）日常保健　指导患者在日常生活中，时刻注意保持正确的姿势和体位，纠正不良习惯，这对于预防畸形非常重要。站立和行走时尽量保持抬头、挺胸、收腹；坐位宜使用直背硬靠椅，上身挺直收腹，尽可能向后靠椅背，髋、膝屈曲，避免坐矮板凳或沙发；卧位要求睡硬板床，低枕或不垫枕头，使腰背处于自然伸展状态；看书、读报时，视线应与书报保持平行高度，避免颈椎过久后仰或前倾。

（2）进行低强度有氧运动，增强机体耐力　打太极拳、游泳、步行、骑自行车等可增强心肺功能，全身肌力的锻炼可防止或减轻脊柱和关节畸形。

（3）维持胸廓活动度的运动　每天进行深呼吸练习，每次重复20次左右，每天2～3次；扩胸运动使胸廓展开，每天2次，每次重复10～20次；保持脊柱正确的姿势和灵活性，每天头、背、臀、足跟均贴墙，挺直站立30min以上；增强脊柱小关节的活动，如颈、腰各个方向的运动转动，以维持脊柱生理曲度，防止脊柱强直。

（4）被动运动　运动推拿手法和牵引可以加快身体的血液循环、缓解肌肉痉挛、减轻疼痛，改善关节活动范围。

## 如何进行强直性脊柱炎患者的出院指导?

答：强直性脊柱炎患者出院后应对患者进行系统的健康教育指导，以促进患者的康复。

（1）嘱患者保持良好的心理状态，特别是已经出现畸形或肢体残疾的患者，须乐观积极地面对疾病、树立自强不息的信念、保持良好的精神状态以预防疾病复发。

（2）注意保暖，避免寒冷、潮湿的刺激。平时的居住环境、工作环境都要避免潮湿、寒冷，夏季时避免直吹冷空调。

（3）加强功能锻炼，尤其是腰背、髋部运动，保持腰背肌各关节的生理活动度。

（4）遵医嘱坚持药物治疗，必须按照医嘱按时服药，不可自主随便停药。应该根据患者的具体情况选择服药时间，对于长期服药而食欲缺乏的患者，无论服中药还是西药，都在饭后 0.5～1h 服用，以减轻药物对于胃黏膜的刺激。定期监测肝肾功能，发现消化道不适症状明显时，应及时到医院进行复查处理，以调整非甾体消炎药的用法进行有效治疗。

（5）饮食指导 指导患者进食清淡、易消化饮食，食物富含高蛋白、高维生素、高纤维素，忌食辛辣、肥腻、烟酒等刺激性食物，饮食应多样化，保持营养均衡。适当多饮水，以促进药物在体内的代谢，减少各种药物在体内的不良反应。

（6）保持良好的姿态，坚持睡硬板床，平卧低枕，以减轻腰背部的疼痛，长期坚持还可以预防或改善畸形。

（7）通过合理的膳食，运动锻炼，不断增强体质，提高机体的抵抗力，预防感染，也是防止疾病复发的重要条件。

（8）遵医嘱定期复查，根据疾病动态调整治疗方案，以利于疾病的控制。

## 【护理查房总结】

目前强直性脊柱炎的病因不明，尚无根治方法，药物对症治疗是主要手段。一旦出现韧带钙化或关节强直，病变将不可逆转，从而使受累部位功能丧失，因此要早期发现、及时治疗并采取必要的康复锻炼，而且要因人、因病情、因病程制订护理计划，不能急于求成，要循序渐进、持之以恒，才能得到较好的效果。

# 病例6·强直性脊柱炎合并双髋关节强直（双髋关节置换）

## 【病历汇报】

**病情** 患者男性，45岁，因“双髋进行性疼痛、活动受限10年，双髋关节强直1年”入院。10年前在当地医院确诊为“强直性脊柱炎”，一直服用激素治疗，效果欠佳，双侧髋部进行性疼痛加剧，活动度逐渐减小，1年前出现髋部强直。否认传染性疾病及家族疾病史，无药物、食物过敏史，否认外伤手术史、输血史。

**护理体查** T 36.4℃，P 75次/分，R 20次/分，BP 140/80mmHg。神志清楚，检查合作；颈软，双肺呼吸音清，未闻及干湿啰音；脊柱胸腰段后凸畸形，胸廓活动度降低。患者双侧髋关节屈曲畸形，无明显肿胀，皮肤温度不高，肤色无发红，双髋关节腹股沟处无压痛，足底叩击痛（—），未扪及骨擦音及异常活动。双侧髋关节活动度基本丧失，双侧足背动脉搏动存在，肢端感觉血运可。其他体查无异常。

**辅助检查** 脊柱X线片示脊柱改变及双侧骶髂关节改变，符合强直性脊柱炎；双侧股骨头改变，强直性脊柱炎累及双髋关节。实验室检查：血沉36mm/h，其他无阳性发现。

**入院诊断** 强直性脊柱炎并双髋强直。

**主要的护理问题** 焦虑和抑郁，皮肤完整性受损的危险，躯体活动障碍，知识缺乏。

**目前主要的治疗措施** 加强休养，完善术前检查；择期行双侧人工全髋关节置换术。

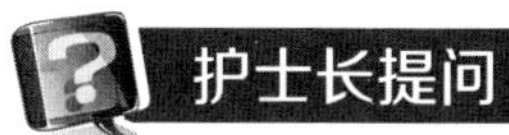


### 什么是髋关节强直?

答：髋关节强直是强直性脊柱炎累及髋关节出现纤维性或骨性强直的一种表现。髋关节症状通常发生于病程的早期，以单侧受累多见，但整个病程中有约74%的患者最终出现双侧受累，临床表现为腹股沟、髋部的疼痛及关节屈伸、旋转、内收和外展活动受限，病情自然进展的结果会导致髋部呈屈曲挛缩状，臀部、大腿或小腿肌肉逐渐萎缩，大约30%的髋关节受累者最终发生骨性强直，严重影响患者的日常生活。

### 该患者诊断为强直性脊柱炎合并双髋关节强直的主要依据是什么?

答：(1) 主要症状和体征　患者脊柱胸腰段后凸畸形，胸廓活动度降低；双侧髋部进行性疼痛、活动受限10年，1年前出现髋部强直。体查双侧髋关节屈曲畸形，无明显肿胀，未扪及骨擦音及异常活动。双侧髋关节活动度基本丧失。

(2) 影像学资料　脊柱、骨盆X线片示脊柱改变及双侧骶髂关节改变，符合强直性脊柱炎；双侧股骨头改变，强直性脊柱炎累及双髋关节。

### 强直性脊柱炎的治疗方案有哪些?什么情况下应考虑行人工关节置换术?

答：强直性脊柱炎的治疗方案总的来说可以分为非手术治疗和手术治疗。其治疗目的主要是控制和预防关节破坏及功能丧失，提高生活质量。治疗原则为早期以药物治疗为主，晚期脊柱或髋、膝等大关节发生强直或严重畸形时以外科手术治疗为主。

(1) 非手术治疗

① 药物治疗

a. 非甾体消炎药 (NSAID)：NSAID可迅速改善强直性脊柱炎患者的腰背部疼痛和晨僵、减轻关节肿胀和疼痛及增加活动范围，可作为早期或晚期症状治疗的一线药物。与按需应用相比，长期持续应用 NSAID 可预防和阻止新骨形成，尤其是选择性 COX-2 抑制药不仅具有较强的抗炎作用，还可预防和阻止强直性脊柱炎的影像学进展。

b. 传统改善病情药物：主要用于缓解疼痛、改善晨僵、改善功能和脊柱活动度。该类药物能够阻止疾病的进展，从而达到控制疾病、改善患者预后的目的。常用的药物包括柳氮磺吡啶、甲氨蝶呤、沙利度胺和来氟米特等。早期、轻症时常单用上述药物，而关节破坏较严重的患者使用甲氨蝶呤与其他药物联合应用。但此类药物起效较慢，一般须服用 1～3 个月方可见效。

c. 糖皮质激素：糖皮质激素不能阻止强直性脊柱炎进展，且不良反应大，一般不主张口服或静脉应用糖皮质激素治疗。顽固性肌腱病和持续性滑膜炎可能对局部糖皮质激素反应好；对全身用药效果不佳的顽固性外周关节炎（如膝关节）可行关节腔内糖皮质激素注射，一般每年不超过 2～3 次。

d. 生物制剂：生物制剂是一种新型的控制强直性脊柱炎的药物，具有良好的抗炎和阻止疾病进展的作用。目前用于治疗强直性脊柱炎的生物制剂有依那西普、英利昔单抗及阿达木单抗，总有效率达 50%～75%。其特点是起效快，抑制骨破坏的作用明显，对中轴及外周症状均有显著疗效，患者总体耐受性好。须注意的是生物制剂有可能发生注射部位反应或输液反应，有增加结核感染、肝炎病毒激活和肿瘤的风险。用药前应进行结核、肝炎筛查，用药期间定期复查血常规及肝肾功能。

② 非药物治疗：强直性脊柱炎是一种慢性进展性疾病，患者除了完善相关检查、定期服药，还应谨慎而长期地进行体位锻炼，在休息时应保持适当的体位；一旦病变上行到上段胸椎及颈椎时，应该停止用枕头；同时对疼痛、炎性关节或软组织给予必要的物理治疗。

(2) 手术治疗　强直性脊柱炎患者出现驼背后凸畸形，髋、膝关节强直或髋、膝关节疼痛，活动受限经正规非手术治疗后仍不缓解，应考虑采用手术治疗。手术治疗的目的是矫正畸形，改善功能，缓解疼痛。髋、膝关节的手术有滑膜切除术和人工关节置换术两种；驼背后凸畸形的矫正主要通过脊柱截骨术来实现。手术效果是长期的、稳定的、可靠的，但术前应告知患者手术目的是治疗强直性脊柱炎导致的严重脊柱畸形和关节功能障碍，而不是治疗疾病本身。

强直性脊柱炎经过内科治疗（或未经治疗）后，髋、膝关节出现关节间隙的明显狭窄、疼痛、活动受限或关节强直、融合，屈曲畸形时，应考虑行人工关节置换术。关节强直后早期接受人工关节置换术者疗效优于延迟手术者。对高度屈曲强直畸形患者更应鼓励早期接受手术治疗。早期手术有利于改善关节功能，提高患者生存质量。

**该患者预行双侧人工全髋关节置换术，对于此类患者术前护理应重点关注哪些方面?**

答：强直性脊柱炎患者通常具有严重的髋关节屈曲畸形、脊柱后凸畸形、关节强直、骨质疏松等临床特点，使得此类患者行全髋关节置换术不同于一般患者，除常规术前护理外应着重注意以下几个方面。

（1）术前评估及准备

① 强直性脊柱炎患者，常有营养不良，贫血，长期服用药物造成的药物性肝、肾功能损害等，因此术前应遵医嘱完善各项检查，加强营养，纠正贫血，停用强直性脊柱炎治疗药物，必要时应用保护肝、肾功能的药物。对于激素依赖而术前无法停用的患者，应在手术前逐渐减量至泼尼松 1 片/天以下，方可进行手术。

② 关注血沉和 C 反应蛋白值以及患者是否有发热、多汗等强直性脊柱炎活动期症状，有异常时应及时报告医师。根据经验，血沉＜50mm/h、C 反应蛋白＜3mg/dl、患者无发热、一般状况良好时可以进行关节置换手术。

（2）心理护理　强直性脊柱炎患者多为青壮年，因长期髋关节活动受限，生活不能完全自理，情绪多焦虑、烦躁，在对术后肢体功能改善抱有极大希望的同时，又对手术感到恐惧，顾虑较多。因此护士应热情主动与患者及家属沟通交流，取得患者的信任，理解患者并帮助患者分析病情，做好术前健康教育，介绍同病例康复期的患者来现身说法，让患者了解手术是解除髋关节疼痛、纠正畸形、重建髋关节功能的一种最有效的方法，增加患者及家属对手术的认识和理解，取得家庭配合。

（3）心肺功能训练　强直性脊柱炎患者多伴有限制性通气功能障碍，为避免手术中的麻醉风险，提高患者对手术的耐受性，术前须指导患者深呼吸并有效咳嗽，通过吹气球、缩唇呼吸、膈肌呼吸等方法锻炼呼吸功能，增加肺活量；也可指导患者利用床上的拉手装置，进行上肢拉伸锻炼。须注意，因强直性脊柱炎患者脊柱间和脊肋关节的固定使胸廓活动受限，肺活量降低，对扩胸明显受限者，在训练时要求不可过高。

**该患者存在严重的脊柱后凸畸形，应如何做好术后体位管理和皮肤护理？**

答：分析本例患者存在如下特点。

① 脊柱活动度受限，伴有严重后凸畸形，患者不能完全平卧；双髋关节同时受累，加上术后被迫体位，大大增加了压力性损伤形成的机会。

② 该患者髋关节强直，周围肌肉存在废用性萎缩，术后假体周围肌肉张力不足将导致假体稳定性差，脱位发生率较高。

因此，做好术后体位管理与皮肤护理对于减轻患者疼痛，防止皮肤压力性损伤和髋关节脱位是非常重要的。可采取的具体措施如下。

① 术后1天内取平卧位，保持床单位整洁、无碎屑，骨突出处贴保护膜，按照脊柱后凸的程度决定枕头的高度，将头垫高至患者感到舒适为止；双肩及腰部凹陷部位垫合适的棉垫增大受压面积，从而将压力分散，避免骨突部位出现压力性损伤。

② 患肢保持外展15°～30°中立位，指导患者做到二防，即一防为防过度屈曲和伸直，可在膝关节下垫一软枕；二防为防内旋、内收、在两膝间夹软枕以防止假体脱出。

③ 术后1天后可取半卧位，但床头抬高不超过90°。

④ 术后 2 周内以平卧为主，避免患侧卧位，预防髋关节脱位。平卧位时应经常检查背部后凸部位皮肤情况，定时翻身、按摩受压处皮肤，防止压力性损伤的产生。本例患者为同期双髋关节置换，应常规使用气垫床，采用平卧位与半坐卧位交替变换体位，在病情允许的情况下要求每 2h 翻身或变换 1 次体位，可指导患者利用床上拉手装置每 2h 抬臀 1～2 次，以减少局部受压的情况。

⑤ 搬运患者时采用四人搬运法，即 4 人分别站于患者的两侧，每侧 2 人，1 人托住患者的肩部及腰部，1 人托住患者的臀部及下肢，4 人同时使力，平行将患者移于床面上。床上排便时，注意要将双侧髋关节整个抬起。如患者出现下肢不等长、疼痛、触摸手术部位有异物突出感应及时报告医师。

## 如何指导该患者进行术后康复锻炼？

答：该患者术前病程长达十余年，双髋关节出现强直，关节周围软组织已挛缩，手术中虽进行了软组织松解，但容易再次瘢痕化，影响关节活动。因此术后康复锻炼非常重要。除了按常规锻炼髋关节活动度和加强股四头肌力量训练（参见髋关节置换术后功能锻炼）外应做好以下训练。

（1）平衡能力训练　因强直性脊柱炎患者身体的平衡性和肢体的协调性比一般患者差，在行走前让患者在床尾或用两手扶步行器站立，两腿分开与肩同宽，护士在患者身后左右摇晃其腰部，以了解患者的平衡能力，然后借助步行器行走。

（2）下肢本体感觉和步态训练　为了患者的安全，建议使用步行器。一般全髋关节置换术后的患者，步态的改善可延续至术后 2 年，而强直性脊柱炎患者的步态改善时间会更长。

应注意的是强直性脊柱炎患者常同时侵犯髋关节和膝关节，髋、膝同时活动受限，肌肉萎缩明显伴骨质疏松。在训练中要注意幅度、强度和整体协调性，防止强硬牵拉，避免引起患者骨折，以免影响手术治疗和术后康复。此外，由于很多强直性脊柱炎患者术前已习惯强直状态，术后获得少许活动就易满足，导致锻炼不刻苦，影响术后效果。因此应鼓励患者循序渐进地积极锻炼，树立良好的生活态度。

**该患者的出院指导应包括哪些内容?**

答：出院时除了告知患者人工关节日常养护知识外，还应指导患者以下内容。

(1) 平时保持正确的姿势，避免长期弯腰活动，尽量减少对脊柱的负重和创伤，站立时应尽可能挺胸、收腹和双眼平视。夜间休息以平卧为主，也可俯卧、睡硬板床，尽量减少侧身弓腰睡觉。

(2) 加强营养，多进食含蛋白质、维生素 C、钙、铁丰富和高热量的食物，增加自身抵抗力，及时医治全身的隐匿性病灶，防止骨质疏松和髋关节的远期感染。

(3) 出院后仍应坚持训练，与主治医师保持联系，定期检查髋关节的功能及强直性脊柱炎的病情进展情况，及时修改训练方案。

## 【护理查房总结】

强直性脊柱炎多伴有髋关节的受累，表现为关节的活动受限、僵直，严重者可致残。全髋关节置换术能有效地改善髋关节功能，提高患者生活质量，已经成为目前治疗晚期髋关节强直病变疗效较满意的方法。

此类患者通常年龄较轻，病程较长，全身状况较同龄人差，其心理状态也与正常人群有所不同，故围手术期的护理与常规髋关节置换有所不同。除做好一般全髋关节置换手术护理措施外，还应特别强调术前心理护理，使患者心理状态得到较好的调整。同时完善的术前评估和训练必不可少，可使术后护理变得更为顺利，防止肺部感染、压力性损伤等并发症的发生。在术后护理中，对于强直性脊柱炎行同期双侧全髋关节的患者，因卧床时间相对延长，加上患者多伴有脊柱后凸畸形，护理难度非常大，故应将重点放在背部及骶尾部皮肤护理、防止髋关节脱位和鼓励患者积极康复锻炼上，同时应加强健康宣教、有预见性地进行护理干预、防止并发症的发生，以有效提高患者的生活质量。

# 第八章　运动系统畸形

## 病例1 • 先天性髋关节脱位

### 【病历汇报】

**病情**　患儿女性，2岁，因“发现左侧髋关节异常响声1个月”，跛行入院。患儿自起病以来，精神食欲欠佳，睡眠差，大小便正常。患儿家属否认传染性疾病及家族性疾病史，无药物、食物过敏史，否认外伤手术史、输血史。

**护理体查**　T 36.9℃，P 110次/分，R 20次/分，BP 112/70mmHg。神志清楚，自主体位，无病容，表情自如，查体不合作。双侧大腿内侧皮肤皱褶不对称，左侧皮纹较健侧深陷，弹进弹出实验阳性，Allis征阳性，双下肢皮肤感觉正常，末梢血运良好。

**辅助检查**　髋关节X线片示先天性左侧髋关节脱位。实验室检查：纤维蛋白原5.86g/L，血沉35mm/h，C反应蛋白52.5g/L，白蛋白22.7g/L，总蛋白41.4g/L。

**入院诊断**　先天性左侧髋关节脱位。

**主要的护理问题**　焦虑、躯体移动障碍、有皮肤完整性受损的危险等。

**目前主要的治疗措施**　完善相关检查，持续皮牵引，制动、镇痛；择期行蛙式石膏外固定。

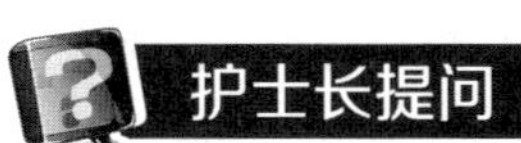


### 什么是先天性髋关节脱位？

答：先天性髋关节脱位是由于遗传、臀位产、捆腿等因素造成单侧或双侧髋关节不稳定，股骨头与髋臼对位不良的一种疾病。多数情况下，新生儿髋关节脱位发生率为 1.0%～3.4%，其他髋脱位发生率为 1.0‰～1.5‰。该病臀位产发病率比非臀位产的高 5 倍、女性为男性的 4 倍、有家族史的是无家族史的 7 倍，左髋受累多于右髋。先天性髋关节脱位的病因学是多因素的，受到激素和基因调控的影响，具体包括韧带松弛、胎位、产后体位、髋臼原始发育状况、地域种族差异等。

**先天性髋关节脱位一般须做哪些检查？该患者诊断为左侧髋关节全脱位的依据是什么？**

答：(1) 先天性髋关节脱位一般须做超声、X 线及 MRI 检查。

① 超声检查：新生儿髋关节主要由软骨构成，X 线片很难显影。而超声则可以很好地显示软组织解剖以及头臼关系。超声检查是发现新生儿髋关节异常的一个有用的辅助手段，但是应该慎重使用，以避免对微小异常的过度治疗。对于采用 Pavlik 挽具治疗者，超声在发现治疗早期失败病例方面很有益处。

② X 线：任何年龄段骨盆 X 线片大都可以显示髋关节脱位；而对于新生儿不稳定髋关节，X 线片则不能发现；3～6 个月大时，髋关节脱位在 X 线片上即可识别。但婴儿时期，股骨上端尚未骨化，髋臼大部分为软骨，必须仔细阅片。

③ MRI：对于婴儿髋关节可以提供很好的解剖影像，但价格昂贵，临床应用少。

(2) 本病例主要诊断依据为以下两点。

① 主要症状和体征：双侧大腿内侧皮肤皱褶不对称，左侧皮纹较健侧深陷，弹进弹出实验阳性，Allis 征阳性，双下肢皮肤感觉正常，末梢血运良好。

② 影像学资料：X 线片示先天性左侧髋关节脱位。

**先天性髋关节脱位的临床表现有哪些？**

答：(1) 出生至 1 岁患儿　患儿表现为一侧下肢活动少，蹬踩力量低于另一侧；双侧大腿内侧皮肤皱褶不对称，患侧皮纹较健侧深陷；在为患儿更换尿布或洗澡时，在髋关节部位可闻及弹响声；在下肢伸直位或屈髋位时，髋关节外展受限；Ortolani 征（患者仰卧，检查者握持其膝部，轻轻外展髋关节同时上举大转子，当股骨头进入髋臼时出现弹入感即为阳性）及 Barlow 征（患者仰卧，检查者握持双膝部，轻轻内收髋关节并向后推，有股骨头滑出髋臼的感觉时即为阳性）阳性，Allis 征（又称 Galeazzi 征，患者仰卧，屈髋屈膝，两足平行置于床面，比较两膝高度，不等高为阳性，提示较低一侧股骨或胫骨短缩，或髋关节后脱位）阳性。

（2）行走后儿童　患儿出现跛行或摇摆步态（即“鸭步”）；臀部扁而宽，股骨大粗隆突出，如为双侧脱位，表现为会阴部增宽、臀部后耸、腰前突增大；触诊感到脱位侧股三角空虚而凹陷，股动脉搏动减弱。髋关节外展受限，内收肌紧张；检查者一只手放在患侧股骨上端大粗隆处，另一只手被动旋转患肢，可以感受到脱位的股骨头滑动；患儿出现 Allis 征，Telescope 征（患者平卧位，下肢伸直，检查者一手握住小腿，沿身体纵轴向上推拉，另一手摸着同侧大转子，如触及有活塞样活动感觉，为阳性，见于髋关节脱位，尤以幼儿体征更为明显），Trendelen-burg 征（患者站立，患侧下肢负重，提起健肢髋膝屈曲，观察健侧臀皱襞，如健侧皱襞下垂，躯干向患侧倾斜为阳性，见于髓关节脱位或臀中、小肌麻痹，反之则为阴性）阳性。

## 先天性髋关节脱位有什么并发症？

答：（1）股骨头缺血坏死（AVN）　AVN 是先天性髋关节脱位治疗后远期结果差的主要原因。它是与治疗直接相关的一个问题，多数情况下可以预防。随着技术改进，严重的 AVN 发生率应在 5%以下。AVN 最常见的原因是制动体位不当，如极度外展或内旋；内旋不仅可以增加股骨头的压力，也会减少关节囊的供血。另外，跨过髋关节的肌肉明显挛缩紧张，使复位后头臼压力过大，也可导致 AVN。预防措施是避免异常体位，如果复位后压力大则应行股骨短缩。

（2）复位不充分和再脱位　治疗先天性髋关节脱位时最常见的

并发症是复位和维持复位失败。闭合复位后CT有助于判断复位情况，如果再脱位应试行再次复位，如果不稳定，应改行切开复位进行治疗。如果切开复位后复位不良将使进一步治疗变得更困难。切开复位失败的常见原因有髋臼显露不充分、术中股骨头没有完全进入髋臼、术中拍片观察有误（股骨头与髋臼间距宽提示复位不良）。

（3）残留髋臼发育不良　复位后，由于股骨头所施加的应力刺激，髋臼开始塑形，表现为髋臼逐渐加深和臼底倾斜度逐渐减少。髋臼外缘出现上翘和眉毛样改变是可靠的塑形证据，只有当其下降与股骨头层同心圆时，真正的覆盖才达到。

（4）迟发的髋臼发育不良　有些患者到青少年期才开始出现髋关节脱位症状，有些以前有髋关节脱位的治疗史，而大多数不知道以前有髋关节问题。患者主诉腹股沟区疼痛（有时放射至外侧或沿大腿至膝部），每于用力和长时间行走或站立后出现，疲劳或不适的时候出现跛行。一旦症状出现，通常不会不断加重。

## 先天性髋关节脱位分哪几种类型？

答：先天性髋关节脱位按照性质可分为典型性先天性髋关节脱位和畸胎型髋关节脱位。

（1）典型性先天性髋关节脱位

① 先天性髋关节半脱位：该型股骨头及髋臼发育差，股骨头向外轻度移位，未完全超出髋臼，髋臼指数也增大。它既不是髋关节发育不良导致的结果，也不是髋关节脱位的过渡阶段，而是独立的类型，可以长期存在下去。关节手术中可以发现在髋臼的外侧有一个膜样阻隔，限制股骨头完全复位。

② 髋臼发育不良：又称为髋关节不稳定，早期常无明显症状，X线片常以髋臼指数增大为特征，部分患者随生长发育逐渐稳定，部分患者采用适当的髋关节外展位治疗后随之自愈，但是也有少数病例髋臼发育不良持续存在，成年后出现症状，需要手术治疗。

③ 先天性髋关节脱位：为最常见的一种，股骨头已完全脱出髋臼，向外上、后方移位，盂唇嵌于髋臼和股骨头之间。该型根据股骨头脱位的高低分为以下三度。

a. Ⅰ度：股骨头向外方移动，位于髋臼同一水平。

b. Ⅱ度：股骨头向外、上方移位，相当于髋臼外上缘部位。

c. Ⅲ度：股骨头位于髂骨翼部位。

（2）畸胎型髋关节脱位均为双侧髋关节脱位，双膝关节处于伸直位僵硬，不能屈曲，双足呈极度外旋位，为先天性关节挛缩症；有的合并并指、缺指或拇内收畸形。该型治疗困难，疗效不佳，需要手术治疗。

**先天性髋关节脱位的治疗方式有哪些？该患儿采取的是何种治疗方式？**

答：（1）非手术治疗

① 出生至6个月龄患儿：非手术治疗的最佳时期。治疗方法包括应用简单的柔软支架如外展尿枕、连衣挽具保持双髋关节屈曲，外展位置，治疗时间为6～8周；采用外固定器具固定；闭合手法复位。

② 半岁至3岁患儿：石膏固定、外固定支架固定。

（2）手术治疗　大于3岁患儿可行髋关节内侧入路切开复位术、髋关节前方入路切开复位术、髂骨截骨术、髋关节囊周围髂骨截骨术、髋臼造顶术、骨盆三骨联合截骨术等。

该患儿主要采用的是蛙式石膏固定。

**患儿目前主要的护理问题是什么？**

答：（1）焦虑　与患者及家属担心预后等有关。

（2）躯体移动障碍　与石膏固定等有关。

（3）有皮肤受损的危险　与小儿皮肤娇嫩、石膏固定、患儿缺乏自护能力等有关。

（4）有牵引效能降低或失效的危险　与患儿体位不当、活动度大、家属配合差等有关。

（5）潜在并发症　肢体血液循环障碍。

**针对该患儿应采取怎样的护理措施？**

答：（1）心理护理　由于先天性髋关节脱位治疗周期长、效果不十分理想、家属顾虑、患儿恐惧，护理人员应关心、体贴他们，与其密切交谈、讲故事、做游戏，消除其对治疗与陌生环境的恐惧心理，获得信任，使其配合。

（2）饮食护理　鼓励患儿多进食；尽量母乳喂养，少量多餐。

（3）体位　更换外固定装置时，应特别注意保护髋关节的稳定，防止变换体位时过度移动而使髋关节再脱位。

（4）石膏固定护理　经常检查石膏固定是否对局部皮肤压迫过紧，肢体皮肤有无摩擦、卡压现象；冬季注意肢体末端保暖，防止冻伤；防止大小便、食物残渣等污染石膏，而致变形和折断。并注意倾听患儿啼哭及主诉，以便及时发现皮肤压力性损伤或血液循环障碍；同时，应及时给患儿换尿片，保持会阴部及臀部皮肤清洁、干爽。

（5）主要的护理问题及护理措施

① 躯体移动障碍：与石膏固定等有关。

护理措施：协助患者翻身、拍背，指导患者进行适当的功能锻炼。

② 有皮肤受损的危险：与小儿皮肤娇嫩、石膏固定、患儿缺乏自护能力等有关。

护理措施：石膏固定期间，密切观察被固定肢体末梢血液循环、皮肤颜色和温度及踝关节活动情况，若出现固定过紧、趾端冰冷等情况，及时与医师联系。保持石膏清洁干燥，防止大小便污染使石膏发臭、发霉、发潮、变形等。

### 如何给患儿进行出院指导？

答：（1）饮食与休息　继续加强营养；多晒太阳；石膏拆除早期，避免过度负重，防止髋关节发生再脱位。

（2）石膏护理　向患者及家属交代石膏固定的注意事项，并教会家属观察患肢末梢血液循环，以便发现异常，及时就诊。

（3）功能锻炼　鼓励患者进行固定范围以外的肌肉收缩与关节的主动活动，功能锻炼可以同游戏结合起来。

（4）复诊　术后3个月复诊，若发现石膏内皮肤局限性疼痛、末梢血液循环障碍或石膏折断等情况，应及时复诊。

（5）预防宣教　对孕妇做好产前检查，尽可能纠正和减少臀位；废除传统的双下肢伸直内收位的襁褓固定方法；禁止胎儿娩出母体后倒立位悬吊婴儿下肢拍背排羊水防窒息的方法；普及新生儿髋关节检查，以便早发现、早治疗，全面促进儿童的健康。

## 什么是石膏固定技术？石膏固定技术的目的是什么？

答：石膏外固定术是利用硫酸钙吸水后形成结晶的特点，根据身体不同部位的形态，塑制成各种石膏型，对不同部位进行固定，适合于各种骨折固定和手术后外固定，具有牢固、透气、无不良反应的优点。操作时应注意石膏固定不能过松或过紧，不能有局部压迫，以防止压迫性溃疡及缺血性肌挛缩等严重并发症。

## 石膏固定有哪些类型？石膏固定后应注意哪些事项？

答：石膏固定的类型包括石膏托、石膏夹板、石膏管型、躯体石膏。

石膏固定的注意事项如下。

（1）要维持石膏固定的位置直至石膏完全凝固。为了加速石膏凝固，可适当提高室温，或用灯泡烤箱、红外线照射烘干。因石膏传热，温度不宜过热，以免烫伤。

（2）搬动运送患者时，注意避免折断石膏，如有折断应及时修补。

（3）患者回病房后，应抬高患肢、防止肿胀，石膏干后即开始未固定关节的功能锻炼。

（4）密切观察肢体末端血液循环、感觉和运动情况，如有剧痛、麻木或血液循环障碍等不适情况，应及时将石膏纵行全层剖开松解，继续观察伤肢远端血液循环情况，若伤肢远端血液循环仍有障碍，应立即拆除石膏，完全松解，紧急处理伤肢血供障碍。

（5）肢体肿胀消退后，如石膏固定过松，失去固定作用时，应及时更换石膏。

（6）天气冷时，要注意石膏固定部位保暖（但无须加温），以防因受冷伤肢远端肿胀。

## 石膏固定可能引起哪些并发症？应如何预防和处理？

答：(1) 坏疽及缺血性挛缩　石膏固定过紧，影响静脉回流和动脉供血，使肢体严重缺血、肌肉坏死和挛缩，甚至出现肢体坏疽。因神经受压和缺血可造成神经损伤，使肢体严重残疾；因而，石膏固定松紧应适当，术后应严密观察，及时处理。

(2) 压力性损伤　多因包缠石膏压力不均匀使石膏凹凸不平或关节处塑形不好所致；也可因石膏尚未凝固定型，就将石膏型放于硬板上，造成变形压迫而形成压力性损伤。一般患者有持续性局部疼痛不适，若石膏局部有臭味及分泌物，即说明有压力性损伤存在，应及时开窗检查，进行处理。

(3) 化脓性皮炎　因固定部位皮肤不洁、有擦伤及软组织严重挫伤有水疱形成，破溃后可形成化脓性皮炎，应及时开窗处理，以免影响治疗。

(4) 坠积性肺炎　多为大型躯干石膏固定或老年患者合并上呼吸道感染而未能定时翻身活动，而导致坠积性肺炎。术后加强未固定部位的功能锻炼和定时翻身可以预防坠积性肺炎。治疗除常规抗感染外，应进行体位引流，即头低足高位、侧卧及俯卧位，使痰液易于咳出。

(5) 废用性骨质疏松　大型石膏固定后，固定范围广，加上未固定关节未进行功能锻炼，易发生废用性骨质疏松；骨骼发生失用性脱钙，大量钙进入血液，从肾脏排出，因此易导致肾结石；特别是长期卧床包扎石膏的患者，更易发生肾结石。因此，患者应多饮水和翻身，加强未固定部位的功能锻炼，以预防骨质疏松。

## 石膏固定的患者如何进行护理？

答：(1) 石膏固定前

① 患者的体位：一般将肢体放在功能位。

② 皮肤的护理：肢体皮肤清洁，但不需要剃毛；若有伤口，则用消毒纱布、棉垫覆盖，避免用绷带环绕包扎或粘贴橡皮胶。

③ 骨突部加衬垫：常用棉织套、纸棉、毡、棉垫等物，保护骨突部的软组织，保护畸形纠正后固定的着力点，预防四肢体端发

生血液循环障碍。

（2）石膏固定后

① 患者的搬动：石膏未干透时，不够坚固，易变形断裂，也容易受压而产生凹陷，因此石膏须干硬后才能搬动患者，同时搬动时只能用手掌托起石膏而不能用手指，以免形成压迫点。

② 患肢抬高，适当使用衬垫给骨突部减压：如下肢石膏固定后要用硬枕垫在小腿下使足跟部悬空；上肢石膏固定后，可用绷带悬吊将前臂抬高。

③ 促进石膏凝固：夏季可将石膏暴露在空气中，或用电扇吹干；冬天可用电灯烘架，使用时注意让石膏蒸发的水蒸气散出被罩外，注意用电安全，灯的功率不可过大，距离患者身体不可太近，照射 1～2h 应关灯 10～15min，以免灼伤患者。神志不清、麻醉未醒或不合作的患者在使用烤灯时要有人看护，以免发生意外。

④ 患肢的观察：石膏固定后，即要用温水将指（趾）端石膏粉迹轻轻拭去，以便观察，观察内容如下。

a. 观察肢体末端血液循环：颜色是否发紫、发青，是否肿胀，活动度如何，感觉有无麻木、疼痛；如有异常须及时报告，可采取石膏正中切开，局部开窗减压等措施，不要随便给镇痛药。

b. 观察出血与血浆渗出情况：切口或创面出血时，血渍可渗透到石膏表面上，可沿血迹的边缘用红笔划图将出血范围定时做标志观察；伤口出血较多时可能从石膏边缘流出，因此要认真查看血液是否流到外面、棉褥是否污染。

c. 有无感染征象：如发热、石膏内发出腐臭气味、肢体邻近淋巴结有压痛等。

⑤ 预防石膏固定后并发症。

## 【护理查房总结】

先天性左侧髋关节脱位是先天性髋关节畸形中比较常见的疾病，是由于遗传、臀位产、捆腿等因素造成单侧或双侧髋关节不稳定，股骨头与髋臼对位不良的一种疾病。目前对本病尚无有效的预防措施，而早期诊断、早期治疗则是本病治疗的基本原则。所以我们应积极做好社会宣传、增加防畸意识、提高疾病检出率、降低病残疾率、提高人民群众的卫生健康知识水平，对患儿及时进行体检，以免漏诊，以便早期发现、早期治疗。

查房笔记

# 病例 2 • 臀肌挛缩症

## 【病历汇报】

**病情** 患者女性，19 岁，因“蹲、跑、跳困难，走路呈跛行”入院，患者既往身体健康，无肝炎、结核等传染病史，无药物过敏及手术外伤史，规则接种疫苗，无家族遗传病史记载，但有因发热、肺炎而臀部注射青霉素及解热药的叙述。

**护理体查** T 36.5℃，P 88 次/分，R 20 次/分，BP 120/80mmHg。神志清楚，活动自如，无病容，表情自如，步行入院。进一步查体示髋关节屈曲、内收、内旋受限；双下肢不能完全并拢，轻度外旋；下蹲时双髋呈外展、外旋，双膝不能并拢，呈蛙式位；臀部局部肌肉萎缩，皮肤凹陷，有时呈橘皮样，可触及索状囊带。

**辅助检查** 髋部 X 线检查结果显示双侧髋外翻，实验室检查无阳性发现。

**入院诊断** 双侧臀肌挛缩症。

**主要的护理问题** 焦虑、疼痛。

**目前主要的治疗措施** 完善相关检查，择期手术；术后功能锻炼康复治疗。

## 护士长提问

### 什么是臀肌挛缩症?

答：臀肌挛缩症是指因臀部肌肉等软组织挛缩（即变短）而导致髋关节运动受限的疾病。好发于儿童、青少年时期，常为双侧，单侧少见，常因反复多次臀部肌内注射药物引起。由于婴幼儿臀部肌肉薄弱，吸收及修复能力较差，反复多次的臀部注射，机械、物理及药物化学等多种因素刺激使肌肉组织局部出血、水肿、变性、坏死，形成纤维瘢痕组织，失去弹性。臀部外伤、感染、遗传也是重要危险因素。

## 臀肌挛缩症的临床表现有哪些？

答：（1）步态异常　站立或步行时肢体外侧外旋，呈“外八字”（鸭步）步态；跑步时只能小步幅跑动，大步幅时呈跳跃状。

（2）双膝不能并拢　站立时，轻度外旋；坐位时，不能跷“二郎腿”；蹲位时，可出现环圈征、蛙腿症。

（3）臀部改变　臀部皮肤有凹陷或能扪及条索状硬快，患者站立时相对显现患侧臀部尖削的外形，称为“尖臀征”。

（4）髋部弹响　屈伸髋关节时，在股骨大粗隆表面有索带滑过并产生弹响。

（5）表现严重者可见驼背、身体歪斜、骨盆倾斜、脊柱侧弯、长短腿（两条腿比较不一样长）。

## 臀肌挛缩症的治疗方式有哪些？该患者采取的是何种治疗方式？

答：治疗方法包括非手术治疗和手术治疗。

（1）非手术治疗　适用于无明显膝、髋关节功能障碍，主要症状为不会跷“二郎腿”的患者；肌内注射适用于2周以内发病的患者即急性臀肌挛缩综合征者。可采用手法按摩、并膝下蹲锻炼、高频电局部治疗、红外线照射、局部热敷等。手法按摩方法：患者屈膝侧卧，被动强压膝外侧，使股内收。

（2）手术治疗　当患者出现临床常见症状表现、所致的畸形明显或功能障碍较重即可行手术治疗（首先应排除其他疾病的可能，如经X线检查没有髋部骨性病变）。手术治疗是臀肌挛缩症的最佳治疗方法，可以避免长期挛缩引起的迟发性并发症，如滑囊炎、膝外翻、骨关节炎。手术可采用臀肌挛缩带部分切除术和臀肌挛缩松解术。传统手术切口长、创伤大、出血多、恢复较慢，现多采用关节镜手术，此手术具有创伤小、恢复快、安全、美观等优点，且年龄越小，预后越好。

该患者采取的臀肌挛缩松解术。

## 什么是臀肌挛缩松解术？

答：臀肌挛缩松解术是松解挛缩的臀部肌肉等软组织，以恢复其正常功能。现多采用关节镜下治疗，此治疗方法的创伤小，还可远离坐骨神经，同时也不会影响无挛缩的肌纤维组织，治疗后伤口几乎不留瘢痕。

## 该患者术后应采取什么护理措施？

答：(1) 体位护理　双下肢伸直，用绑带或其他约束带绷拢双膝，使双下肢呈内收状态，并用软枕垫高双下肢，使髋关节、膝关节呈屈曲位，既有利于臀肌的放松，也可减轻疼痛。

(2) 饮食护理　饮食给予高蛋白、高热量、高维生素、富含粗纤维及果胶成分的食物，如各种肉类、鱼类、蔬菜、水果等食物；大量饮水，每天饮水量为2000～3000ml；注意预防便秘的发生。

(3) 密切观察伤口的渗血情况　渗血多时可用沙袋或盐袋放在伤口外用腹带包裹压迫止血。伤口敷料渗血多者及时更换敷料，防止感染。密切注意患者的生命体征变化，重视患者的主诉，有不适立即报告医师并处理。

(4) 引流管护理　妥善固定引流管，注意要保持伤口引流管的通畅。注意观察引流液的量，医师将根据伤口引流量的多少决定拔除引流管的时间。

(5) 常见症状及并发症护理

① 疼痛：采取合适体位，通过心理疏导分散注意力，遵医嘱应用镇痛药。

② 恶心、呕吐：少量多餐，食清淡的流质或半流质食物，勿食油腻、辛辣、冰凉的食物；必要时根据病情予以药物治疗。

③ 便秘：参照股骨颈骨折（髋关节置换）。

④ 发热：参照股骨颈骨折（髋关节置换）。

⑤ 压力性损伤：定时翻身，仰卧位与俯卧位交替；注意保持衣服、床单、被套清洁、平整、干燥；大小便后要及时清洗会阴部和肛周部，保持全身皮肤清洁干燥；同时，加强营养；减轻皮肤摩

擦，协助患者翻身时避免拖、拉、推等动作。

⑥ 潜在并发症：坐骨神经损伤、术后下肢行走不稳定、术后复发、血肿、切口感染、髋关节周围软组织骨化、下肢假性不等长、术后髋关节脱位、引流片回缩伤口内、切口浆液性渗出。

## 臀肌挛缩松解术后如何进行功能锻炼？

答：臀肌挛缩症术后功能锻炼对髋关节功能改善及手术效果有着非常重要的作用，宜早期进行功能锻炼，逐步加强；患者应根据自我感受控制锻炼的幅度和强度，既要防止运动强度和幅度过大，影响伤口愈合，又要防止怕痛以及训练方法不正确引起软组织粘连影响疗效。功能锻炼方法如下。

（1）术后当日麻醉清醒后可行踝泵运动和踝关节旋转运动、股四头肌收缩运动。

（2）术后第 1 天开始至拔除引流管前，可在床上做双下肢交叉运动、屈曲内收髋关节、练习起坐以及床上引体向上。

（3）引流管拔除后，即可下床活动进行半蹲训练、并膝下蹲训练、直步行走训练和跷“二郎腿”训练，直至功能恢复良好。

## 该患者如何进行出院指导？

答：患者出院后应继续坚持进行功能锻炼，至少坚持半年以上（根据情况而定），并注意定期进行复查；注意观察伤口情况，若出现伤口愈合不良或伤口持续渗液，应及时就诊；告知患者手术和功能锻炼同样重要，如果不坚持功能锻炼，手术将功亏一篑。

## 如何预防臀肌挛缩？

答：任何注射用药物都有刺激性，但由于药物分子结构及分子团大小不同，对人体组织的刺激程度也各异，对于刺激性大的药物应尽量避免进行肌内注射。对儿童应尽量避免臀肌注射，尤其避免用苯甲醇做溶剂的药物注射。确实需要肌内注射的，疗程以 5 天为宜；并对注射部位用热毛巾外敷，每日 2 次，每次 10min。对一些较多地接受肌内注射的患儿，在每一注射疗程结束后，应给予适当的理疗，以改善局部组织的血液循环，加速肌肉功能的恢复；同时进行髋关节的内收、内旋及屈曲运动锻炼。

## 【护理查房总结】

臀肌挛缩症首先在于预防，应多加强宣教，小儿应尽量避免臀部肌内注射。本病的恢复重点在于加强术后的康复锻炼，如果康复锻炼没有引起足够重视，那么手术将功亏一篑；而功能锻炼最重要的是要持之以恒，且出院后的功能锻炼是保证手术效果的最后一关，故应加强出院宣教、重视出院指导及回访。

查房笔记

# 病例 3 • 斜颈

## 【病历汇报】

**病情** 患者男性，12 岁，因“头面部歪斜 10 年余”入院。自起病以来，精神食欲欠佳，睡眠差，大小便正常，体重无明显减轻。否认传染性疾病及家族性疾病史，无药物、食物过敏史，否认外伤手术史、输血史。

**护理体查** T 36.8℃，P 86 次/分，R 20 次/分，BP 112/76mmHg。神志清楚，自主体位，查体不合作，步行入院。头枕部向左侧倾斜，下颌转向右侧；双侧面部稍不对称，右侧饱满，左侧偏小；左侧颈部胸锁乳突肌呈条索样变。

**辅助检查** 颈椎 X 线片示左侧先天性肌性斜颈。纤维蛋白原 5.86g/L，血沉 35mm/h，C 反应蛋白 52.5g/L，白蛋白 22.7g/L，总蛋白 41.4g/L。

**入院诊断** 左侧先天性肌性斜颈。

**主要的护理问题** 疼痛、有皮肤完整性受损的危险、潜在并发症（窒息等）。

**目前主要的治疗措施** 完善术前相关检查；择期行左侧胸锁乳突肌胸骨端离断术。

## 护士长提问

### 什么是斜颈?

答：斜颈是指因一侧胸锁乳突肌挛缩所致的颈部歪斜，以头向患侧倾斜，而颜面转向健侧为主要表现的疾病。斜颈是小儿常见的姿势畸形，可由多种疾病引起。一侧胸锁乳突肌挛缩、变性是本病直接原因，但胸锁乳突肌变性的病因至今仍不完全清楚，甚至对是否为先天性疾病也有争议。分娩过程中的产伤或难产都可能是胸锁乳突肌缺血、出血、血肿机化、肌纤维变性的原因。而且合并其他肌肉骨骼系统疾病的发病率也比较高，如髋关节发育不良和马蹄内翻足等。有部分胎位异常、分娩正常的婴儿也发生肌性斜颈，因而有学者认为胸锁乳突肌纤维化在母体内已经形成，是先天性或遗传性所致。

## 斜颈除了常规的实验室检查之外，还须做什么检查？该患儿诊断为先天性肌性斜颈的依据是什么？

答：还须做X线片。X线片可以诊断绝大多数斜颈，并为分型和治疗方法的选择提供主要的依据。质量良好的颈椎X线片，对确定骨性病变有重要价值，同时可以鉴别诊断是否为感染引发的斜颈（颈椎结核引发的斜颈，X线片显示有骨质破坏、椎旁有软组织肿胀或冷脓肿影像）。

该患者的主要诊断依据为以下两点。①主要症状和体征：头枕部向左侧倾斜，下颌转向右侧；双侧面部稍不对称，右侧饱满，左侧偏小；左侧颈部胸锁乳突肌呈条索样变。②影像学资料：X线片示左侧先天性肌性斜颈。

## 斜颈的主要临床表现有哪些？

答：患儿出生后7～14天常被发现受累的胸锁乳突肌中下部，有一质硬的椭圆形肿块，可逐渐增大；2个月后肿块开始缩小，最后完全消失，该肌成为无弹性的纤维束，头逐渐被牵拉而倾向患侧，颈部扭转，面部倾斜，下颌偏向健侧。如不予矫正，患侧面部发育较慢，形成颜面部和头颅逐渐变形，两侧不对称，这可以由测量两侧眼外眦角至口角的距离而得知；后面观可见枕、颈椎及上胸椎，呈脊柱侧弯畸形。长期未治的患者，患侧颈部的其他肌肉也发生相应的改变，这种晚期的肌性斜颈，即使矫正胸锁乳突肌的挛缩，也难以恢复其颜面部的正常形态。

## 斜颈有哪些类型？

答：根据性质，斜颈分为先天性斜颈和后天性斜颈。

（1）先天性斜颈可进一步分为以下2类。

① 先天性肌性斜颈：是由于一侧胸锁乳突肌纤维化和短缩而引起的；临床表现为一侧胸锁乳突肌内肿块形成，头部向患侧倾斜，面部则转向对侧；当被动矫正头面部旋转畸形时可见患侧胸锁乳突肌紧张，此时容易作出诊断。

② 先天性骨性斜颈：是在颈椎发育缺陷的基础上发生的，如半椎体畸形所致的斜颈；但此型少见，其诊断标准为放射学检查可发现原发病灶，倾斜侧胸锁乳突肌一般无紧张挛缩和硬索条。

（2）后天性斜颈可进一步分为以下 2 类。

① 痉挛性斜颈：为神经源性斜颈，由颈部肌肉异常挛缩引致，病因为中枢神经损害，属椎体外系运动障碍，也可有心因性因素。

② 炎症性斜颈：小儿多为咽喉部的感染性炎症病灶波及颈椎使韧带等组织松弛所致斜颈（Crisel 于 1932 年首先报道，故称 Crisel 症候群），在成人往往是颈椎的类风湿关节炎引起寰枢关节半脱位。

根据头颈部倾斜程度，斜颈分为以下 3 类。

（1）轻型斜颈　头颈向一侧歪斜＜20°，包块＜1cm，头颈活动轻微受限。

（2）中型斜颈　头颈向一侧歪斜 20°～30°，包块＜2cm，质稍硬，面部稍有不对称，颈活动受限。

（3）重型斜颈　头颈向一侧歪斜 30°以上，患侧胸锁乳突肌或包块＞2cm，质硬，面部变形，颈部活动显著受限。

## 斜颈治疗的方法有哪些？该患儿采取的是哪种治疗方法？

答：（1）非手术治疗　适用于 1 岁尤其是 6 个月以内的婴儿，90％患儿可获得良好效果。非手术治疗的方法如下。

① 局部手法按摩及牵拉：手法治疗应于出生后 2 周开始，且须缓慢轻柔。手法扳正时，须将下颌转向健侧，每日 3～4 次，每次手法前后，应按摩胸锁乳突肌或热敷。非手术治疗要坚持 3～6 个月，才可望矫正。

② 物理疗法：包括超短波、旋磁等，其作用与手法治疗相似，目的是通过机械的摩擦产生微细的按摩效应，使坚硬的结缔组织延

长、变软；同时超短波的热作用可促进血液循环，改善局部血供，利于挛缩的包块软化。

③ 局部注射激素：醋酸波尼松龙或合并注射透明质酸酶；前者可抑制炎症细胞浸润，防止粘连及瘢痕形成；后者为蛋白分解酶，可分解透明质酸，促进局部药液扩散，但药物注射疗法应慎用。

（2）手术治疗　目的是切断挛缩的胸锁乳突肌锁骨头及胸骨头，并将其周围的粘连索带、筋膜等松解切断，使头颈部位置恢复居中位。

① 适应证：手法治疗持续 6 个月仍然在头部倾斜、颈部向一侧歪斜＞15°，肌肉紧缩或有硬结；或持续的胸锁乳突肌挛缩，头部旋转活动受限；持续性的胸锁乳突肌挛缩伴进行性一侧面部发育不良。

② 方法：胸锁乳突肌下段切断术、胸锁乳突肌延长术、腔镜技术。

该患儿采取的是左侧胸锁乳突肌胸骨端离断术。

**手术前患儿存在哪些护理问题？针对这些护理问题，应采取哪些护理措施？**

答：（1）心理护理　由于患儿年幼，长时间斜颈造成心理、身体不适。家长对手术安全、手术结果及术后并发症等问题有所担忧。我们应从患儿入院时即对其进行评估，有针对性地进行心理护理，认真做好入院宣教，帮助其熟悉环境，并向患儿及家属介绍疾病相关知识、手术目的、方法、安全性、康复过程、术后功能锻炼的重要性，使其消除思想顾虑、增强治愈信心、积极配合治疗及护理。

（2）协助完善相关检查　向患儿及家属讲解检查目的、意义及注意事项，以取得配合。

（3）皮肤准备　进行手术区域皮肤清洁，特别注意斜颈同侧腋下皮肤的准备，注意观察有无红肿、破溃、皮疹等异常情况发生，以防止术后皮肤感染。

(4) 术前准备　遵循快速康复理念，术前2h开始禁食清饮料，术前6h开始禁食牛奶等液体乳制品、淀粉类固体食物，至少8h前开始禁食其他食物。直至手术，目的是防止因麻醉发生呕吐、误吸造成窒息或肺炎。术前应禁食阿司匹林类抗凝血药。

(5) 其他准备　注意保暖，防止感冒，教会年长患儿深呼吸，训练有效咳嗽、排痰，以减少术后呼吸道并发症的发生。

## 该患儿术后主要的护理措施是什么?

答：(1) 全麻术后护理　嘱患儿头偏向健侧，下颌转向患侧，颈部下垫软枕，注意防止呕吐和舌根后坠；密切观察患者生命体征变化及伤口情况，保持呼吸道通畅，及时清理呼吸道分泌物。

(2) 密切观察病情变化　密切观察患者生命体征变化及伤口情况，注意观察呼吸、面肌活动、眼裂、鼻口位置是否正常，颈是否后仰等，了解患者术中是否有胸部、面部神经及副神经的损伤。

(3) 疼痛护理　保持患者头颈部处于舒适位，减少搬动，及时分散患儿注意力等。

(4) 饮食护理 以流质、半流质食物为宜，进食速度要均匀且慢，以防呛咳及食物呛入气管。

(5) 防止伤口感染　遵医嘱合理使用抗感染药物，保持伤口清洁、干燥，观察患儿体温的变化、伤口情况及局部有无红肿热痛等情况；指导患儿进食时，勿使食物污染敷料，若不慎污染了，应及时更换。

(6) 治疗时的护理　安全防护，妥善约束四肢并上护栏，防躁动时抓物乃至坠床。颈部矫形支架固定1～2个月，保护胸、背、腋下的皮肤，防止压力性损伤；若发生呕吐、呼吸困难，遵医嘱予以吸氧及止吐等对症处理。

(7) 心理护理　如父母多和患儿聊天、讲故事，或让患儿看平时喜欢的书籍及电视，以分散注意力。

(8) 出院指导　指导患者进行功能锻炼，去除颈托后应立即进行颈肌的手法牵拉训练，避免松解的颈肌软组织再度粘连、挛缩，时间不少于1年；指导患者及时复诊，一般情况下2个月后复诊，如有特殊情况应及时复诊。

(9) 主要的护理问题及护理措施

① 恶心、呕吐：参见股骨颈骨折（髋关节置换）。

② 有皮肤受损的危险：与手术创伤、使用矫形器等有关。

护理措施如下。

a. 根据患者病情，选择合适的支具。

b. 佩戴支具位置要准确，松紧度适宜，与胸腰椎的生理曲度相适应。

c. 使用支具期间做好皮肤和饮食的护理，保持皮肤的清洁干燥。

d. 病情观察：及时观察局部皮肤情况，查看有无压红、变色等情况，保持伤口清洁干燥，观察患者体温变化。

③ 潜在的常见并发症（窒息）：与手术后颈部血肿、水肿压迫气管有关。

护理措施如下。

a. 病情观察：24h内须严密观察患儿呼吸道情况，防止血肿压迫气管引起窒息，若有异常，及时报告医师处理。

b. 清理呼吸道：及时清除呼吸道分泌物及呕吐物，保持呼吸道通畅。

c. 术后常规吸氧6h，氧流量速度为1～2L/min；术后常规雾化吸入2次，防止喉头水肿。

## 什么是小儿斜颈矫形器？使用时的目的和注意事项有哪些？

答：(1) 定义　斜颈矫形器由前胸固定片和后胸固定片构成，以将胸、颈、头部束缚固定，限制头、颈运动，束缚住头、颈、胸部，以增强斜颈患者的治疗效果，加快康复的一种外固定矫形器。

(2) 目的　强迫头颈部保持中立位，保证手术效果或纠正习惯性斜颈姿势。

(3) 注意事项

① 佩戴支具位置要准确，松紧度要适宜，与胸腰椎的生理曲度要相适应。

② 根据患者病情，选择合适的支具。

③ 指导患者每天做深呼吸锻炼，可有效预防肺部并发症。

④ 使用支具期间做好皮肤和饮食的护理，即要保持皮肤的清洁干燥且饮食不可过饱。

⑤ 合理保护支具：用温水或冷水加普通清洁剂将支具清洗干净，用毛巾拭干，或平放于阴凉处晾干备用；禁止使用强清洁剂用力清洗，更不可用吹风机吹干或在阳光下暴晒，以免变形，因变形后易造成受力点不准，达不到固定作用或导致皮肤受压破损。

## 此类患儿可以使用何种牵引方法？

答：此类患儿可以使用颌枕带牵引，作用是改善肌挛缩，降低肌张力，挛缩的组织在等张持续牵引状态下，能使颈部肌肉放松、变长；同时能纠正颈椎的弯曲和关节囊挛缩等深部畸形；由于持续缓慢用力，也可防止因手法粗暴所造成的肌肉损伤。

## 怎样进行颌枕带牵引？

答：颌枕带牵引的方法是将颌枕带由头上套放在颈部，后方持住下部，前方置于下颌部，其主要着力点在下颌部，颌枕部两端分别在牵引勾上。牵引钩的宽度约为头颅的 1.5 倍，过窄可影响头顶部血液回流，颏部着力点过于集中，易造成局部皮肤受压。

## 怎样对使用颌枕带牵引的患儿进行护理？

答：(1) 心理护理　护理人员应多巡视及与家属沟通，了解患儿的思想需要，耐心倾听患儿的诉说，真诚理解患儿感受，对患儿提出的问题给予耐心解答，建立良好的护患信任关系。

(2) 一般护理　为患儿提供一个舒适、安静、光线充足的环境，按季节为患儿将室温调至 22～25℃，湿度 50%～60%。关心患儿的寒暖，及时增减被服。

(3) 皮肤护理　行牵引的患者应班班床边交接班，密切观察受压部位皮肤情况及肢体活动情况，保持有效牵引；下颌和后枕部与颌枕带之间用棉垫隔开，避免直接接触，每 3 天更换清洁的颌枕带

1次。每天检查颈部皮肤情况，棉垫污染时随时更换，每2h局部按摩一次，必要时使用皮肤保护剂（赛肤润），平卧时后枕可垫一小气圈，如出现皮肤红肿硬结、水疱及时按压力性损伤常规进行处理。给患儿翻身或进行其他操作时，动作轻柔，勿拖拽患者，以防擦伤患儿皮肤。

（4）饮食护理　给予患儿合理、充足的营养，为患儿提供高蛋白、高热量、高维生素、高钙、富含纤维饮食。

（5）牵引护理　牵引重量应根据病情由医师进行调节，并告诉患儿及家属，不能自己随意增减牵引重量，否则会造成牵引失败。牵引期间，患儿应保持舒适的体位，肩下垫一薄枕，头两侧放一沙袋固定头部，并应每班检查。

（6）病情观察　密切观察患儿的全身及局部情况，观察牵引锤是否悬空、滑车是否灵活、牵引绳与患儿长轴是否平行、牵引部位皮肤是否出现红肿等。

（7）功能锻炼及知识教育　向患儿及家属说明功能锻炼的重要性，取得患儿合作。早期主要进行肌肉的等长收缩练习，再逐渐加大练习幅度和活动范围，但要以活动后患儿不感到疼痛、疲劳为度。

## 牵引的患者可能会出现哪些并发症？应如何进行预防和处理？

答：（1）坠积性肺炎　指导患者练习深呼吸、用力咳嗽、定时拍背，用拉手装置练习坐起等。

（2）压力性损伤　在骨凸部位，如肩背部、骶尾部、双侧髂嵴、膝踝关节、足跟部等处放置棉圈、气垫等。每日温水擦浴，保持床面干燥、清洁。长期受压部位可使用减压贴保护。

（3）便秘　鼓励患者多饮水，多吃粗纤维食物。指导患者每日按摩腹部，先由右下腹至右上腹，再由左上腹至左下腹达耻骨联合上方。如已有便秘，可口服20%甘露醇注射液，每日3次，每次30ml；也可以用开塞露肛门塞入或用肥皂水灌肠。

（4）足下垂　腓总神经损伤和跟腱挛缩均可引起足下垂。下肢牵引时，应在膝外侧垫棉垫，防止压迫腓总神经；行胫骨结节牵引时，要准确定位，以免误伤腓总神经。如患者出现足背伸无力，则为腓总神经损伤的表现，应及时检查并去除致病原因。平时应用足底托板或沙袋将足底垫起，以保持踝关节于功能位；如病情许可，应每天主动伸屈踝关节；如因神经损伤或截瘫而引起踝关节不能自主活动，则应做被动足背伸活动，以防止关节僵硬和跟腱挛缩。

(5) 肌肉萎缩、关节僵硬　在牵引期间应鼓励患者做力所能及的活动，如肌肉的等长收缩、关节活动等，辅以肌肉按摩及关节的被动活动，以促进血液循环、保持肌力和关节的正常活动度，减少并发症的发生。

(6) 过牵综合征　多发生于颅骨牵引时，为牵引过度导致的血管、神经损伤，易伤及舌下神经、臂丛神经和脊髓、肠系膜上动脉等，表现出相应的神经、血管受损症状。如舌下神经过度牵引表现为吞咽困难、伸舌时舌尖偏向患侧；臂丛神经过度牵引表现为一侧上肢麻木。

(7) 牵引针眼感染　保持牵引针眼干燥、清洁。针眼处不需要覆盖任何敷料，每日用乙醇棉签涂擦1次或2次即可。针眼处如有分泌物或痂皮，应用棉签将其擦去，防止痂下积脓。

(8) 皮肤溃疡　多见于皮牵引。皮牵引时应在骨凸部位垫棉垫，防止磨破皮肤。如患者对胶布过敏或胶布粘贴不当出现水疱时，应及时处理。水疱少时可用75%乙醇擦洗；水疱多或有大片皮疹，经治疗无效时，应改用骨牵引。

(9) 其他　颌枕带牵引时应防止牵引带下滑压迫气管引起窒息，进食时应防止食物误入气管。床旁应放置吸引器，如发生异物吸入性窒息，吸引器无法奏效时，应立即配合医师进行气管切开，取出异物并保持呼吸道通畅。

## 【护理查房总结】

斜颈是骨科常见的疾病，是由一侧胸锁乳突肌挛缩所致。目前对本病尚无有效的预防措施，对此疾病，应加大社会宣传力度，普及群众对此疾病的防畸意识，对患儿及时进行体检，做到早期发现、早期诊断和早期治疗。

## 查房笔记

# 第九章　骨肿瘤

## 病例 1 • 骨软骨瘤

### 【病历汇报】

**病情**　患者男性，12 岁，因“无意间发现胫骨上端有肿块 3 个月、疼痛 3 天”入院。既往无其他病史及家族性疾病史。

**护理体查**　T 36.8℃，P 68 次/分，R 20 次/分，BP 110/72mmHg。发育正常，营养正常，神志清楚，无病容，表情自如，体重无减轻，查体合作，胫骨上端可触及 3cm×2cm 大小的肿块，压痛明显，其他体查无异常。

**辅助检查**　胫腓骨 X 线片示胫骨上端可见骨性凸起，其骨皮质和骨松质与正常骨相连，边缘整齐，顶部见软骨帽覆盖，软骨帽中未见钙化现象。病理学检查示单发性骨软骨瘤。

**入院诊断**　胫骨上端骨软骨瘤。

**主要的护理问题**　焦虑、疼痛。

**目前主要的治疗措施**　心理护理。

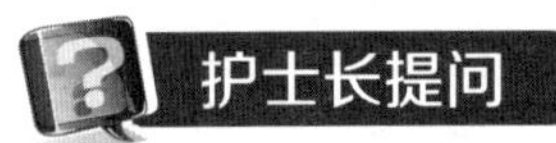


### 什么是骨软骨瘤？

答：骨软骨瘤，又称外生性骨疣，是指骨发育异常所形成的软骨赘生物。其结构包括骨组织及其顶端的软骨帽，是一种常见的良性骨肿瘤，约占良性骨肿瘤的 1/3。骨软骨瘤可分为单发性和多发性，约 90%患者为单发，无遗传性；多发性者与遗传有关，属先天性骨骼发育异常。骨软骨瘤多见于青少年，多数有家族史，可以恶变，恶变一般发生在中年，主要表现为突然长大和出现疼痛，一般为低度恶性的Ⅰ期软骨肉瘤，多发性骨软骨瘤发生恶变的机会要比单发性的多。

病理上，大体观可见肿瘤在切面上显示3层典型结构：表层为血管稀少的胶原结缔组织；中层为淡蓝色的透明软骨；基层为肿瘤的主体，为含有黄骨髓的骨松质。镜下观可见多数的双核软骨细胞，当肿瘤停止生长时，软骨细胞停止增殖，并出现退行性变；当肿瘤发生恶性变而为软骨肉瘤时，可有显著骨化及钙化，而且软骨细胞具有不典型的细胞核。故相关文献报道骨软骨瘤治疗的关键在于终止瘤体中软骨细胞的增殖，特别在术中强调要有足够的手术切除范围，包括骨软骨瘤表面骨膜、软骨帽、骨质及基底部周围部分正常骨质。

## 单发性骨软骨瘤的特点有哪些?

答：单发性骨软骨瘤是最常见的良性肿瘤之一，此肿瘤仅发生于软骨内化骨的骨骼，多见于长管状骨的近骺区，其特征是带有软骨帽的骨性隆起物。在末节指骨，也可出现骨软骨瘤，一般称为甲下骨疣。

## 该患者诊断为骨软骨瘤的依据有哪些?

答：(1) 临床表现　此患者为青少年，病变部位在长骨干骺端，且为单发性。

(2) X线片及病理学检查可确诊，对于脊椎的骨软骨瘤有神经压迫症状者，可选择CT或MRI检查。

## 骨软骨瘤主要有哪些临床表现?

答：(1) 好发年龄　20岁以下。

(2) 好发部位　常见于长管状骨的干骺端（如股骨下端、胫骨上端、肱骨上端和桡骨下端）和躯干骨的骨盆骨和肩胛骨，最常见于膝关节周围的股骨下端及胫骨上端，约占50%。发生于脊椎突向椎管内可引起截瘫。

(3) 早期无自觉症状　关节周围肿块常为首发症状，一般无自觉症状。肿瘤较大者压迫附近的肌腱、血管和神经时出现疼痛。该肿瘤可随年龄的增长、人体的发育而增大，而于骨骺线闭合后其生长亦停止，此后病变处于静止期。

（4）多发性患者，身体矮小，畸形重者可有关节功能障碍。

（5）发生于脊椎椎体后缘或附件部位并向椎管内生长者，可有脊髓或马尾神经压迫症状。

（6）X线片显示在长管骨干骺端有蒂状、鹿角状或丘状骨性凸起，有的肿瘤表面有散在的钙化点。当肿瘤生长迅速，有大量棉絮状钙化影时，提示有恶变的可能。

## 该患者存在哪些护理问题？

答：（1）焦虑和恐惧　与肢体活动障碍或担心预后有关。

（2）知识缺乏　对疾病的诊断、治疗、预后缺乏应有的了解。

## 该患者目前首优的护理问题是什么？应采取哪些护理措施？

答：首优的护理问题是焦虑和恐惧，与肢体活动障碍或担心预后有关。

护理措施如下。

（1）向患者及其家属说明此疾病的相关知识，告知此疾病是一良性肿瘤。

（2）关心和体贴患者，予以心理支持和生活照顾，增加舒适感。

## 骨软骨瘤的治疗原则是什么？

答：（1）对于肿瘤较小，不影响肢体发育和功能，无周围重要血管、神经组织压迫症状者，无须特殊治疗，只需观察并定期复查。

（2）如局部不适，肿瘤较大并压迫周围组织产生症状及发育停止后肿瘤继续增大时应及时手术切除。切除范围应较广，应将包括骨软骨瘤的纤维包膜、软骨帽、瘤体连同基底部分正常骨组织一起切除，以免遗漏，引起复发。

（3）肿瘤切除后应做病理学检查。

## 骨软骨瘤的用药原则是什么？

答：(1) 肿瘤细小，发育停止后肿瘤不再生长者，不需要用任何药物。

(2) 对于需要手术者，术前、术后可酌情应用青霉素、庆大霉素以预防感染，时间为 3～5 天。

(3) 如肿瘤发生截瘫，则按脊髓、神经损伤加用药物。

## 该患者的术前护理要点有哪些？

答：(1) 保护肿瘤部位　患肢局部避免热敷、拍打、按摩，防止肿瘤迅速生长，且防止病理性骨折。

(2) 检测患者的生命体征　如体温、脉搏、呼吸、血压、凝血功能、心肺肝肾功能等。

(3) 指导患者床上排便、翻身、咳嗽等，为术后准备；术前禁烟酒，防止感冒。

(4) 营养支持　鼓励患者合理进食高蛋白、高维生素、富含粗纤维和果胶的食物，多食蔬菜和水果，多饮水，保持大便通畅，预防便秘。

(5) 加强心理护理　患者一旦被确诊为肿瘤，会产生心理负担，常表现为焦虑、恐慌。注意观察并理解患者的心理变化，给予心理安慰和支持，消除焦虑、恐惧情绪，使患者的情绪稳定，耐心向患者解释病情，根据患者的心理状态，要注意采取保护性医疗措施。有效的心理护理，是提高患者的生存质量、促进健康的重要手段之一，应针对患者及其家属对肿瘤性质、治疗方案及预后的疑虑，给予解释。

(6) 疼痛护理　在进行护理操作时动作要轻柔、准确；疼痛较轻者可采用分散疗法、冷敷等；对疼痛严重而诊断已明确者，遵医嘱予以镇痛治疗，以减轻患者的痛苦。

(7) 预防感染　必须重视患者全身及局部皮肤的清洁；术前日予以手术区备皮。

（8）训练卧床排便，以防术后不习惯卧床排便。

## 该患者的术后护理要点有哪些？

答：（1）体位　根据患者的手术方法、部位、麻醉方式决定患者术后体位，该患者为全麻患者，麻醉已清醒，故予睡枕头。患肢抬高，高于心脏 20～30cm，促进静脉回流，膝关节屈曲 10°中立位。若是上肢手术，将上肢屈肘固定于胸前；若是脊柱手术，应平卧，翻身时注意脊柱在同一轴线上。

（2）密切监测血压、脉搏、呼吸、体温的变化，心率较快、血压偏低时应警惕休克的发生。

（3）患肢血运观察　观察患肢血运、肢体肿胀、疼痛、色泽、温度的改变，观察足背动脉搏动，对于上肢手术的患者观察桡动脉搏动；注意伤口敷料有无渗血，出血多时应及时报告医师予以更换敷料并加压包扎。

（4）引流液的观察　伤口引流管应妥善固定，防止折叠、扭曲、脱落。定时挤压引流管，保持有效负压。记录引流液的量、色、质，引流液大于 200ml/h，怀疑有活动性出血，应及时通知医师；24h 引流液小于 50ml 可拔管。

（5）饮食指导　术后 6h，麻醉清醒后，即可饮少量温开水，若无恶心、呕吐等不适反应，即可进食清淡的流质或半流质食物，少量多餐。但此时应避免进食牛奶和甜食，以防肠胀气的发生；第 2 天早晨可正常进食，给予高蛋白、高热量、高维生素、粗纤维及富含果胶成分的食物，如各种肉类、鱼类、蔬菜水果等食物；大量饮水，每天饮水量 2000～3000ml；补充营养，促进伤口愈合；进食易于消化的食物，防止便秘，如稀饭、面条、汤。

（6）皮肤护理　由于患者自身活动受限，加上手术后体温稍高、出汗多，皮肤很容易压红受损，应多翻身，以放松受压部位。保持皮肤清洁干燥，皮肤若有血液或汗液及时用干毛巾擦拭，切记翻身时应保护伤口、防止引流管脱出，以防感染。术后在手术部位下垫一次性中单垫，上面覆盖大浴巾，既可防止渗液渗血污染床单、被套，也可保持良好的透气功能。

（7）疼痛护理 同于术前。

（8）心理护理 同于术前。

**该患者如何进行出院指导？**

答：（1）出院后，避免剧烈的运动，防止病理性骨折的发生。

（2）对于肿块部位避免热敷、拍打、按摩、防止肿瘤迅速生长。

（3）应长期随诊观察，以防其恶变，若出现肿物迅速生长、影响膝关节功能等时应及时就诊。

## 【护理查房总结】

骨软骨瘤是很常见的良性肿瘤，临床上多见于10～20岁青少年，男性发病率略高于女性。骨软骨瘤早期一般无明显症状，大多数仅表现为肢体局部的无痛性硬块，被偶然发现；部分肿瘤表面因长期摩擦发生滑囊炎而出现疼痛。若肿瘤突然长大或生长迅速，应考虑有恶变的可能。

总之，对骨软骨瘤的手术治疗应做好术前计划及术后评估，以达到正确的外科边界，避免局部复发。对于青少年患者，在保护骺软骨的同时，手术应将整个骨软骨瘤连同其被膜，包括其基底部和周围骨膜组织一并切除。

此病无明显诱因，无有效预防措施。护理人员应重点从心理护理出发，关注并了解患者的心理状态，帮助患者克服心理上的焦虑、恐慌感，更好地配合医师进行治疗。

**查房笔记**

# 病例2 • 骨巨细胞瘤

## 【病历汇报】

**病情** 患者女性，32岁，自诉“左膝部间歇性疼痛6个月余，并发现股骨下端有肿物4个月”，步行入本科。患者自起病以来，精神食欲一般，睡眠一般，大小便正常，体重无明显减轻。患者否认传染性疾病及家族性疾病史，无药物、食物过敏史，否认外伤手术史、输血史。

**护理体查** T 36.5℃，P 72次/分，R 18次/分，BP 116/80mmHg。发育正常，营养正常，神志清楚，无病容，表情自如，查体合作，股骨下端可触及5cm×7cm大小的肿块，活动度较差，质韧，有压痛，局部皮肤温度较高，未见静脉怒张。其他体查无异常。

**辅助检查** 左股骨X线片示左股骨下端见低密度骨质破坏，边界清楚，未见骨化及钙化，周围的骨质无硬化，可见软组织影（图9-1）。左股骨CT示左股骨下端可见溶骨性破坏，未见钙化和骨改变，软组织肿块向膝部发展。左股骨MRI示左股骨见膨胀生

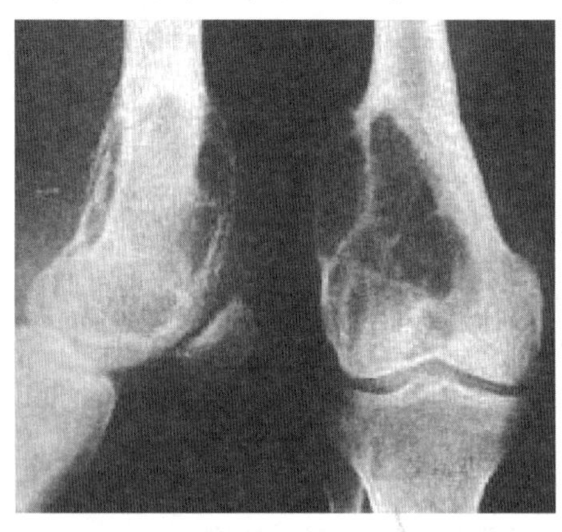

图9-1　骨巨细胞瘤X线片

长的大量低信号影，周围形成软组织肿块，病灶内可见肥皂泡状信号影，边界清楚。MRI 初步诊断为恶性骨巨细胞瘤。病理学检查示左股骨下段恶性骨巨细胞瘤。红细胞 $4.7 \times 10^{12}$/L，白细胞 $7.39 \times 10^{9}$/L，其他无异常。

**入院诊断**　股骨下端骨巨细胞瘤。

**主要的护理问题**　疼痛、焦虑或恐惧、有皮肤完整性受损的危险等。

**目前主要的治疗措施**　镇痛等对症治疗；完善相关检查，择期手术。

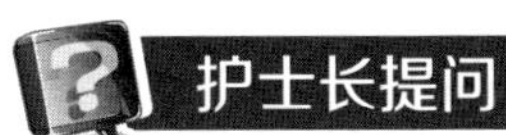

## 护士长提问

### 什么是骨巨细胞瘤？

答：骨巨细胞瘤，是一种起源于骨松质的、具有局部侵袭性及复发倾向的原发性骨肿瘤，是骨外科比较常见的具有潜在恶性或介于良恶性之间的溶骨性肿瘤，占原发性骨肿瘤的 10%～20%，好发生于 20～40 岁的成年人，女性较男性多见。骨巨细胞瘤病因不明，多为单发，好发于长骨骨端，常见部位为股骨下端、胫骨上端等。

### 诊断为股骨下段骨巨细胞瘤的依据是什么？病理学检查的意义是什么？

答：骨巨细胞瘤的确诊必须做到临床表现、影像学检查和病理学检查三者相结合，同时也不能忽略生化测定的辅助检查意义。病理学检查是最后确定诊断骨肿瘤的可靠检查方法，具体分为切开活检和穿刺活检两种检查方法。

### 骨巨细胞瘤的主要临床表现有哪些？

答：（1）疼痛　表现为局部酸痛、钝痛，随肿瘤的生长而加重。

（2）局部肿块　部分患者有此表现，当病变穿破骨质侵犯软组织时，局部包块明显。

（3）关节活动受限　若侵及关节软骨，将影响关节功能。

## 骨巨细胞瘤有哪些分型？

答：骨巨细胞瘤按其分化程度分为以下三级。

（1）Ⅰ级　为良性，约占50%。

（2）Ⅱ级　介于良性和恶性之间，两者不易区分。

（3）Ⅲ级　为恶性，发生较少。

## 骨肿瘤手术范围的分类有哪些？

答：根据肿瘤的外科分期，骨肿瘤的手术范围有以下分类。

（1）囊内切除　即在肿瘤假包膜内切除肿瘤实体，在实际操作中经常是刮除或分块切除，主要适用于良性肿瘤。

（2）边缘切除　是在反应区内完整切除肿瘤实体，切除的内容包括肿瘤实体和假包膜，适用于良性肿瘤。

（3）广泛切除　即将肿瘤、肿瘤周边反应区及部分正常组织一起切除，适用于侵袭性或低恶度肿瘤。

（4）根治性切除　指病损所在的整个解剖间室切除或截肢，适用于高度恶性肿瘤。

## 如何治疗骨巨细胞瘤？该患者采取的是何种手术方式？

答：手术为骨巨细胞瘤首选治疗方案。良性侵袭性肿瘤手术边界要求达到边缘切除，这也必然造成一定的功能障碍。由于骨巨细胞瘤患者大多比较年轻，希望能保留长期良好的功能；但是为了保功能的单纯切除术，复发率达40%～60%，所以提出了广泛切除的概念。广泛切除的核心理念是虽然做的是刮除术，但通过一系列手段，最终达到边缘的手术边界，这样既保留了长期良好的功能，又达到了满意的外科边界，复发率可以降到10%左右。

广泛切除不是简单的刮除和其他物理化学方法的叠加，而是基于对肿瘤特性的深刻认识，在刮除后行磨钻打磨、氩气刀烧灼、苯酚涂抹骨壳、液氮冷冻、高压冲洗枪冲洗等等。这些方法的适应证，必须要做到因人而异。

刮除后填充骨水泥，有人认为骨水泥聚合过程中产生的高温能杀死残留的肿瘤细胞，从而能降低复发率，但也有学者否认此观点。在靠近关节面处植骨，可以保护关节软骨，降低骨性关节炎的发生，其余空腔填充骨水泥，有利于术后随访判断是否复发；因为如果全部植骨，植骨吸收和肿瘤复发不易鉴别。

并非所有的肿瘤都具备刮除条件，也有部分只能行瘤段切除＋人工假体置换。由于人工假体会造成一定的功能障碍，并且有使用寿命，所以要慎重选择。

根据此患者的病情需要，对患者进行手术治疗刮除病灶＋骨水泥填充固定术，并行支具外固定。

## 术前针对患者存在的护理问题，应采取哪些护理措施?

答：(1) 疼痛护理

① 向患者及其家属说明疼痛是骨巨细胞瘤的主要临床表现，须配合医师对症处理，才能充分发挥疗效。

② 进行疼痛评估，了解疼痛性质、程度、发作持续时间，以便及早、足量、规律、准确地使用镇痛药。

③ 避免诱发因素：肿瘤部位局部制动，翻身时注意保护局部、防止扭转，避免下地负重，预防跌倒致病理性骨折而使疼痛加剧，在进行护理操作时动作要轻柔、准确。

④ 关心和体贴患者，予以心理支持和生活照顾，增加舒适感，减轻疼痛。

⑤ 疼痛较轻者，可以采用分散疗法、冷敷等；对于疼痛较重者，遵医嘱使用镇痛药，遵循 WHO 三阶梯用药的原则，以减轻患者的痛苦。

⑥ 完善术前检查后择期手术治疗减轻疼痛。

(2) 心理护理　骨巨细胞瘤属于潜在恶性肿瘤，患者心理压力大，注意观察并理解患者的心理变化，给予心理安慰和支持，消除焦虑、恐惧情绪，使患者的情绪稳定，耐心向患者解释病情，根据患者的心理状态，要注意保护性医疗措施。解释治疗措施尤其是手术治疗对挽救生命、防止复发和转移的重要性。通过语音、表情、举止和态度给患者以良性刺激，使其乐观地对待疾病。

（3）体位护理　肿瘤局部制动，可垫软枕，患肢避免负重，预防病理性骨折，在护理过程中做到动作轻柔，避免对肿瘤部位的碰触，但须注意定时翻身，预防压力性损伤。

（4）饮食指导　饮食宜清淡、易消化。鼓励患者合理进食高蛋白、高热量、高维生素、富含粗纤维和果胶的食物，多食水果和蔬菜，多饮水，保持大便通畅。必要时进行少量多次输血和补液，以增强机体抵抗力和组织修复愈合能力，为手术治疗创造条件。

（5）皮肤护理　必须重视患者全身及局部皮肤的清洁；手术前日予以手术区备皮；对于瘤体巨大、表皮有破溃者，配合医师加强换药，避免感染。

（6）术前准备　遵循快速康复理念，术前2h开始禁食清饮料，术前6h开始禁食牛奶等液体乳制品、淀粉类固体食物，至少8h前开始禁食其他固体食物。直至手术，目的是防止因麻醉发生呕吐、误吸造成窒息或肺炎；体温升高或女患者月经来潮，应及时报告医师；术前应禁食阿司匹林类抗凝血药；术前日开始训练卧床排便，以防术后不习惯卧床排便。

## 该患者主要采用的疼痛评估工具有哪些?

答：疼痛评估临床上通常采用“数字评分法”和“面部表情法”。

（1）数字等级评定量表　用0～10数字的刻度标示出不同程度的疼痛强度等级。“0”为无痛，“10”为最剧烈疼痛，1～3为轻度疼痛（疼痛不影响睡眠），4～6为中度疼痛，7以上为重度疼痛(疼痛导致不能睡眠或从睡眠中痛醒)。

（2）面部表情量表　由六张从微笑或幸福直至流泪的不同表情的面部象形图组成。这种方法适用于交流困难，如儿童（3～5岁)、老年人、意识不清或不能用言语准确表达的患者。

## 怎样对疼痛实施评分?

答：疼痛评估采用实时评估和定期评估相结合的方式。护士接到患者疼痛的主诉后，立即对患者进行疼痛评估，包括疼痛部位、疼痛性质、疼痛程度，将结果记录于疼痛评估单上，护士将根据疼痛分值，报告医师予以相应的处理。

## 什么是“三阶梯镇痛”方案？

答：(1) 一阶梯　轻度疼痛，使用非阿片类（非甾体消炎药）加辅助镇痛药，如吲哚美辛（消炎痛）、吲哚美辛、布洛芬等。

(2) 二阶梯　中度疼痛，使用弱阿片类加非甾体消炎药和辅助镇痛药，如可待因、曲马多、布桂嗪（强痛定）等。

(3) 三阶梯　重度疼痛，使用阿片类加非甾体消炎药和辅助镇痛药，如吗啡。

## 什么是WHO三阶梯镇痛原则？

答：(1) 首选口服给药　尽量选择简便、安全的给药途径，口服给药是首选。

(2) 按阶梯给药　根据疼痛程度，按照阶梯选择镇痛药物，及时、有效缓解疼痛。阿片类药物是中、重度癌痛治疗的核心药物，如吗啡、羟考酮等。

(3) 按时给药　癌痛多表现为持续慢性过程。首选可持续12h镇痛的控释、缓释型药物，可延长给药间隔，简化治疗，使患者不必因夜间服药而影响睡眠。

(4) 个体化治疗　制订镇痛方案前，应全面评估患者的具体情况，如肝肾功能、基础疾病、全身状况等，有针对性地开展个体化的、安全的镇痛治疗。

(5) 注意具体细节　关注影响镇痛效果的所有潜在因素，对疼痛进行全面的评估，动态调整用药，达到最佳治疗目标。

## 保肢手术的优点有哪些？保肢手术的适应证有哪些？

答：保肢手术使患者能够在长期生存的基础上，保留肢体的功能，消除心理及生活上的障碍，提高生活质量。

保肢手术的适应证如下。

(1) 肿瘤未侵犯重要的血管和神经。

(2) 能够在肿瘤外将肿瘤完整切除，获得良好的外科边界。

(3) 进行保肢手术后的局部复发率不应比截肢术高。

(4) 局部的软组织条件尚可，预计保留下的肢体功能比假肢好。

(5) 无转移灶或转移灶可以治愈。

(6) 患者有强烈的保肢愿望，一般情况良好，无感染征象，能积极配合治疗，经济上能承受高强度的化疗。

## 常见的保肢手术有哪些？

答：(1) 肿瘤型人工关节置换术　肿瘤型人工关节置换术是目前最常用的方法。肢体的恶性骨肿瘤多发生在关节附近，彻底切除肿瘤后往往留下较大的骨缺损。肿瘤型人工关节也称肿瘤型人工假体，材料为合金，专门针对骨肿瘤患者设计，可选用跟患者缺损长度一致的假体型号，也可以完全按患者肿瘤情况定制假体。肿瘤型人工关节置换术后为患者保留了关节功能，辅以术后功能锻炼能为患者保留良好的肢体功能。对于儿童的肢体恶性骨肿瘤，必须考虑到其骨骺的发育生长，故应选用可延长的肿瘤假体，便于以后进行肢体延长。

(2) 同种异体骨移植术　选用深低温冷藏的同种异体骨，按患者的骨缺损截取合适的长度，移植到缺损的部位，辅以钢板或者髓内针固定。该方法可用于同种异体半关节移植和骨干瘤段截除后的缺损重建。

(3) 自体骨移植术　主要是取患者自体的腓骨用于肱骨、桡骨肿瘤切除后的重建。

## 该患者的术后护理要点有哪些？

答：参见骨软骨瘤。

## 支具外固定的作用及注意事项有哪些？

答：支具具有支持肢体、矫正畸形或辅助病残肢体的作用，有利于肢体恢复或发挥功能。常用的有支架和矫形器（如可调式膝矫形器、踝足矫形器、矫形鞋等）。

使用支具时的注意事项如下。

（1）保持皮肤清洁，每日擦洗患肢，对支具附着部位坚持按摩，提高皮肤耐磨性。

（2）若患肢出现疼痛、肿胀、苍白、末梢麻木、肌肉无力等，应及时报告医务人员。

（3）根据医务人员的指导积极进行功能锻炼，防止肢体肌肉萎缩、关节强直、粘连等并发症的发生。

## 该患者术后如何进行功能锻炼?

答：无论是刮除术后还是人工假体置换术后，只有进行正确的功能锻炼，才能达到良好的功能。具体的锻炼方案取决于手术方式、肿瘤部位、术中骨质情况。所以，患者要完全依照手术医师的指示进行功能锻炼。术后的功能锻炼方法如下。

（1）术后当日，即可进行踝泵及踝关节旋转活动；定时按摩下肢肌肉，促进血液循环；并进行股四头肌等长收缩训练，预防肌肉萎缩及深静脉血栓形成。

（2）在之前锻炼的基础上，开始直腿抬高训练。

（3）术后可以完成直腿抬高后，开始锻炼膝关节屈曲，可以先在大腿远端垫高，使膝关节自然屈曲，随着垫高的程度增加，膝关节屈曲度数也逐渐增加。

（4）膝关节可以屈曲20°以上后，可以坐于床边，练习患侧膝关节弯曲。患者臀部坐于床上，患肢膝关节伸于床边，使膝关节屈曲，可以靠自己肌肉力量屈曲，也可以靠重力屈曲，也可用健侧腿辅助稍用力压患肢屈曲。注意应持续用力，不可用力过大，绝对不能使用外力。每次弯曲后用力伸直，以健侧膝关节完全伸直为标准达到患侧膝关节完全伸直。

（5）术后2～3周拆线，术后3周后，可扶双拐练习行走，注意事项如下。

① 行走时，患肢不负重。

② 扶拐行走的目的是训练步态正常。两侧肢体，在不同负重情况下要求步行的幅度和频率相同。锻炼时要有人保护防止摔倒。

③ 不能长时间行走。

（6）出院指导

① 根据医护人员的指导继续行康复锻炼，按时复查，不适随诊。

② 术后 1 个月到门诊复查，检查功能锻炼效果。

③ 术后 3 个月到门诊复查，确定患者是否可以开始负重，之前患者绝对不能负重，防止骨折。

## 【护理查房总结】

骨巨细胞瘤是骨肿瘤中的常见疾病，此病无明显诱因，无有效的预防措施。由于骨巨细胞瘤生物学行为的多样性、复杂性，每一例患者都有其特殊性，所以没有固定的诊断模式，没有标准的治疗模式，更没有固定的护理模式。

随着医学知识的日益普及，众多患者对骨巨细胞瘤有了初步的认识，但仍不足，所以大部分患者在入院后均出现焦虑、恐惧、紧张等一系列心理反应，常对疾病的诊治及愈后丧失信心，护理人员应热情对待患者、了解患者的心理状态，用优质的服务来赢得患者的信赖；主动了解患者的饮食、生活习惯，在条件允许的情况下尽量满足。进行各项检查时，搬运动作应轻稳、协调，以免增加患者痛苦或造成病理性骨折，使患者体会到自己在被关心、重视。

查房笔记

# 病例3 • 转移性骨肿瘤

## 【病历汇报】

**病情** 患者女性，45岁，因“胸背部疼痛3个月余，加重20天”平车入院。患者自诉3个月前无明显诱因出现胸背部疼痛，持续性胀痛，就诊于当地医院，予消肿镇痛治疗后患者症状改善不明显，其后症状逐渐加重。现患者胸背部疼痛，休息可减轻，后伸时加剧，呈持续性，喷嚏及咳嗽时加重。患者自起病以来，精神食欲可，睡眠可，大小便正常，体重无明显减轻。患者否认传染性疾病及家族性疾病史，无药物、食物过敏史，否认外伤手术史、输血史。

**护理体查** T 37℃，P 76次/分，R 18次/分，BP 138/80mmHg。胸椎后突畸形，胸椎6、7、8棘突有压痛，无放射痛，椎旁有压痛，无放射痛。生理反射存在，病理反射未引出。

**辅助检查** B超检查示右侧锁骨上窝多发淋巴结肿大（转移性?），右腋窝多发淋巴结肿大，右侧胸腔积液并胸膜增厚，双乳小叶增生。MRI示：①颈7、颈12椎体及部分附件异常信号灶及强化灶并颈7椎体压缩性骨折，性质待定，恶性病变可能性大（转移瘤?）；②右肺团块状异常强化灶，占位性病变，建议肺部CT平扫＋增强；③右侧胸腔积液。胸椎正侧位X线片示：①颈7椎体骨改变，原因待查，恶性病变（转移?）；②右侧少量胸腔积液并部分包裹；③右肺门增大。脊柱CT示：①颈7椎体软组织灶及骨质破坏，考虑为恶性病变可能性大（转移瘤?）；②右肺下叶病灶，性质待定，建议肺部增强扫描；③右侧胸腔积液。实验室检查示癌胚抗原（CEA）12.73ng/ml，糖类抗原125（CA125）147.93KU/L，凝血酶原百分率128.00%，纤维蛋白原5.09g/L。

**入院诊断** 胸椎骨质破坏（肿瘤?）。

**主要的护理问题** 疼痛、焦虑、脑脊液漏、营养失调。

**目前主要的治疗措施** 术前制动、镇痛，加强营养，完善术前相关检查；择期行胸椎后路病灶清除、椎管减压钉棒内固定术。

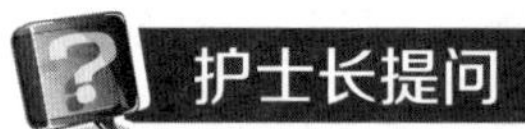


### 什么是转移性骨肿瘤?

答：转移性骨肿瘤（又称骨转移性恶性肿瘤、骨的转移瘤），是原发于骨外器官的恶性肿瘤，通过血液循环或淋巴系统转移至骨骼，并继续生长，形成肿瘤。转移性骨肿瘤的发病率呈增长的趋势，约5%的肿瘤患者发生脊柱转移，而胸腰段脊柱占脊柱转移性肿瘤的80%以上。肿瘤侵犯部位以胸椎为多，其次为腰椎、颈椎和骶椎；如果转移至胸椎，则称为胸椎转移性肿瘤。

### 脊柱肿瘤按肿瘤来源如何分类?

答：脊柱肿瘤按肿瘤来源分为原发性脊柱肿瘤和转移性脊柱肿瘤。

（1）脊柱原发性肿瘤比较少见，累及胸腰段较为常见，累及颈椎较为少见。

① 原发性良性肿瘤：骨软骨瘤、神经鞘瘤、骨样骨瘤、神经纤维瘤等。

② 原发性恶性肿瘤：脊索瘤、软骨肉瘤、骨巨细胞瘤、骨髓瘤、恶性淋巴瘤等。

（2）转移性脊柱肿瘤是指原发于脊柱外组织的恶性肿瘤，通过淋巴、血液等途径转移到脊柱，并继续生长，最容易发生脊柱转移的脊柱外肿瘤分别是乳腺癌、肺癌、前列腺癌等。转移性脊柱肿瘤较原发性脊柱肿瘤常见，常见的转移部位为胸腰椎段，其次为颈椎。

### 转移性骨肿瘤的检查方法和诊断依据有哪些?

答：（1）实验室检查　包括血沉、血液生化检查等。

① 生化标志物：血清中酸性磷酸酶增高多见于前列腺癌，骨

肉瘤、成骨性转移性肿瘤患者血清中碱性磷酸酶多增高。

② 肿瘤标志物：多发性骨髓瘤患者的血和尿中可出现 M-蛋白，前列腺癌患者的血清中 PSA 多为阳性。

（2）影像学检查

① X 线检查：X 线片是目前骨肿瘤诊断主要的、首选的检查方法。转移性骨肿瘤的 X 线表现多数为肿瘤发生的骨骼产生各种骨骼破坏性改变，病变多局限在骨骼内，边缘不清，有时与原发性骨肿瘤不易鉴别。转移性骨肿瘤的 X 线表现一般分为溶骨性、成骨性及混合性的骨质破坏三类。

② CT：目前最先进的检查方法是正电子发射计算机扫描（PET-CT）。PET-CT 将全身肿瘤显像与 CT 有机的结合，能够早期发现肿瘤的原发病灶和转移灶，尤其适用于转移癌的诊断。在发达国家，PET-CT 已成为评估脊柱肿瘤（尤其是脊柱转移瘤）的标准检查手段之一。术前诊断脊柱肿瘤的两个金标准是 PET-CT 和术前病理诊断。CT 诊断的优点在于能很好地显示病变的横断面结构及其周围组织关系，能清楚地提供早期轻微骨结构破坏及软组织块的情况，为诊断、手术方案的制订、预后的评估、查找原发病灶、CT 指引下的定位穿刺活检提供帮助。对脊柱转移瘤可以清楚地显示突入椎骨内的瘤组织造成的硬膜囊及神经根的压迫情况，CT 增强扫描可进一步了解转移瘤血供情况。

③ MRI：其优点是可行三维成像定位准确；检查范围广，对于早期发现和准确诊断四肢、骨盆、脊椎的转移瘤有独到的优点，它能显示纵轴上的侵犯范围、髓腔内原发灶和转移灶、跳跃性转移灶等；可直接地显示受累血管情况，无须注射造影剂；正常组织与转移瘤显示的对比度好；可比较清楚地显示骨髓破坏；无放射性损伤。

（3）病理学检查　脊柱肿瘤的病理学检查在其诊断和治疗过程中具有重要作用，不仅有助于明确病变的类型、原发肿瘤或转移肿瘤，同时也为制订化疗、放疗、手术方案及评估预后等提供依据。病理学检查主要包括穿刺活检和切开活检。

## 转移性骨肿瘤的临床表现有哪些？

答：(1) 疼痛　是最常见的症状。疼痛可以是深层钝痛，间歇性逐渐变为持续性，与活动无关，夜间明显，局部压痛、肌肉紧张或功能障碍。位于胸椎者可表现为胸背部疼痛，常伴单侧或双侧的肋间神经痛；并发病理性骨折时疼痛加剧，有些患者可因病理性骨折首诊才发现骨转移。

(2) 肿块　以肿块为首发表现的患者并不常见，主要见于颈椎和脊柱后部附件结核的肿瘤。

(3) 病理性骨折　常为首要症状之一，有轻微外伤或根本没有任何诱因即发生了骨折。胸椎肿瘤者有引起瘫痪的潜在并发症。

(4) 压迫症状　脊柱转移肿瘤常很快出现脊髓马尾或神经根的压迫症状，出现根性神经痛，感觉可减退，肌力减弱以至麻痹，常伴括约肌功能障碍。

(5) 全身症状　有原发癌症状者，周身情况差，常有贫血、消瘦、低热、乏力、食欲减退等。

## 转移性肿瘤的治疗原则是什么？

答：一般首先通过活检明确诊断，再积极治疗原发癌、综合治疗转移癌。

(1) 非手术治疗　包括化疗、放疗、激素治疗、免疫治疗，以减少术后复发和转移。

(2) 对症支持治疗　脊柱肿瘤尤其是恶性肿瘤，应注意支持治疗的重要性，如维持水电解质平衡、镇痛、抗恶病质治疗。

(3) 手术治疗　侵犯脊柱椎体的肿瘤而导致脊柱节段性不稳定或导致脊柱脱位，伴有神经受损、严重疼痛的，均应积极选择外科治疗，以提高有效生存期的生活质量，如缓解症状、稳定脊柱、改善瘫痪、延长生命。

## 该患者存在哪些护理问题？

答：(1) 焦虑、恐惧　与担心疾病的预后有关。

(2) 疼痛　与肿瘤及手术有关。

（3）躯体活动障碍　与疼痛及手术有关。

（4）营养失调　低于机体需要量。

（5）知识缺乏　缺乏有关功能锻炼的知识。

（6）潜在并发症　病理性骨折、截瘫。

## 患者术前主要的护理措施有哪些？

答：（1）心理护理　患者均有不同程度的恐惧心理。转移性骨肿瘤患者的心理护理可采取如下措施：创造融洽的气氛及舒适安全的环境，以增强患者的信任感及安全感；适时向患者介绍疾病的相关知识、医疗进展、放射治疗及化学药物治疗的效果、不良反应和防治措施，介绍成功病例，使患者树立战胜疾病的信心；暗示性心理护理等。

（2）疼痛护理　本病患者疼痛的特点是局部固定的、持续性的钝痛，尤以夜间明显，且活动时（如改变体位，行走）加重，休息时缓解。故应保持病房安静，各种护理操作尽量集中完成，护理操作动作要轻柔；制订适宜的镇痛计划；按医嘱给予镇痛药。

（3）体位　睡硬板床以保持脊柱的功能位置，定时予以轴式翻身。

（4）饮食　给予营养丰富、易消化、高热量饮食，增加纤维素的摄入，多饮水，预防便秘，同时进行全身的支持疗法。

（5）积极术前准备　术前积极完善各项常规检查以确保患者无手术禁忌，常规备皮、合血。指导患者进行深呼吸和咳嗽功能的锻炼；禁烟、酒，注意保暖，防止感冒。指导患者床上大小便适应性训练。

## 患者术后主要的护理措施有哪些？

答：（1）体位　保持脊柱处于水平位，术后患者平卧 4～6h，压迫止血，6h 后为预防压力性损伤给予轴式翻身，每 2～3h 1 次。有胸腔闭式引流的患者注意夹闭；合理安置各种管道，并标明。

（2）监测生命体征　每 30min 1 次，平稳后改为每 2h 1 次，无异常逐渐停止。常规给予持续低流量吸氧（2L/min）24h 左右，以改善肺通气情况。

(3) 病情观察　由于术中可能出现脊髓牵拉及折叠、损伤、血肿，故术后要严密观察患者脊髓功能状况，观察双下肢感觉及肌力情况，如出现下肢麻木或感觉消失、肌力减退或运动消失，应及时报告医师。

(4) 疼痛护理　予以心理疏导，必要时用镇痛药，常用三阶梯镇痛疗法。

(5) 伤口引流管的护理　观察伤口敷料情况，注意切口有无渗血、渗液、敷料移位，必要时更换，以保持切口敷料干燥、清洁。保持引流管通畅，注意观察引流液的颜色、量和性质，保持引流通畅，防止引流管扭曲、受压等，并妥善固定引流管，以防其脱出。

(6) 饮食护理　高蛋白、高热量、易消化饮食，少量多餐，加强营养。

(7) 心理护理　同术前。

(8) 指导功能锻炼　术后第1天开始做直腿抬高活动，循序渐进，两腿交替进行，促进下肢循环，防止深静脉血栓形成，同时促进神经根活动，防止神经根硬膜粘连，神经根受压。

### 该手术术后常见的并发症有哪些？其护理要点有哪些？

答：(1) 神经系统损伤　脊柱肿瘤可在术前发生病理性骨折；或肿瘤侵及椎管，压迫神经、脊髓，甚至出现截瘫。术后要密切观察四肢的神经功能，有无与术前表现不同的双下肢麻木、疼痛、感觉活动障碍等。若发现有不正常现象时，应及时通知医师，以便及时治疗。

(2) 肺不张、肺部感染　术后要做好呼吸道护理，鼓励并协助患者做深呼吸、有效咳嗽，叩背协助排痰；雾化吸入每日2次；合理应用抗生素等。

(3) 脑脊液漏　肿瘤组织与硬膜囊多有粘连，在剥离肿瘤时易损伤硬膜囊，故须严密观察引流液的量及颜色。对脑脊液漏的患者，预防感染是护理的重点，以免发展成严重的脑脊膜炎。

（4）压力性损伤　脊柱肿瘤患者术后须一定时间的卧床，并发截瘫的患者须长期卧床，甚至不能主动翻身。为预防压力性损伤的发生，每 2h 翻身 1 次，避免受压，有条件者应用气垫床。

## 肿瘤脊柱转移合并截瘫的患者应如何治疗？

答：截瘫是指胸腰段脊髓损伤后，受伤平面以下双侧肢体感觉、运动、反射等消失和膀胱、肛门括约肌功能丧失的一种病症。颈椎脊髓损伤往往引起四肢瘫。转移瘤所致截瘫常有原发肿瘤治疗史（子宫颈癌、乳腺癌、前列腺癌、肺癌、甲状腺癌等）。截瘫症状逐渐出现，病程缓慢。X 线片示椎体疏松呈前后一致性挤压，有溶骨或虫蚀样破坏，有成骨型斑点和块状硬化影，或有成骨和溶骨型的混合影像。上下椎间隙一般无明显变化。

肿瘤脊柱转移合并截瘫的患者应尽可能在不全截瘫时就采取积极的治疗措施，如手术减压等。如待发生完全性截瘫此时即使手术彻底减压，恢复的可能性也不大。

## 肿瘤脊柱转移合并病理性骨折的患者应如何治疗？

答：病理性骨折就是在某些疾病基础上出现的骨折。这其中发生率最高的原发疾病是结核、肿瘤和骨质疏松。肿瘤脊柱转移合并病理性骨折的患者可行内固定或截肢来减轻痛苦。对于脊柱转移合并病理性骨折而未发生截瘫症状者，可不行手术而行放疗，同时卧床休息。

## 脊柱肿瘤患者镇痛药物的使用原则是什么？

答：（1）按时给药　根据疼痛程度、规律及首次有效镇痛时间，按时给予镇痛药，以保持药物在血液中的浓度，将疼痛控制在痛阈之下。

（2）按阶梯用药　一般首先使用非阿片类药物，如果所用药物、剂量及用法不能达到镇痛效果，可加用弱阿片类药物，如果二者合用后仍不能镇痛，则可以使用强阿片类药物。

（3）联合用药　对中、重度疼痛，最好使用两种以上镇痛药物，这样可以减少其用量及并发症，增强镇痛效果。

（4）交替用药　长时间反复使用同一种镇痛药物，身体会产生耐药性，不应依靠增加剂量实现镇痛效果，应及时改用其他镇痛药物代替。

(5) 药物剂量　根据实际需要，在确保安全的前提下，药物剂量由小到大，直到患者镇痛为止。

(6) 积极预防和防治镇痛药物的副作用。

### 脊柱肿瘤患者的出院指导有哪些?

答：(1) 出院后半年内避免脊柱弯曲、扭转及身体负重。

(2) 绝对卧床休息，适当加强腰背肌功能锻炼及扩胸运动。

(3) 按医嘱正规放疗、化疗；并告知镇痛药物的应用原则，以患者感觉舒适为度。

(4) 3个月后复查，如果无特殊，可戴支具下床活动。

(5) 若出现不适及时随诊。

## 【护理查房总结】

胸椎肿瘤会对椎骨造成破坏并压迫脊髓，可发生顽固性疼痛、病理性骨折、甚至截瘫，并可继发多种并发症而加速病情发展，严重影响患者生活质量甚至危及患者生命，护士应积极预防并发症的发生。除了按照脊柱外科一般护理常规和围手术护理常规对患者进行护理外，护士还应加强对患者的心理护理和疼痛的管理。另外，医护人员应积极利用现代先进的诊疗手段，减少对本病的误诊和漏诊，为患者赢得手术和放疗、化疗的时间。

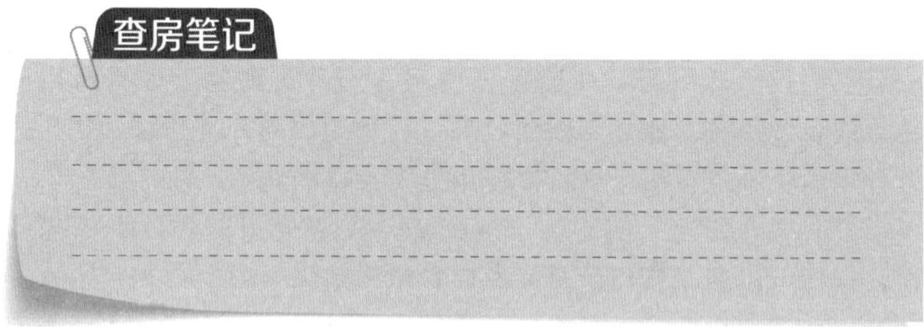

# 参 考 文 献


［1］ 胥少汀，葛宝丰，徐印坎. 实用骨科学. 第3版. 北京：人民军医出版社，2011.

［2］ 吴在德，吴肇汉. 外科学. 第7版. 北京：人民卫生出版社，2008.

［3］ 贺爱兰，张明学. 实用专科护士丛书——骨科分册. 长沙：湖南科学技术出版社，2010.

［4］ 宋金兰，高小雁. 实用骨科护理及技术. 北京：科学出版社，2008.

［5］ 朱家恺. 显微外科学. 北京：人民卫生出版社，2008.

［6］ 蒋秀敏. 全髋关节置换术后的康复训练. 中华临床护理杂志，2010，8（14）：104.

［7］ 田伟. 实用骨科学. 北京：人民卫生出版社，2008.

［8］ 李乐之. 外科护理学. 北京：人民卫生出版社，2012.

［9］ 费志强，徐建广. 急性脊髓损伤的治疗现状和进展. 中国临床康复，2006，10（28）：144.

［10］ 胡敏，朱京慈. 外科护理技术. 北京：人民卫生出版社，2011.

［11］ 曹伟新. 外科护理学. 北京：人民军医出版社，2011.

［12］ 梁代萍. 脊柱骨折合并脊髓损伤35例护理体会. 贵州医药，2012：33-37.

［13］ 贾连顺. 颈椎外科学. 北京：人民卫生出版社，2009.

［14］ 张佐伦，孙建民，袁泽农. 实用脊柱外科学. 山东：山东科学出版社，2009.

［15］ 陈峥嵘. 现代骨科学. 上海：复旦大学出版社，2010.

［16］ 屈军侠，韩艳. 胸腰段脊柱结核54例的围手术期护理. 延安大学学报，2008，6（4）：139.

［17］ 张绍文，邓强. 简明脊柱外科学. 兰州：甘肃文化出版社，2009.

［18］ 贾卫斗，程开明，宋洁富. 小儿骨科学. 上海：第二军医大学出版社，2009.

［19］ 王佩平，黄俊音，钟美声. 先天性髋关节脱位围手术期护理. 中华护理学杂志，2012：101-105.

［20］ 许蕊凤. 实用骨科护理技术. 北京：人民军医出版社，2009.

［21］ 张艳珠. 先天性斜颈围手术期护理. 当代护士，2012：11-17.

［22］ 余永桂，李胜，石磊. 手术治疗单发性骨软骨瘤320例分析. 山西医药杂志，2010，39（11）：1098-1099.

［23］ 邱贵兴. 骨科学高级教程. 北京：人民军医出版社，2010.

［24］ 单华超，丁易，李远，等. 骨软骨瘤复发因素的分析. 中国骨肿瘤骨病，2008，7（6）：350-353.

［25］ 董扬，史思峰，张春林，等. 四肢转移性骨肿瘤合并病理性骨折治疗的对策. 肿瘤，2010（05）：9-14.

［26］ 程旭，李永军，徐兆强，等，PET/CT显像与全身骨扫描诊断转移性骨肿瘤的比较研究. 南京医科大学学报，2013：3-5.

［27］ 张佩霞，郭秋. 早期功能锻炼对锁骨骨折内固定术后康复的效果观察. 现代医院杂

志，2011，11（10）：226.

[28] 蒋靖兰，赵凤玲. 断肢再植患者围手术期护理. 护理研究，2011，18（10）：115-116.

[29] 王彤华. 断指再植术后血管危象的原因与预防的研究现状. 齐齐哈尔医学院学报，2010，31（13）：2119-2120.

[30] 王会利. 手外伤皮瓣移植患者的护理. 河北医药，2011，33（19）：3023-3024.

[31] 李冬梅，王丽丽. 骨盆骨折的急救体会. 第二十四届航天医学年会暨第七届航天护理年会论文汇编，2008：423-424.

[32] 卡内尔，贝帝. 坎贝尔骨科手术学. 北京：人民军医出版社，2009.

[33] 景娥，刘慧卿，冯桂敏. 骨科疾病护理. 北京：科学技术文献出版社，2008.

[34] 张丽，金瑶. 股骨骨折术后并发下肢静脉血栓发生患者的原因、预防措施及护理体会. 中国伤残医学杂志，2011，7（2）：32.

[35] 万峰格. 负压封闭引流治疗开放性胫腓骨骨折的护理体会. 中国实用医药杂志，2012，11（2）：204.

[36] 黎小霞，张美芬，卢雪亮，等. 急性颈髓损伤患者的预见性护理. 护士进修杂志，2009，24（2）：123.

[37] 郑伟. 胸腰椎骨折合并截瘫患者的围手术期护理. 医学理论与实践，2011（09）：22-30.

[38] 陈伯华. 腰椎疾病. 北京：人民卫生出版社，2011.

[39] 王建华，夏虹，尹庆水. 中国脊柱脊髓杂. 中国脊柱脊髓杂，2012，22（8）：764-766.